体弱老人的运动锻炼

Exercise for Frail Elders

（第2版）

原　著　Elizabeth Best-Martini
　　　　Kim A. Jones-DiGenova

主　译　林剑浩

副主译　侯云飞

译审校者名单（按姓名汉语拼音排序）

安思兰　陈逸凡　高嘉翔
侯云飞　林剑浩　刘　强
龙绘斌　秋宇典　王　锴
杨子逸　张立毅　张万达

北京大学医学出版社

TIRUO LAOREN DE YUNDONG DUANLIAN (DI 2 BAN)

图书在版编目（CIP）数据

体弱老人的运动锻炼：第2版 /（美）伊丽莎白·
贝斯特-马蒂尼（Elizabeth Best-Martini）等原著；林
剑浩主译. – 北京：北京大学医学出版社，2021.8
书名原文：Exercise for Frail Elders，2nd
ISBN 978-7-5659-2435-4

Ⅰ.①体⋯　Ⅱ.①伊⋯　②林⋯　Ⅲ.①关节疾病—外
科手术　Ⅳ.①R687.4

中国版本图书馆CIP数据核字(2021)第119270号

北京市版权局著作权合同登记号：图字：01-2018-4385

Translation from English language edition:
Exercise for Frail Elders, Second Edtion
by Elizabeth Best-Martini, Kim A. Jones-DiGenova
ISBN: 978-1-4504-1609-2

体弱老人的运动锻炼（第2版）

主　　译：林剑浩
出版发行：北京大学医学出版社
地　　址：（100191）北京市海淀区学院路38号　北京大学医学部院内
电　　话：发行部 010-82802230；图书邮购 010-82802495
网　　址：http：//www.pumpress.com.cn
E - m a i l：booksale@bjmu.edu.cn
印　　刷：中煤（北京）印务有限公司
经　　销：新华书店
责任编辑：冯智勇　　责任校对：靳新强　　责任印制：李　啸
开　　本：889 mm×1194 mm　1/16　印张：17.75　字数：500千字
版　　次：2021年8月第1版　2021年8月第1次印刷
书　　号：ISBN 978-7-5659-2435-4
定　　价：95.00元
版权所有，违者必究
（凡属质量问题请与本社发行部联系退换）

译者前言

骨关节炎（osteoarthritis，OA）是最常见的关节疾病，联合国与世界卫生组织曾把2000至2010年命名为"骨与关节十年"，以提高学术界和公众对OA的重视。作为身处临床一线的外科医生，虽然通过手术解除患者的病痛能够带来成就感和职业快乐，但毕竟需要手术治疗的患者只占少数，大部分患者通过保守治疗就能得到病情控制。换言之，面对数量庞大的OA患者，仅有一把"手术刀"是远远不够的。

总结国内外的研究成果和临床经验不难发现，运动锻炼，犹如被埋没已久的利器，必将在未来OA防治中发挥不可替代的作用。骨科慢性疾病的防治可分为两个层次：疾病预防和替代治疗。OA的预防和治疗是一个专业难题，尚无成功的经验可供借鉴。从OA的发病和进展特点来看，肥胖、膝关节损伤和下肢肌肉功能减退是疾病预防的主要靶点，运动不仅是这些靶点的重要干预措施，而且是OA现有治疗模式绝佳的替代方法。

运动治疗OA，是指通过科学的锻炼方法来增强肌肉力量、稳定关节、改善运动协调和控制能力，进而减轻疼痛和改善关节功能，达到治疗OA的目的。本书将从识别学员的个性化需求、精心设计运动锻炼项目、成为一名合格的运动锻炼教员、热身、抗阻训练、有氧运动和动态平衡训练、冷身锻炼、整合运动课程等8个方面全面论述应用运动锻炼治疗骨骼肌肉系统慢性疾病的具体方法，指导教员安全有效地开展运动锻炼课程。

本书的特别之处除论述全面之外，第一章还为读者罗列并讲述了合并心脏病、骨质疏松症、高血压、认知障碍、慢性阻塞性肺疾病等老年常见疾病的骨关节病患者的特殊要求以及如何为有特殊要求的患者制订运动锻炼方案，大大提高了本书的可读性、实用性，更有效地帮助教员进行运动锻炼的指导。

第2章、第3章则介绍了如何使锻炼计划更具激励性、安全性及有效性，以及作为健身教练如何提升领导力及如何执行一个富有激励性、安全、行之有效的运动锻炼计划所需的策略，有助于教员素质的全方位提升！第4章至第7章作为本书的重点，系统介绍了各种常见锻炼方式。每一章节都会详细介绍各种锻炼的安全须知、基本原则、常见坐位及站立位练习，如何为患者调整运动处方，章节最后还设有总结、图示说明、课后习题等内容，方便读者阅读、学习、巩固、运用。第8章则提纲挈领，统领全书，讲授如何设计、安排运动课程，如何帮助患者维持健身效果。

在翻译过程中，我们更加深切地体会到在我国这样一个人口大国针对体弱老人开展运动锻炼治疗骨关节病的重要性。重视运动锻炼在OA防治中的作用，制订OA运动治疗的标准化方案并加以应用和推广，加强跨学科合作与联合研究，是完善我国OA治疗体系的必经之路，是响应国家医疗体制改革政策、造福广大患者的必然选择。希望本书的翻译出版能为有志于骨关节病患者运动锻炼事业的读者及从业者提供信息、知识、信心及强有力的理论支持。

虽然译者、审校者都尽心尽力，但因为水平所限，译释不当之处在所难免，敬请各位读者和同仁指正。

林剑浩

北京大学人民医院骨关节科

致　谢

感谢"长寿生活"班的学员，他们遵照我们的计划每周锻炼2次。他们参与了照片拍摄工作，还为部分健身项目命名。感谢这栋漂亮住宅的管理员和业主Faye Chang，他们对我们的健身计划提供了大力支持，也肯定了该计划在提高学员生活质量和独立性方面的重要性。

感谢"千禧年运动人"健身班的成员。这是Marin县疗养院的第一个力量训练班。你们的表现让我们明白了什么是坚韧、决心和乐趣。

感谢我们的模特：Marin学院的Lucian Wernick、Dolores、Cuerva、Beatrice Ross。

"长寿生活"班成员：Doris M., Tanya B., Shirley B., Joanne G., Kathy G., Bill B., Henry W., Beverly O., Ratu, M., Glenn F., Suzanne S., Nancy B., Marge G.。

Parnow友谊之家——Ali Rostambeik。

本书因为众多人士的帮助才得以出版。特别感谢以下所有人：Marin高级力量训练员协会以及Liz Rottger，他向大家引见了本书的作者，作为Marin高级力量训练员协会创始人，他为本书及我们的工作提供了无私的帮助；Janie Clark, MA撰写了第6章的内容；以及（按姓氏字母顺序排列）：Myles Babcock；Tom Beek, BS；Bryan A. Duff, DC；Terri Fennelly, MSW, LCSW；Randy Gibson, MA, MS, Lac；Jacqui Gillis, PT；Vicki Jackson, MLS；Jon Kakleas, DC, PT；Mary Lockett, PT；Shay McKelvey, RN, MS；Stephen P. Mongiello, PT；Kaylin Mordock, PT；Martin Rossman, MD；Nicolas T. Roth, PT；Mary Dale Scheller, MSW；Kathy M. Schmidt（北加利福尼亚分会关节炎基金会健身计划首席教练）；Robert Teasdale, MD, Frank Verducci PhD；Lucian Wernick, MA帮助我们制订和调整了健身计划，并做出了其他有价值的贡献。感谢律师和资深支持者Kelly Sturgeon审查了我们的健康证。

非常感谢策划编辑和教练Amy Tocco、开发编辑Chris Drews、文字编辑Bob Replinger、助理编辑Amy Akin和Casey Gentis、摄影师Neil Bernstein、平面设计师Fred Starbird，还有美术设计师Dawn Sills。感谢你们的指导和杰出贡献。

就个人感情而言，我们感谢在本书再版工作中奉献时间、精力、友谊和快乐的所有人。他们为了快乐和健身而聚到了一起。

（侯云飞 译　高嘉翔　刘　强 审校）

原著前言

《体弱老人的运动锻炼》的创作初衷来源于我们在健身课程中与老年学员的交往。这些老年人向我们展示了身体运动对他们每个人的生活的深远影响——无论年龄或身体条件如何。现如今，健身教练需要了解残疾、有慢性疾病和以久坐作为生活方式的人群，了解他们功能受限的情况和特殊需求。逐渐失去健康、躯体功能的下降与独立性的丧失有着直接的关系。对他们而言，即便是一些我们认为理所应当的简单运动，他们也会因为身体不便而拒绝。但任何人，无论身体畸形如何，均可通过适当的运动提高自己的身体素质和功能。本书作者通过再版希望帮助人们通过适当的运动提高身体素质（具备进行推、拉、举、蹲、平衡、坐和站立等日常生活活动的能力，从而改善健康和生活质量）。在本书中，"健身计划""锻炼计划"和"功能健身计划"等术语具有相同的含义。

随着老年人口的不断增长，社会对合格健身教练的需求也在增加。健身行业的前景非常广阔。学员可通过您提供的健身计划提高自身身体素质和独立性，这些好处是显而易见的。

《体弱老人的运动锻炼》适用于初级健身教练以及资深的健身专业人士，比如运动指导师、娱乐指导师、健康指导师、职业治疗师、理疗师、体育教师、运动生理学家、私人教练、团体健身教练、健美操教练、老年学家、大学辅导员和老年学相关专业的学生等。本书将有助于您在教学中安全、有效地实施各个锻炼环节。

与其他老年人健身书籍相比，本书的独到之处在于，对以下老年常见病及其患者进行了透彻而通俗的介绍，包括：阿尔茨海默病及相关痴呆、关节炎、脑血管疾病、慢性阻塞性肺疾病、冠心病、抑郁症、糖尿病、髋部骨折或置换、膝关节置换、高血压、多发性硬化、骨质疏松症、帕金森病、感觉丧失及创伤性脑损伤等。针对如痴呆、抑郁、疼痛等许多慢性疾病和病症（ACSM 2009b，USDHHS，2008b），本书建议将定期运动作为治疗和管理疾病的干预措施。通过对本书的学习，您将有能力指导有一种或多种特殊需求的成人进行锻炼课程。

《体弱老人的运动锻炼》有助于成功制订和实施体能锻炼计划。每章开始设置了引言，示范如何以鼓舞、激励甚至是用幽默的语言开始一堂课程。每章设定了学习目标，以便获得更好的学习效果。第一篇"制订针对体弱老人及有特殊需求成年人的锻炼计划"，内容涉及学员、健身计划和指导者。第 1 章介绍了学员的个性化需求。第 2 章介绍了锻炼计划，以及如何根据行业标准使计划具有激励性、安全性和有效性；还介绍了包括身体活动的人体健康模型。本章是将平衡性、重心稳定性和敏捷性锻炼融入到课程当中的基础。第 3 章介绍了成为一名成功的教练所需的步骤和策略。第二篇"实施针对体弱老人及有特殊需求成年人的锻炼计划"介绍了热身（良好的姿势保持、深呼吸、关节活动和拉伸）、抗阻训练、有氧运动和动态平衡训练，以及冷身锻炼（全面伸展和放松）。第 4 章到第 7 章的所有健身项目均提供了简单的参考图表和运动图示。各章节还介绍了坐位和站立位锻炼的安全预防措施、指导指南以及多样化的进阶方案，以满足不同人群的需求。尽管第二篇针对班级或小组教学设置，但同样适用于一对一的指导教学。因此，本书中的"参与者""训练者""患者"等均可指代"学员"，"教练""健身指导者""领导者"等与"教员"同义。

第 4 章到第 7 章从基本坐位锻炼开始，提供了课堂成功案例的经验分享，特别是通过"有特殊需求人员的特殊安全预防措施"和"图示说明"部分的学习，读者将学会如何根据学员的人需求调整健身计划。其中包括针对锻炼和安全的建议，以及各种运动的变体和进阶方案。对于能够安全站立的学员，需要审慎提高其基本站立位的运动能力。本书要求教员能同时教授坐位和站立位锻炼，以满足有各种特殊需求的学员。

《体弱老人的运动锻炼》第 2 版更加关注学员的平衡力。平衡力锻炼是体能健身计划的重要部分，能够降低老年人跌倒风险，改善老年人的生活质量。第 2 章新增了关于平衡性、重心稳定性和敏捷性锻炼的内容，并提供了针对平衡性和重心（平衡能力的重要因素）锻炼的课程内容。本书第二篇介绍了许多有助于提高学员平衡力的锻炼方法，比如增加关节活动度的拉伸练习（第 4 章）；加强肌肉力量的抗阻训练（第 5 章）；加强灵活性（第 7 章）的拉伸练习以及改善姿势的练习（第 4 章）。坐位锻炼可提高体弱和躯体条件不佳学员的力量和灵活性，以此获得更好的平衡力。此外，第 4 章至第 7 章的变体和进阶内容介绍了单腿站立对学员的静态平衡力的益处。第 6 章介绍了其他有趣的躯体功能动态平衡锻炼方式。

第二篇使用特殊符号标注了能够显著提高平衡力的健身方法。

在第 8 章中，您将学习如何将各种健身计划整合到一堂锻炼课程中，其中包括一个或多个锻炼项目，比如热身、抗阻、有氧运动和动态平衡锻炼，以及第 4 ~ 7 章的冷身锻炼。您还将学习如何设计、安排、调整、推进、维持及监测体弱老人和有特殊需求成年人的功能健身计划。第 8 章针对平衡力锻炼增加了篇幅，以此帮助您制订平衡力健身计划。

最后的附录提供了必要和有用的表格、教学讲义等信息，以使您更轻松地从事健身教练工作。

我们衷心希望本书能在您指导锻炼的课程中，让您更有能力和信心满足学员的特殊需求。

目　录

制订针对体弱老人及有特殊需求成年人的锻炼计划

第1章至第3章将介绍如何为有健身计划的学员制订健身计划内容，以及对教员的要求。本书的第一篇将介绍以上重要领域的一般特点和准则。了解这些之后，可在本书的第二篇添加计划细节。

第一篇旨在帮助您制订成功的健身计划。所有章节均提供简单易用的表格、参考图表、特殊需求图表等。这些资源有助于您制订一个安全、有效的计划，以满足学员的需求。

第1~3章将涵盖以下主题：

- 老年学员的特殊需求
- 评估个体学员的需求
- 为每个学员设定现实目标
- 提高健身动机、安全性和有效性的计划指导
- 提高平衡性、核心稳定性、敏捷性，以及预防跌倒
- 指导策略与教学技巧
- 群体行为与行为干预

第1章介绍了体弱老人和有特殊需求的成年人的相关特点。本书的独特之处在于满足不同参与者的需求。每次运动锻炼课程由于学员的不同而存在差异。越了解疾病及其如何影响学员日常生活、独立性和生活活动能力，运动锻炼就越有可能成功。对于教员而言，有些疾病和特殊需求（比如心脏病、骨质疏松症和高血压）是不可见的。此外，还有一些学员自身也不清楚或未被诊断出其他不可见的身体状况。正因为如此，我们建议坚持所有推荐的安全预防措施，同时了解学员的个人需求。读者也将了解特定的药物及其对学员的影响。第1章的图表将列出常见医疗疾病和有特殊需求的学员的特点，并提供了易用的教学技巧，便于教授健身课程的安全开展。

第2章将介绍如何使健身计划具有激励性、安全性和有效性。作为运动课程教练，首要目标是让学员们上课，并让他们的身体更加活跃，所以，需首先处理学员的动机问题。解决动机问题后，将工作重心转移到安全问题上，以及身体机能水平问题上。大班授课时，响应学员的需求，比如帮助学员缓解疼痛和确保其安全等。

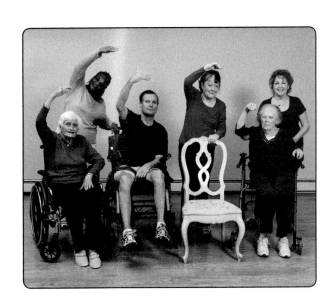

重点关注健身的有效性。此外，根据相应的健身和参考，关注学员的平衡性、重心稳定性、敏捷性和跌倒预防等问题。健身教练只有详细了解健身计划内容，才能制订富有激励性、安全性和行而有效的计划。

第3章将介绍健身教练领导力的作用以及如何执行一个富有激励性、安全、行之有效（有趣且有益）的计划。健身教练需要了解和解决的首要问题包括活跃氛围、调和班级成员情绪并制订一些常见的小组目标。接下来将指导读者如何开始、引导和结束健身课程。该章节将介绍一些有益的策略，帮助读者指导有沟通、认知和感官障碍的学员，处理学员交头接耳等问题。运动课程结束时，还有一些超出课堂范围的工作，比如向学员反馈信息，管理用品和场地等。

（侯云飞 译　张立毅 审校）

第 1 章

识别学员的个性化需求

有人说，我们一直在苦苦追求生命的意义。而我认为，我们所寻求的仅是一种活着的体验，它使得存在于纯粹的物质层面的生命能够与我们的内心和所处的现实产生共振，从而让我们真正感受到生命的惊与喜。

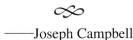

——Joseph Campbell

学习目标

通过对本章的学习，将掌握以下技能：

- 识别 15 种常见疾病的特征、运动锻炼和安全注意事项以及所有人尤其是老年人的特殊需求。
- 定义老年运动机能学（gerokinesiology）。
- 认识指导老年人活动的国际课程指导的 9 个模块。
- 了解老年人常用药物的主要副作用。
- 修订适应个性化情况的锻炼方案。

对有特殊需求的体弱老年人和成人指导运动锻炼的最重要的一点是要了解你的受众。在这些人中，每个单独的群体都具有全部老年人的所有躯体特点。应去充分了解和认识你的每个受众。只有得到这些信息，你才可以对每个参与者以及整个团队的训练方案进行调整和修订。

本章内容旨在帮助你更好地了解和认识老年人常见疾病的症状和特殊需求，包括阿尔茨海默病和相关痴呆症、关节炎、脑血管疾病（脑卒中）、慢性阻塞性肺疾病、冠心病、抑郁症、糖尿病、髋部骨折或置换、膝关节置换、高血压、多发性硬化、骨质疏松症、帕金森病、感觉缺失和创伤性脑损伤等。这会帮助你为有特殊需求的受众提供安全有效的治疗。为了迎接这个挑战，你需要了解这些常见疾病及其潜在影响。本章内容涵盖了与受众相关的疾病或特殊需求的具体诊断方面的知识。掌握这些医疗问题，能够帮助你更好地为这些具有多样化医疗情况的参与者进行治疗。此外，你还能够根据他们个人的医疗情况为其推荐个性化的安全的运动方式。

Gerokinesiology（老年运动机能学）一词最初是在 2004 年由埃克莱（Ecclestone）和琼斯（Jones）在《老龄化与体育活动》（*Aging and Physical Activity*）杂志上提出的。这个定义的出现是我们跨向为老年人提供标准化入门训练的重要一步：老年运动机能学是运动机能学这个学科里的一个专门领域，侧重于研究身体活动是如何影响老年人群以及老龄化过程中的所有卫生和健康问题。

指导老年人运动锻炼的国际课程包括 9 个模块：

1. 老龄化与体育活动概述
2. 老年人从事体育活动的心理、社会文化和生理问题
3. 筛选、评估和目标设定
4. 运动方案设计与管理
5. 身体情况较为稳定的老年人的运动方案设计
6. 教学技能
7. 领导力、沟通和营销技巧
8. 参与者安全与急救
9. 道德操守和职业操守

在明确参与者的特殊需求及其潜在的影响之前，让我们先来了解所谓特殊需求及体弱的具体含义。

老年人的体弱性及特殊需求

"人到了多大年纪才算是步入老年呢？"我们每个人都会根据自己从家人或老年人那得到的经验和我们看待自己身体的方式给出一个答案。过去，我们习惯根据实际年龄来界定一个人是否步入"老年"。那是因为，以前人的生命跨度比较短，实际年龄能在很大程度上反映一个人的老去。在 19 世纪，一个 40 岁的男人就可能被认为已经进入老年阶段，但在今天，一个 80 岁的男子可能还可以滑雪，保持自己身体的活力。

我们中的许多人可能会活到 70 岁、80 岁、90 岁或 100 岁。2008 年，在美国，估计有近 3900 万人（美国人口的 13%）年龄在 65 岁以上，到 2030 年，这个数字将达到 7200 万人（20%）。这个人群中增长比例最多的是 85 岁以上的人（Ecclestone and Jones，2004）。

你听说过老人中的体弱者这样的术语吗？这些术语是用来区分不同年龄的老年人的。我们需要这种定义，是因为人类存活的时间将越来越长。如果一个 65 岁的人被称为老人，那么我们应该如何称呼一位 80 岁的老人呢？老人中的老人是指这个人群中年龄更长的那部分老年人，但这个定义也取决于个人的身体素质。因为，时至今日，许多 80 岁的老年人依旧能够骑自行车、打网球或从事其他对身体素质要求很高的活动，他们依然很有活力。

因此，判断一个人是否进入老年的状态，更重要的是我们自己的感受以及我们的生理、心理和情感状态（或功能状态）。我们发现个人的功能状态、健康状况和生活质量之间常存在直接关系。世界卫生组织（WHO，2013）将健康定义为"完全的生理状况、心理状况和社会关系良好，而不仅仅是没有疾病或体弱。"这个定义很重要，因为它澄清了这样一个事实：当一个人存在某些健康问题或者带有慢性疾病时，他仍然可以觉得自己是健康的。

一个人的功能状态是健康老龄化的决定因素。当身体功能衰退时，一个人可以开始变得体弱。下面，让我们来详细了解"体弱"的含义。

什么是体弱？

"体弱"这个词可以形容任何人，不论是年轻人还是老人。表 1.1（p8）中列举出了可能

会导致体弱的常见的疾病和特殊需求。在某种程度上，与其说"体弱"是一个定义，它更像是一种症状和体征的综合征。而造成和影响这种体弱性的常见因素包括躯体缺乏活动、营养状况、认知和心理状况、自身的慢性疾病以及年龄的增长（Signorile, 2011）。

体弱的原因因人而异，常见的导致体弱的原因包括：

- 医疗条件
- 一种或多种感觉丧失
- 慢性疾病
- 伴随慢性疾病的新发疾病
- 肌肉骨骼系统的退变
- 心理问题
- 肌肉减少症
- 高龄
- 营养失衡
- 智力残疾
- 体力活动缺乏

体弱通常与导致一个人无法独立完成日常生活的环境有关。在运动锻炼的过程中，某些老年人可能看上去身体体弱，但事实并非如此。因为，一个人的外表可能是具有欺骗性的。真正决定体弱程度的因素是一个人躯体的功能。能够正确地识别出一位老人是否真正"体弱"，也是我们在带领大家进行运动锻炼的过程中需要面临的一个挑战。

"体弱的老年人"（frail elders）这个词语包含了高龄与体弱两重含义。通常，这个术语是指那些无法独立完成日常活动，需要别人帮助的老年人。但它也包含其他一些复杂的情况，例如，一个患有慢性关节炎的人可能由于另一个复杂因素，比如肺气肿，而被认为是一个"体弱"的人，这是因为两种疾病导致一个人处于体弱的状态。

我们需要了解并非所有的"体弱"都是慢性的或长期的，例如，有些人因为外科手术而处于体弱状态，但当他们恢复时，"体弱"就可能减少或消失了。

人们也可以通过增加身体活动量来减少"体弱"。研究证实运动锻炼能改善人的肌肉力量、平衡功能、协调性和心血管功能，即使是在最体弱的老年人群中，运动也是有效的（Fiatarone et al., 1994）。其中，抗阻训练对于老年人静态生活方式导致的身体"体弱"效果尤为显著（American College of Sports Medicine, 2009b）。骨骼肌肉系统的体弱使人处于跌倒的高风险状态，而跌倒可能导致骨折与住院，因此加强肌肉训练和拉伸运动（特别是具体的平衡练习）有助于保持平衡与关节运动范围，这也在多项预防跌倒的研究中得到证实。

疲劳可能是导致人感到"体弱"的另一个因素。年长的成年人经常告诉我们他们感到很疲劳，没有精力去锻炼或完成具体的日常生活活动。在对个体进行评估时，我们应该考虑所有这些因素。本章中回顾的许多常见疾病都可以影响个体的精力和使人产生疲劳感。

2010 版"外科医生对健康的共识"中，推荐老年人进行更多的运动锻炼来重建身体功能和健康（USDHHS, 2010b）。

什么是特殊需求?

在我们的训练课程中，参与者可能有一种或多种特殊的情况，当这些情况联合起来，我们就认为这个个体处于一种"体弱"的状态。例如，一位98岁而且整体身体状况体弱的老年人，坐在她旁边的可能是个60多岁的患帕金森病的老年人。可以看到，这是一位有特殊需求的老年人，尽管他比前者要年轻30岁。坐在这两个人旁边的可能是相对这两个人来说更为年轻的女人。但她同样身体虚弱，并患有多发性硬化。下面图1.1的内容将帮助我们更好地识别这些情况和个性化的情况。

任何人，无论年轻人还是老年人，都可能有特殊需求。这些情况可以是暂时的，也可以是永久的。"特殊"这个术语意味着，运动锻炼的指导者在运动开始之前需要知道每个人的障碍或极限是什么。

一些特殊需求与以下因素有关：

- 某种疾病
- 感觉丧失（视力丧失、听力丧失、触觉丧失）
- 沟通困难［包括失语症（说话、理解、阅读或写作能力下降或丧失）和语言障碍（不同环境下，语言不通）］
- 认知功能下降
- 久坐不动的生活方式
- 肌肉减少症

其他特殊客观情况包括：

- 需要特定的医疗设备（例如氧气）
- 精神问题需要情感支持（如抑郁症）
- 特定药物
- 辅助身体运动设备

当我们为参与者进行运动锻炼指导时，一定要记住这些情况。例如，我们要将患有慢性

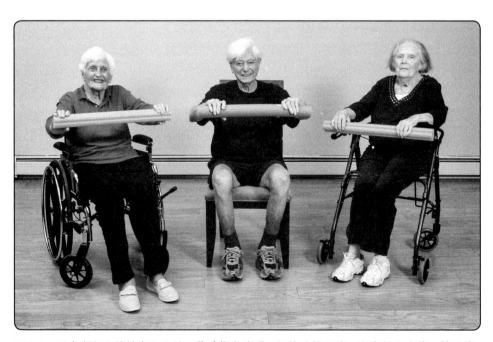

图1.1 图中老年人的特点为高龄，移动能力障碍，躯体功能下降，患有帕金森病、糖尿病、高血压、癌症和心血管疾病，更加凸显出"体弱"和"特殊需求"的意义

阻塞性肺疾病及幽闭恐惧症病人安置在接近门口的地方，方便她出现幽闭恐惧症时及时找到出口，而且需要在她身旁留出氧气设备的空间。又或者，对于一位脑卒中伴失语症的患者，我们应该把他安置在自己身边，方便我们随时察觉到患者的视觉和语言暗示。

药物的影响

众所周知，所有的药物都有副作用，从而可能对参与者进行运动锻炼的能力和安全性产生影响。下面的内容将帮助我们更好地了解药物、体弱的老人以及有特殊需求的成年人。老年人和体弱的人相比其他人需要更多的药物，很多人要服用 6 ~ 8 种药物；虽然维生素不是药物，但它们对这些人也同样重要，因此，这些人服用药物的种类可以达到每天 10 ~ 12 种。

- 有些药物是短期服用的，如抗生素；但一些针对慢性疾病如糖尿病、关节炎和心血管疾病的药物可能需要长期服用。
- 所有药物都有潜在副作用，每天联合用药可提高患者发生不良反应的风险。
- 老年人和体弱的人新陈代谢比较慢，所以，药物停留在体内时间较长。此外，很大一部分药物有头晕、轻度头痛和意识减弱的副作用 (Best-Martini et al., 2011)。这些药物副作用会影响患者的锻炼、平衡、行走、定向的能力。

运动锻炼的指导者需要知道患者可能服用的药物类型。例如，对于精神类药物（精神、情绪和行为改变的药物），需要密切关注其副作用。常见精神药物有四种：抗抑郁药物、抗精神病药物、抗焦虑药物和镇静剂。

当一个人服用多于一种的精神药物时，其跌倒风险会相应增加（ Rose, 2010 ）。精神药物的使用可参考 www.psyd-fx.com 相关内容，由 John Preston 博士创建。"病史和风险因素问卷"可用来获取参与者的药物清单，参阅附录 A3。

常见疾病和特殊需求

表 1.1 列出的是一些可能导致"体弱"的常见疾病或特殊需求。本节内容主要描述了对进行运动锻炼影响较大的一些疾病。此外，针对每种疾病可能出现的症状，给出了相关的安全指导（见表 1.2 ~ 1.15，见本章结尾处）。

其余需参见热身（第 4 章）、抗组训练（第 5 章）、有氧运动（第 6 章）、冷身锻炼（第 7章）的具体安全措施。此外，我们强烈推荐阅读美国运动医学协会出版的《慢性病及躯体残疾患者的运动管理》(Exercise Management for Persons With Chronic Diseases and Disabilities)(第 3 版)，书中论述了常见疾病，运动的作用，训练、管理和药物，筛查和处方，基于证据的指导意见等内容。

根据美国运动医学协会（ 2009b ）发表的"老年人的运动及躯体活动"(Exercise and Physical Activity for Older Adults)，越来越多的证据表明，规律的体育活动能够减少许多慢性病如心血管疾病、脑卒中、高血压、2 型糖尿病、骨质疏松症、肥胖、结肠癌、乳腺癌、认知功能损害、焦虑和抑郁等的发病风险。

现在我们对"体弱"和"特殊需求"有了一个更清楚的认识。"体弱"和"特殊需求"可能与除了感觉缺陷外的一种或几种慢性疾病有关。在我们开始更仔细地研究这 14 种常见疾病的特殊需求前，需谨记这些患者也可能没有表现出与疾病相关的情况。这就是我们所说的看不

表 1.1　导致老年人"体弱"的常见疾病

系统	常见疾病
心血管系统	高血压、低血压、冠状动脉疾病、瓣膜性心脏病、心力衰竭、心律失常、外周动脉疾病
呼吸系统	哮喘、慢性阻塞性肺疾病、肺炎
骨骼肌肉系统	骨关节炎、退行性椎间盘疾病、风湿性多肌痛、骨质疏松症
新陈代谢和内分泌系统	糖尿病，高胆固醇血症
消化系统	胃肠道疾病、营养不良、尿失禁、腹泻
泌尿生殖系统	泌尿生殖道感染、癌症
血液和免疫系统	贫血、白血病、癌症
神经系统	神经性痴呆、阿尔茨海默病、脑血管病、帕金森病
眼和耳	白内障、青光眼、听力障碍
精神心理问题	焦虑症、疑病、抑郁、酒精中毒

Adapted, by permission, from American College of Sport Medicine, 1997, ACSM's exercise management for persons with chronic diseases and disabilities (Champaign, IL: Human Kinetics), 114.

引自 E. Best-Martini and K.A. Jones-DiGenova, 2014, Exercise for frail elders, 2nd ed. (Champaign, IL: Human Kinetics).

到或隐性的疾病，如骨质疏松、心血管问题、糖尿病、抑郁症、髋关节或膝关节置换术史、高血压等。因为在运动开始前，我们并不知道每位参与者情况的复杂程度，因此，在课程开始时，我们推荐大家始终遵循这些特殊需求的安全防范措施。

阿尔茨海默病及相关痴呆

痴呆是一种神经系统疾病，是进行性和退化性的。痴呆症的一般定义是智力功能逐渐丧失。老年痴呆症不是一种单纯的疾病，而是一种症候群。阿尔茨海默病是痴呆症中最大的分类之一。这种疾病开始于记忆力减退的症状和体征，且症状随着时间开始增加和恶化。除了记忆丧失，阿尔茨海默病的患者还可能会感到焦虑，因为其失去了独立生活的能力。随着症状的加重，抑郁症的风险越来越高。当这些心理问题和无法表达自己或理解他人的情况联合起来，往往是导致痴呆症的行为异常的常见原因。

在阿尔茨海默病患者中，你可能会看到一些常见行为：烦躁、徘徊、哭泣、攻击、退缩和冷漠。这些行为对于缺乏语言表达能力的人来说，是一种特殊的交流方式。因此，需尽量清晰、耐心、宽容地与老年痴呆症的患者们进行沟通，理解他们的表现，看到这些表现背后的情绪和问题。

其他痴呆症多与脑损伤、脑血管意外（脑卒中）、艾滋病、帕金森病、药物滥用有关。需记住导致痴呆症最重要的原因是大脑的某些部位由于外伤或脑血流不足而受伤，而不是以前认为的正常衰老模式。患者的症状和行为大都与大脑失去正常功能的部分相关。即使是患有老年痴呆症的人也能保持身体的力量和能力。不管痴呆症的程度如何，这些人也能感受到情感上的尊重和关心（智力问题除外）。

尽管患有痴呆症的人也会在智力功能上出现问题，但这些症状通常是不断变化的（疾病的早期和中期），并且身体活动可能有助于改善这些问题。体育锻炼对他们的健康至关重要，因为这有助于尽可能长时间地维持他们的身体机能，增强他们的自尊心。我们可以看到运动锻炼在疾病进展过程中对于患者的运动技能、力量和平衡的保持的效果。

音乐和舞蹈或运动对老年痴呆症患者是有效的。而且，运动锻炼应该及早进行，同时，带有娱乐功能的动作和练习将会增强运动效果。另外，如果将动作刻画成如清扫、缓慢站起、看自己的脚趾、深呼吸、演唱熟悉的歌曲等形式，患者的参与程度会增加。在运动课上，患有痴呆症的参与者可能难以集中注意力并遵循指示。通过添加多彩的道具，可以帮助缺乏自我激励能力的参与者更积极地参与到更高水平的运动中，部分内容参见附录 B4 "运动器材"。其他的方法包括使用阻力带，会发出声音的颜色大小不同的健身球，锻炼拉伸和运动范围的手持阻力管等。本书第 3 章讨论了对认知功能损害的参与者进行运动指导的领导技能。本章末尾表 1.2 列有对阿尔茨海默病及相关痴呆患者的教学指导。

关节炎

关节炎是疾病谱中引起疼痛、僵硬、关节和软组织肿胀的一种风湿性疾病。在美国有超过 4600 万人患有某种风湿性疾病。其中有 2700 万人患有骨关节炎（国家健康研究院，2011）。最常见的关节炎是骨关节炎和类风湿关节炎，这两种关节炎的许多症状是相似的。较为罕见的关节炎是纤维肌痛。

骨关节炎又称退行性骨关节病，特点是关节疼痛。疼痛是由关节软骨（覆盖和保护骨末端的组织）破裂引起的。如果没有这种软骨，骨的边缘就会变得粗糙，不能平滑地移动，还可引发骨刺（骨质增生）。骨关节炎并不总是引起炎症症状，但通常会引起疼痛。

类风湿关节炎是一种炎症性、可累及多关节、多系统的疾病。它被定义为一种自身免疫性疾病（身体对抗自身的过敏反应），因此它不仅影响关节，还会影响其他器官和系统（心肺系统）。肿胀，伴随疼痛和僵硬，是类风湿关节炎的常见症状，且可引起关节疼痛和炎症的急性发作，只是持续时间不同。人们可能会经历症状很少或零发作的时期，称为缓解期。类风湿关节炎患者有很大的疲劳倾向。因此，需提醒他们放慢速度，慢慢来。

纤维肌痛是软组织（韧带和肌腱）和关节周围肌肉的慢性疼痛。常见疼痛部位是肩部和臀部。这种疾病的治疗是多学科的，常使用物理疗法、放松技术和生活方式的改变来消除诱因（如压力、不活动和睡眠不足）。治疗纤维肌痛的最重要的方法之一是安全的运动锻炼。本章末尾表 1.3 列有对关节炎患者的教学指导。

脑血管事件（脑卒中）

脑血管事件（cerebralvascular accident, CVA）是导致神经功能损害的循环系统疾病。当脑血流中断时就会发生脑卒中。脑卒中可以分为两种：

1. 缺血性脑卒中是由于动脉阻塞致血液无法通过大脑的某一部分引起的，是最常见的脑卒中类型。缺血性脑卒中分为两类，一类是由固定的血块或血栓引起的，另一类是由移动的血凝块或血栓引起的。这两种脑卒中都是由于颈部和头部的血管中堆积的脂肪沉积导致，即动脉粥样硬化斑块形成。脑卒中与由心脏冠状动脉粥样硬化斑块引起的心脏病发作相似

（Levine，2009）。

2.出血性脑卒中发生在脑动脉破裂时，这种破裂称为脑出血，血液溢出到大脑或大脑外表面和头骨之间的一个区域。在某些情况下，动脉瘤也可能导致这种类型的脑卒中。

脑卒中可影响大脑的血流停止区（缺血区），或者破裂的血管可影响颅内压。此外，它可能会引起大脑某部分的压力增加，从而导致肿胀。脑卒中患者的症状和预后取决于脑卒中的位置和脑组织的损伤程度。如果大脑的右侧受到影响，身体的左侧会出现体弱或瘫痪，反之亦然。

下表是脑卒中的不同分区对功能的不同影响：

右侧 CVA	左侧 CVA
空间感觉丧失	语言能力受限
记忆丧失	记忆丧失
冲动行为和过高的自我认知	学习能力下降
左侧视觉受损	谨慎行为
左侧肢体忽略	右侧视觉受损
左侧肢体无力或瘫痪	左右侧区分不清
	右侧肢体无力或瘫痪

一般来说，疾病最佳的康复时间是发病的 2 年内。当然，每个人康复情况有所不同，部分患者在 2 年后的持续锻炼过程中仍会有一些功能改善。Frontera、Slovik 和 Dawson（2006）曾指出，"治疗方案通常采用代偿方式来改善患者功能。当训练采用实际的功能任务时，患者躯体功能可得到显著改善"。这项建议提醒运动锻炼指导者，应注重促进患者日常生活能力的锻炼。这有助于患者学习新的方法来弥补与脑卒中相关的不足。我们知道，运动锻炼能促进血液循环、增强耐力、增强体质，所有这些都有助于提高生活质量，最大限度地支持康复。美国心脏协会（AHA）建议对脑卒中患者每周进行两次或三次伸展、关节活动度训练、平衡和协调练习。此外，抗阻训练和有氧运动也可成为康复项目的一部分。

脑卒中后的第一周是决定脑卒中严重程度和恢复程度最关键的一周。在此期间，医疗团队会分析并评估损伤的情况。康复在评估完成后随即展开。对许多脑卒中患者而言，康复过程是缓慢而谨慎的。除外完全恢复的预后，活动度（见第 4 章）和基本的精细和粗大运动技能的改善是非常重要的。

精细的运动技能是一种精确的、协调的运动，需要肌肉、骨骼和神经功能的完美结合。这些练习和动作可以是弹弹珠，伸展手指，移动单个手指，以及用另一只手移动受伤的手。所有这些运动都可以纳入运动康复计划。

正如我们所看到的，运动项目的所有组成部分都有利于脑卒中患者。例如，有氧运动对防止脂肪在血液中沉积和重新形成起着重要的作用。坐位平衡训练有助于增强核心稳定性。大多数脑卒中患者在加入运动锻炼之前都会进行心脏康复，需向患者确认心脏康复的计划，以便你可以加强个性化的治疗，并设定目标。参加运动锻炼的患者，如果有过脑血管病史，应避免头部和颈部的任何快速运动。在运动锻炼的过程中提醒他们慢慢进行头部和颈部的关节活动度和灵活性练习。

作为一位运动锻炼的指导者，你需要熟悉脑卒中的症状和体征，这样才能迅速做出判断和救治。最近一项由美国国家神经疾病和脑卒中研究所（NINDS, 2011）进行的为期 5 年的研究，发现缺血性卒中患者到达医院 60 分钟内开始接受药物溶栓者，3 个月后有 30% 的患者很少残留功能障碍或完全康复。

如果参加者有任何下列脑卒中的症状和体征，需按照提前确定的紧急协议（参见第 2 章中的"紧急情况"）进行处置。脑卒中协会在 2011 年明确了这些症状和体征包括：

- 面部、手臂或腿部突然麻木或无力（特别是身体的一侧）
- 说话或理解问题困难，或突然感到意识障碍
- 单眼或双眼视力丧失
- 不明原因的突发性剧烈头痛
- 突然失去平衡、头晕、缺乏协调性或行走困难

本章末尾表 1.4 列有对脑血管事件患者的教学指导。

慢性阻塞性肺疾病

慢性阻塞性肺疾病（chronic obstructive pulmonary disease, COPD）是一种肺部疾病，包括肺气肿、慢性支气管炎和哮喘。在每一种疾病中，肺部功能都是受损的，通气功能（空气进入和流出呼吸道）也受到损害。许多人只有一种类型的慢性阻塞性肺疾病，但部分人也可能有一个以上的症状，如果在疾病初期未得到及时的诊断和治疗，随着时间进展，疾病会使肺功能进一步受损。

慢性阻塞性肺疾病是美国第四大死亡原因，影响着 3000 万美国人的生活。吸烟者患 COPD 的风险较高，约 80% 的慢性阻塞性肺疾病患者目前或曾经吸烟（美国运动医学协会，2009a）。慢性阻塞性肺疾病也可能是由于在含有破坏肺部的毒素的环境中工作或生活引起的。如果哮喘是源于环境因素，哮喘有时会发生逆转。如果不能逆转，避免环境触发可能减轻哮喘症状。

COPD 不是一夜之间发生的，它是循序渐进的。因为通气功能的慢慢受损，一个患有 COPD 的人会发觉自己呼吸无效，出现喘息、咳嗽，就是呼吸困难。

这种情况下，呼吸可能很短，很浅，而且过快，无法提供所需的氧气。缺氧可严重影响身体的耐力和体力。如果一个人对体力活动感到害怕，呼吸困难会进一步恶化。

除了呼吸困难外，许多 COPD 患者也会发生频繁的焦虑。不能正常呼吸对人是非常有压力的。患有慢性阻塞性肺疾病的人应该避免引起情绪反应的情况，如笑或哭。因为笑和哭都增加了对已经受损的呼吸功能的要求。另外，患有 COPD 的人通常在狭小的空间或大的群体中会感到不舒服。他们需要注意任何可能使他们病情恶化的因素。COPD 导致的生活方式改变也可能导致抑郁症。慢性阻塞性肺疾病患者通常会经历不同程度的抑郁（AACVPR, 2011, 53）。

考虑到所有这些问题，你可能会疑虑运动是否对 COPD 患者有益。事实上，运动锻炼可以提高通气效率，增加心血管功能，增加肌肉力量。所有这些好处都能增强呼吸功能，有助于减轻与呼吸困难有关的焦虑。运动几乎是所有肺部康复计划的必要组成部分。加强手臂和肩部肌肉的练习不仅使呼吸更容易，而且促进功能独立。当然，运动是以安全为前提的，并根据个体目前的 COPD 状况进行定制。《肺康复治疗计划指南》第 4 版（AACVPR 2011）可帮

助您进一步了解 COPD 以有效指导患者进行运动康复。本章末尾表 1.5 列有对慢性阻塞性肺疾病患者的教学指导。

冠心病

冠心病（coronary heart disease, CAD）是由于供应心脏肌肉（心肌）血液的冠状动脉变得越来越窄而发生的。这种动脉的狭窄称为动脉粥样硬化。狭窄是由冠状动脉壁两侧形成的粥样硬化斑块（由脂肪、胆固醇、钙和其他血液中的物质组成）引起的，与缺血性脑卒中相似，最终可切断流向心肌的血流。

当心脏的一部分没有了血流供应，氧供应随之减少，即称作缺血（血液不足）。当我们用力或兴奋时，心肌缺血会引起胸痛（通常放射到手臂，尤其是左侧），称为心绞痛。心肌缺血进展到最终切断所有流向心肌的血流时，就可导致心肌梗死或心脏病发作。这种损害可能是轻微的，中度的，或严重的，这取决于梗死部位和严重程度。

冠状动脉疾病在很大程度上受遗传和生活方式因素的影响，如饮食、体力活动水平、压力和吸烟史。动脉粥样硬化是一种可以预防和治疗的疾病。任何减少动脉粥样硬化形成的因素都会降低冠心病的风险。除其他危险因素外，高血压、高胆固醇和糖尿病也会增加冠心病的风险。

心肌梗死后通常需要进行心脏康复。心脏康复通常分三个阶段进行，第 1 阶段在医院开始，康复小组致力于帮助患者恢复日常生活的基本技能；第 2 阶段是在门诊的基础上进行的，这时病人已经回归家庭，但是要去医院参加康复训练；第 3 阶段是病人在家中独立进行的个性化训练。在这个重要的阶段，患者要学习如何创造一种改善心血管健康的生活方式，并了解健康模式的各个方面是如何提高生活质量的，以降低心脏病发作的风险。

作为一个运动锻炼的指导者，你需要熟悉冠心病最初的症状，包括头晕、心脏节律异常、呼吸异常短促或胸部不适。

需记住以下信息（ABCD）：

Abnormal heart rate（心率异常）

Breath—unusual shortness（呼吸异常短促）

Chest discomfort（胸部不适）

Dizziness（头晕）

在运动锻炼的过程中，我们要教授患者识别过度锻炼或心脏出现问题时的 ABCD 症状，并告知其出现这些情况时应停止练习。遇有紧急情况，可参阅第 2 章"紧急事件"一节，以确定何时需要立即就医。同时，AACVPR 心脏康复资源手册（AACVPR, 2006）和心脏康复二级预防程序指南（AACVPR, 2004）是很好的学习资源（见"推荐资源"）。本章末尾表 1.6 列有对冠心病患者的教学指导。

抑郁

抑郁症并不是衰老过程中正常的一部分，它被列为精神疾病的一种，见《精神障碍诊断与统计手册》（第 5 版）（DSM-5）（APA, 2013）。这本手册涉及所有目前公认的精神障碍。

正常情绪受到人们日常生活中各种情况的影响。当情绪的发生不再与工作、人际关系、应对方式和幸福感的影响相关时，就会出现情绪障碍。

抑郁症分为四类：重性抑郁症（最严重的类型）、心境恶劣障碍（轻郁症）（轻度抑郁症状持续 2 年以上）、抑郁情绪适应障碍（抑郁情绪是由超过人正常反应的压力事件导致）和双相情感障碍（也称为躁郁症，其特征是极端的情绪波动）。美国的健康机构中约有 1% 的老年人患有抑郁症。虽然这个数字似乎很低，但社会上，约有 15% 的老年人有抑郁表现（根据 DSM-5 诊断）。在美国，养老院的居民约 1/3 患有抑郁症，而且新加入养老院的老年人有更为严重的精神功能障碍，其 12 个月内引起的死亡率是长期养老院居住者的 1.5 倍（Wagenaar, Colenda, Kreft et al., 2003 ）

抑郁症是长期护理机构中继老年痴呆症的第二常见精神障碍。对许多老年人来说，与年龄、疾病和变化有关的因素都可能会导致抑郁。一般情况下，抑郁症有明确的症状，但因人而异。抑郁症必须在医生对个体进行测试后来诊断。许多人可以从特定的悲伤或创伤事件中体验到忧郁的情绪，甚至有时是某些药物的副作用导致抑郁情绪。也有一部分人可能并不知道他们处于抑郁状态，因为他们不把记忆力减退、缺乏食欲，特别是睡眠障碍作为一种疾病的症状。总之，抑郁症是一种复杂的疾病。

大多数抑郁症是可以治疗的。运动对各种类型的抑郁症都有很好的干预作用，因为它有助于减轻抑郁症状，从而提高日常生活质量。抑郁往往隐藏在愤怒和其他行为背后。因为体育活动可以减轻抑郁症的一些症状，它可以为受抑郁症影响的人提供更多的社交活动。本章末尾表 1.7 列有对抑郁症患者的教学指导。

糖尿病

糖尿病是一种慢性代谢性疾病，主要表现为胰岛素的绝对或相对缺乏导致高血糖（血糖升高）。高血糖会对肾、心脏、神经、眼睛和血管造成过度的压力和损伤。此外，循环系统受到影响，可使人有感染的危险，尤其是腿和脚。在美国，2580 万儿童和成人中约 8.3% 患有糖尿病。在年龄超过 65 岁的人群中有 109 万人，占此年龄段人口的 26.9%，患有糖尿病（美国糖尿病协会 , 2011 ）。

糖尿病有两种类型。1 型糖尿病或胰岛素依赖型糖尿病，是胰岛素绝对缺乏，可以发生在任何年龄段。这种类型被认为是一种自身免疫性疾病。

2 型糖尿病或非胰岛素依赖型糖尿病（NIDDM），是最常见的，主要见于老年人，尤其是肥胖的老年人。2 型糖尿病患者对胰岛素有细胞抵抗力，胰岛素水平可能降低、正常或升高。运动和减肥，合并饮食指导和药物，可以改善 2 型糖尿病患者的血糖控制。运动除了减少身体脂肪外，还对系统产生胰岛素样作用。大多数糖尿病患者比没有糖尿病的人患心脏病和脑卒中的风险更高，而运动可以对抗低密度脂蛋白胆固醇（动脉阻塞剂）的积聚。

运动锻炼的指导者应尽量减少糖尿病患者低血糖事件发生的可能性。低血糖发生在血液中葡萄糖含量过低的情况下，患者可能摄取了过量的胰岛素，同时，饮食过少，或运动过度，而感到饥饿、体弱、头晕、颤抖、出汗。如果不立即处理，这种情况可能成为严重的医疗事件。低血糖患者需要简单的碳水化合物，如橙汁或任何含糖的物质。你的观察对参加运动锻炼的糖尿病患者至关重要。第 2 章中 "紧急事件" 一节中有对应的处理措施。

推荐资源中 "身体活动与 2 型糖尿病"（Hawley and Zierath, 2008 ）帮助大家进一步理解本病并有效的指导参与者。另外，本章末尾表 1.8 列有对糖尿病患者的教学指导。

髋部骨折或置换术及膝关节置换术

一些参与运动锻炼的人可能经历过髋部骨折、全髋或部分髋关节置换或膝关节置换。对于一个髋关节或膝关节有问题的参与者来说，最重要的事情是我们要了解患者接受手术的时间以及医生建议的预防措施，和如何帮助患者达到治疗目标。医生和治疗师将提出一份详细的术后锻炼指导计划。

患有痴呆症的参与者可能不记得接受过手术或治疗，所以一定要和家属确认是否有任何骨折或关节置换术病史。

对于所有被骨科问题所困扰的患者，运动锻炼的指导者都需要确定有特定人选协助患者从轮椅转移到椅子上、床上或厕所中。新的指导者应该向患者索要之前定好的方案。只有经过适当培训的合格的治疗师、助手和护理人员才能对患者进行转移。运动指导者不应尝试转移患者，除非经过现场人员的特别培训和批准。本章末尾表 1.9 列有髋关节骨折或置换及膝关节置换患者的教学指导。

高血压

高血压是威胁人类健康的一种无声杀手，因为其早期阶段不会出现症状，虽然常规血压检测可提供早期诊断。高血压的诊断标准是≥140/90 mmHg。140 mmHg 代表收缩期血压（动脉的最高压力），90 mmHg 是舒张压（动脉的最低压力）。根据 2009 年美国运动医学协会提供的数据，大约 37% 的美国人处于高血压的临界值，即 120 ~ 139 mmHg 的收缩压，80 ~ 89 mmHg 的舒张压，将近三分之一的成年人可确诊为高血压。

当血压高于平均水平时，心脏需要更加努力工作，从而增加对动脉的压力和要求。高血压可能引起心脏增大和动脉硬化，也会增加脑卒中的风险。

高血压与生活方式和饮食有关。此外，一些药物，如避孕药、激素和消炎药，也可增加高血压的风险（Kaiser Permanente, 2010）。

某些高血压病例的病因尚不清楚。在这种情况下，医生经常建议患者减少饮食中钠和脂肪的摄入，并适量增加每周的运动量。这些生活方式的改变有助于医生评估高血压的起因并决定治疗方式。

高血压的一个已知危险因素是活动减少。运动是对高血压的积极干预。我们推荐患者进行中等强度的有氧运动项目，并联合抗阻训练（也是中等强度）来降低收缩压和舒张压（美国运动医学协会 2010）。"运动是预防、治疗高血压的基石"（美国运动医学协会，2004a）。本章末尾表 1.10 列有对高血压患者的教学指导。

多发性硬化

多发性硬化（multiple sclerosis, MS）是一种影响中枢神经系统的渐进性和退化性神经系统疾病。健康人体内，存在一种称为髓磷脂的绝缘脂肪鞘保护其神经纤维，当患有 MS 时，这种保护层被破坏，从而损害了受影响的神经在大脑和脊髓的功能。

像大多数疾病一样，MS 在不同的人群中症状也不同，症状的范围从轻微到严重，可以有几年的缓冲期或无缓冲期。这种疾病累及人群从年轻人到中年人，女性高于男性，且病因不明。

一个患有 MS 的人可能需要借助轮椅移动。随着病情的发展，MS 患者的日常生活需要方方面面的帮助。一个患有 MS 的年轻人可能因为情况的复杂而需要生活在护理机构中。随着身体活动被限制，丧失独立性和功能所带来的情绪问题会影响许多 MS 患者，特别是当这种损伤发生在更年轻的年龄段时。我们需要运动来保持患者的关节活动度。拉伸运动对锻炼计划也很重要。MS 的一个常见症状是体弱，有时缺乏运动和锻炼都会加重体弱，这时我们应该帮助患者意识到自己开始感到疲惫的时机，停止其活动，进行休息。运动锻炼对这些 MS 患者而言是有益的，因为他们除了可以进行运动之外，还能够进行社会活动。MS 协会（www.nationalmssociety.org）有许多资源可供参考，涉及疾病的各个水平。本章末尾表 1.11 列有对多发性硬化患者的教学指导。

骨质疏松症

骨质疏松症是一种以骨密度减低为特征的疾病。这种骨密度的丧失会导致骨的疏松和多孔样改变。骨质疏松症是一个重要的健康问题，据估计有 1000 万美国人患有骨质疏松症，其中 80% 是妇女（Williamson, 2011, 265）。骨质疏松症被认为是一种无声的流行病，因为这种疾病通常在早期没有任何表现（虽然骨密度测试可以提供早期诊断），直到严重时才出现明显的迹象，如身高变矮、向前弯曲的上背部，或髋骨、腕关节、脊柱骨折。一般来说，症状越明显，疾病就越严重。据估计，有 3400 万美国人的骨量低于正常值（骨量减少）（Williamson, 2011）。随着身体年龄的增长，骨量会出现一些生理性下降。此外，骨量减少可能是由于使用类固醇药物、维生素和矿物质缺乏（特别是维生素 D 和钙）、酗酒、吸烟、瘦小身材、负重运动不足以及女性体内雌激素水平降低所致（美国运动医学协会，2009a）。

骨质疏松症主要发生于绝经后妇女，且集中于绝经早期。绝经后妇女骨质疏松是雌激素水平下降的结果，随着雌激素水平的下降，骨质变薄和骨质丢失发生。

不管骨质疏松的原因是什么，随着骨质疏松的发展，骨折的风险都会增加，运动中骨折的可能性也会增大。大多数骨折发生在脊柱、髋部和腕部。在第二篇中，我们为骨质疏松症患者介绍了预防运动中骨折的特殊安全措施。

患者可能有严重的脊柱畸形，阻碍他站立的能力。这种情况可能是骨质疏松症的结果。因为驼背会改变人的重心并损害平衡，增加跌倒的风险。此外，肩膀和头部的向前运动可以限制胸部呼吸。

与骨质疏松有关的跌倒和髋部骨折的统计数据令人震惊。24% 的髋部骨折的老人会在骨折后第一年内死亡，其他人可能会失去移动能力，需要家庭护理。我们需要安全有效的运动计划，以改善平衡和力量以及灵活性，来干预这种情况。

许多参加运动锻炼的老年人都有一定程度的骨质疏松症或骨量减少。长期护理机构的 90% 的居民患有骨质疏松症。加利福尼亚卫生服务部卫生与老龄研究所指出，这种高比例，每年导致约 150 万起骨折发生。运动是这种疾病的重要干预手段，虽然骨质疏松症是不可逆的，运动至少可以减缓年龄和缺乏运动导致的骨量下降（美国运动医学协会，2009）。我们可以为患者增加高强度的抗阻训练和负重耐力训练（美国运动医学协会，2004b，p1985），但这种运动是严重骨质疏松症的禁忌证。本章末尾表 1.12 列有对骨质疏松症患者的教学指导。

帕金森病

帕金森病是一种影响运动和身体姿势的退行性和进展性神经系统疾病。大脑内的神经递质帮助从外周神经系统传递信号到大脑。神经递质多巴胺在这种疾病过程中显著减少或遭到破坏。多巴胺减少的相关症状包括静止震颤、动作缓慢（迟缓）、姿势不稳、不受控制的运动（运动障碍）、运动停止（冻结）、步态障碍和拖地步态。在某些情况下痴呆与这种疾病有关。

运动可以帮助帕金森患者改善运动能力、躯干旋转、手眼协调以及行走时的稳定性和平衡。运动还能增加肌肉体积和力量（美国运动医学协会，2009），并有益于一些非运动症状如抑郁、便秘、疼痛、泌尿生殖问题和睡眠障碍。

记住要慢慢地与患者交谈并进行指导，让其能接收到信息，然后回应你。避免一次增加多个运动形式，逐次增加运动形式更容易被患者接受。

本章末尾表1.13列有对帕金森病患者的教学指导。

感觉缺失

许多老年人存在一个或多个感官缺失，如视力缺失、听觉缺失或感觉缺失。无论是单一的还是多种感觉缺失，都挑战着那些试图掌握环境并保持功能独立的人。

我们需要了解患者的所有感官限制，确保其能够安全地运动。例如，通过清晰的语言描述，降低影响注意力的背景噪声可以帮助有视力和听力损失的患者。另外，对于感觉缺失的患者而言，任何时候都能够判断身体的位置很重要。第3章中详细阐述了指导感官缺失患者进行运动锻炼的方法，本章末尾表1.14列有对感觉缺失患者的教学指导。

颅脑损伤

颅脑损伤源于头与另一个表面的碰撞，这种碰撞导致大脑撞击颅骨内部。头部外伤除了引起直接的脑损伤外，还可能引起继发性的问题，如水肿（组织液过多）和缺血（局部血液循环受阻，局部供血不足）。

头部受伤可以发生于任何年龄，但15~24岁和75岁以上的人更多见，其中又以年轻受害者居多。在头部受伤后，医护人员应该评估损伤程度，以确定病情分级：轻微、中度或严重。如果认知障碍是轻微到中度的，患者可能只需要急诊医疗援助。如果损害是中度到严重的，可能发展为慢性疾病，需要专业的长期护理。

头部外伤的常见症状包括焦虑、混乱、注意力不能集中、短期和长期记忆丧失。由于这些问题，患者需要待在一个安静的环境中。运动课程中，在患者和设备或其他参与者之间保持空间，这样患者不会伤害自己或其他人。本章末尾表1.15列有对颅脑损伤患者的教学指导。

总　结

老年人口增长速度比其他年龄组的人口都快。无论你在哪里进行运动锻炼，你都会发现大多数老年人都有特殊的情况或者可能有某种程度的体弱。体弱或有特殊需求的成年人可以独立生活，也可以在各种辅助生活设施或特殊护理中生活。不管老年人的情况程度如何，躯体活动都是他们维持身体机能和独立的最好方式。麦克阿瑟基金会的一项为期 10 年的研究证实，基因只是影响我们长寿的众多因素之一（Rowe and Kahn, 1998）。缺乏运动才是我们最大的障碍之一，现在，我们有一个很好的机会来改变现状。运动的缺乏在心血管疾病、高血压、肺病、抑郁症、糖尿病、代谢综合征和骨质疏松症中起着重要作用。

定期进行运动锻炼对于改善健康和生活是必不可少的。即使中等强度的锻炼也能产生很大的不同。1996 年的美国外科医生报告指出，运动锻炼非常重要，呼吁全国人民进行运动锻炼。美国医学协会与美国运动医学协会合作创建了"运动即良药（Exercise is Medicine）"这一口号，这项工作的目标和愿景是让医生们和他们所接诊的每一位病人一起讨论运动锻炼项目，并给予适当的建议。目前，推荐意见不仅讨论在日常生活中增加锻炼的必要性，而且认为运动本身就是改善健康的良方。

遵循本书中的推荐和建议，不仅可以促进个性化的功能健身，而且也可以学习到重要的经验教训。关注身体功能，运动锻炼，享受它的乐趣！

表 1.2 阿尔茨海默病及相关痴呆患者的教学指导

特点	运动和安全指导
记忆力丧失	锻炼现有的技能 不要期望从一次课程到下一次课程中技能能够积累
短暂的注意力	重复有助于学习和记忆 语言和视觉上同时进行指导 当重复相同的指导意见时，使用同样的句子和单词 通过数拍子或鼓掌增加注意力
过度反应	保持声音和气场的平静，给人安心的感觉 温暖的微笑有助于减轻压力和焦虑
理解障碍	避免过度刺激参与者 给予简单的指示和积极的回答 音乐太多、噪声太多、指导太多会增加焦虑，应保持简单
交流障碍	经常眼神交流 依赖肢体语言多于口语 用视觉和语言一步一步指导练习 用简单明了的语言，问简单的问题，只能用是或否来回答，当你更好地了解这个人时，可以使用更个性化的沟通方式
焦虑和抑郁	专注于参与者仍然拥有的能力和力量 帮助参与者建立自信 如果参与者相信你的真诚和友好，他会表现得更好 体育活动有助于缓解焦虑和不安
空间或感知问题	保持环境整洁，使用色彩鲜艳的用品和运动服装，如彩色丝带、围巾、球、气球引起患者更大的反应
失用症（无法根据目的与环境移动身体）	移动能力对于功能稳定性非常重要，进行基于日常动作的练习，如清扫地面、伸展、跳舞，这些活动可以发展为长期记忆
视觉和触觉的需要	患有痴呆症的参与者对身体提示（例如，手的接触）和触觉反应良好，需记住在接触参与者之前先征得其同意
平衡的问题（患者有姿势反射下降）	肌肉力量降低可导致跌倒 慢慢地从一个位置移动到另一个位置 作为指导者，你的动作节奏应与你想让参与者做的保持一致

引自 E. Best-Martini and K.A. Jones-DiGenova, 2014, Exercise for frail elders, 2nd ed. (Champaign, IL: Human Kinetics).

表 1.3　关节炎患者的教学指导

特点	运动和安全指导
关节疼痛	避免使参与者肌肉疲劳，因为这会增加关节疼痛 轻微的等长运动可以帮助肌肉重塑和减少关节压力，但这类运动应该得到医生的批准，因为它会升高血压 建议小班开展肌力及平衡练习，以保证指导者可以观察到参与者的呼吸状况或紧张情况 提醒参与者在运动前 1 小时左右口服止痛药 任何导致关节疼痛持续时间超过 2 个小时的训练应给予修正
关节扭伤与关节不稳	通过减轻体重，可以减轻关节压力 避免可能导致关节畸形的姿势（如长时间紧抓哑铃） 应避免过度拉伸，防止韧带损伤
僵硬	慢慢热身，避免运动时关节僵硬 尽量避免一个姿势保持时间太长，因为这会使做伸展动作时出现疼痛
关节活动度下降	提醒参与者在无痛情况下进行运动，运动过程中保持在疼痛阈值以下 如果参与者感到疼痛，应该停止运动 睡前的关节活动可以减少晨僵
耐力受限和易疲劳	缩短运动时间和增加运动频率，有助于参与者更好地耐受 每周的有氧运动和抗阻运动应该分天进行 尝试在一天的不同时间进行运动；不同的人在一天的不同时间感觉和积极性会不同；耐力需要时间来建立；每个参与者都应按自己的节奏锻炼
肌肉无力	运动中短暂的停顿有助于预防关节炎症 锻炼可以改善关节、肌肉、肌腱和韧带的功能
类风湿关节炎急性疼痛发作	在急性发作期间，避免运动有炎症的关节 急性期可以进行关节活动度内的训练 一些风湿性关节炎患者可能永远无法耐受抗阻训练
情绪和精力匮乏	运动能振奋情绪，帮助减轻抑郁 运动还可以增加精力，对抗抑郁和焦虑
下背部疼痛	许多骨性关节炎或纤维肌痛患者会有下背部疼痛，鼓励医生或理疗师推荐慢运动和背部运动 参与者应避免肌肉萎缩，这可能会加剧疼痛；鼓励参与者进行安全的在关节活动度内的运动
姿势稳定性差	在锻炼中加入姿势练习，增强关节功能 不良的姿势和笨拙的身体动作会影响步态、增加跌倒风险；增加适当的锻炼对抗这些负面的影响 教授站立位和坐位核心肌群练习

引自 E. Best-Martini and K.A. Jones-DiGenova, 2014, Exercise for frail elders, 2nd ed. (Champaign, IL: Human Kinetics).

表 1.4 脑血管事件患者的教学指导

特点	运动和安全指导
单侧肢体瘫痪（偏瘫）或功能减弱	鼓励参与者用健侧肢体帮助患侧肢体进行锻炼 坐位练习时，注意参与者的位置，因为他们可能无法感知该体位是否安全
足下垂	确保参与者意识到脚的位置，避免损伤
感觉缺失或体弱	如果患侧手或脚处于不安全的环境，参与者可能感觉不到热、冷或疼痛的影响 鼓励参与者锻炼时仔细检查患侧手或脚的位置，确保安全
情绪不稳（无法控制的不恰当的哭或笑）	帮助参与者认识到，情绪反应是因为脑卒中出现的 鼓励其深呼吸和放松练习（见第 4 章和第 7 章）
学习能力下降	用口头提示和演示的方式来复习，而不是用视觉上的文字给参与者更多的时间来学习新的动作，因为他们可能对尝试新事物持谨慎态度，并出现反应延迟
姿势意识	当处于坐位时，鼓励参与者专注于自己的姿势，并尽量保持 用身体两侧共同运动来锻炼参与者的平衡性与协调性，运动时的中线控制有助于重建平衡功能；锻炼中加入抛球或踢腿，有助于患侧增强平衡感和身体意识 增加站立位和坐位的核心肌群练习 避免在任何位置下，过度降低头的高度，如触摸脚趾，这可能对大脑造成不适当的压力
沟通障碍：表达性失语（无法表达自己）、接收性失语症（不能清楚地接收信息）或两者并存	尽量简化指导语言，并在视觉上演示 帮助参与者缓解沟通时的挫败感 对参与者的表现给予积极的反馈
痉挛（肌张力增高、肌肉抵抗）或弛缓（肌张力降低、肌肉无力）	建议增加肌肉运动和肌张力训练 当手臂肌肉出现弛缓时，肩膀因为半脱位受伤的风险会增加；使用小桌板、楔形泡沫或枕头置于膝上或椅子上支撑身体，可保护肩部区域 对于可能加重半脱位的过头运动要谨慎进行

引自 E. Best-Martini and K.A. Jones-DiGenova, 2014, Exercise for frail elders, 2nd ed. (Champaign, IL: Human Kinetics).

表 1.5　慢性阻塞性肺疾病患者的教学指导

特点	运动和安全指导
咳嗽发作	让参与者停止运动，鼓励其放慢呼吸，尽量放松
呼吸困难	停止运动 鼓励参与者随身携带常用的吸入性药物 注意室内任何可能损害呼吸功能的环境因素或污染物 避免食用冷饮料，因为它可以使胸部紧缩，使呼吸更加困难；热饮可能更有益
耐力降低	加入分隔式休息来节省精力和保证呼吸 参与者应该慢慢地开始锻炼，充分热身（20 分钟） 可以将一次课程分为 6 段，每段给予 1～2 分钟的休息
呼吸表浅	鼓励参与者慢慢来，适当休息 避免进行胸部水平以上的等距收缩运动或举重运动 过度重复过头的力量训练会增加胸部和头部的血压，使呼吸更加困难
用氧	知道房间内有吸氧设施，会增加锻炼的安全感 在运动课程中，一定要留出足够的空间容纳便携式氧气罐
焦虑和恐慌发作	能够识别情绪问题的征兆和症状 如果焦虑引起了呼吸困难，需参与者将其手臂和身体前倾，将手臂固定在膝盖、助步器或类似的支架上，这个姿势有助于双肩支撑上半身并扩展胸部，形成更有效的呼吸，这个姿势也给人一种安全感和控制感 鼓励深呼吸和放松练习（见第 4 章和第 7 章） 询问参与者是否愿意坐在门或窗的旁边 热身和冷身锻炼能够增加呼吸系统的顺应性，有助于缓解焦虑

引自 E. Best-Martini and K.A. Jones-DiGenova, 2014, Exercise for frail elders, 2nd ed. (Champaign, IL: Human Kinetics).

表 1.6　冠心病患者的教学指导

特点	运动和安全指导
缺乏精力和耐力	提醒参与者要坚持锻炼以增加精力和耐力
头晕	参与者应缓慢热身，避免突然的动作和体位变化
身体症状困扰	需注意这些症状：胸部不适、呼吸短促、心律异常，如果发现上述情况，需让参与者立即停止练习（参见第 2 章中的"紧急情况"部分） 确保房间温度适宜
情绪压力	教会参与者如何深呼吸（见第 4 章） 鼓励放松练习（见第 7 章） 为那些对体力活动感到焦虑的参与者提供情感支持
呼吸困难	发生呼吸困难时，需参与者停止运动，慢慢地进行深呼吸 确保房间温度适宜

引自 E. Best-Martini and K.A. Jones-DiGenova, 2014, Exercise for frail elders, 2nd ed. (Champaign, IL: Human Kinetics).

表 1.7 抑郁患者的教学指导

特点	运动和安全指导
疲劳	慢慢开始，建立容易实现的目标
愤怒和沮丧	鼓励参与者通过运动来发泄负面情绪，散步或有氧运动都有助于缓解这些情绪 团队支持也有助于减少症状 尽量倾听，避免作出评判
悲观	持积极的态度，多给予鼓励 积极地反馈和赞扬 尝试与参与者保持轻松的互动
决策困难	鼓励参与决策，不要提供太多的选择
失眠	询问参与者运动前的睡眠情况，如果他们看起来很疲劳，建议其减量锻炼，注意避免运动过度 鼓励参与者白天外出，因为阳光有助于提高睡眠质量
对日常活动失去兴趣	私下提醒参与者，对日常活动的兴趣降低是抑郁的一种症状，锻炼可以帮助他们缓解这种症状 鼓励与班上其他成员交往
缺乏阳光刺激	许多抑郁的患者一天中大部分时间都在室内度过，远离阳光 阳光不仅能改善睡眠质量，还能减轻抑郁症状 如果可能的话，将锻炼安排在一个有充足日光的地方，只要它不会引起人群的注意，同时不会影响到指导者
身体活动减少	有规律的运动（包括有氧运动和抗阻训练）与脑内化学物质——内啡肽和 5- 羟色胺的增加有关，这两种药都能减轻抑郁症的症状
焦虑	深呼吸（见第 4 章）和放松（见第 7 章）有助于减轻焦虑

引自 E. Best-Martini and K.A. Jones-DiGenova, 2014, Exercise for frail elders, 2nd ed. (Champaign, IL: Human Kinetics).

表 1.8　糖尿病患者的教学指导

特点	运动和安全指导
冷、热耐受性差	避免在炎热的环境中锻炼，因为可增加神经病变患者（神经疾病）的热损伤风险 避免在寒冷环境中运动，其可能会影响血液循环
下肢血液循环不良	提醒参与者穿着舒适的运动鞋 参与者应注意脚和腿的位置 参与者应避免双腿和双脚交叉
视力问题	避免进行升高血压（等距收缩或手臂上举过头）的运动，防止损害视网膜血管
低血糖（胰岛素反应）的潜在症状，包括眩晕、出汗、头晕、饥饿、运动协调丧失、脉搏加快或混乱	参见第 2 章中的"紧急事件"部分，一定要掌握所在机构的具体的医疗紧急情况处置方法 建议参与者携带医疗证明
耐力下降	提醒参与者要适当休息，避免过度劳累
可能的低血糖（1 型糖尿病）	提醒参与者在上课前检查血糖水平，如果低于 70ml/dl，应该在活动前进食 体力活动越大，进食的碳水化合物应该越复杂 在运动过程中，血糖水平应该维持在 100 ~ 250 ml/dl
服用 β 受体阻滞剂治疗心脏病	应该特别注意那些服用这些药物的参与者，因为这些药物可能掩盖胰岛素反应的症状
可能的脱水	提醒参与者休息，并适当饮水

引自 E. Best-Martini and K.A. Jones-DiGenova, 2014, Exercise for frail elders, 2nd ed. (Champaign, IL: Human Kinetics).

表 1.9　髋部骨折或置换及膝关节置换患者的教学指导

特点	运动和安全指导
移动能力下降	提醒参与者缓慢行动 提醒参与者注意平衡
跌倒的风险	着重强调移动和不同平面转移的安全 加强平衡和力量练习
疼痛	参与者运动时在无张力和无痛苦的运动范围内进行锻炼 教授参与者深呼吸和放松的技巧来减轻疼痛（参见第 4 章和第 7 章）
全部或部分髋关节置换者	为防止髋关节脱位，除非医生或理疗师建议，否则应遵循这些建议： • 髋关节不要弯曲超过 90° • 避免坐在低椅子上，让膝盖低于臀部 • 不要交叉双腿 • 避免内旋（脚尖向内）
全膝关节置换者	疼痛可能是膝关节置换引起的，按照前面给出的提示处理即可 参与者上半身锻炼没有任何限制 参与者可以承受身体全部重量，且运动不受此限制

引自 E. Best-Martini and K.A. Jones-DiGenova, 2014, Exercise for frail elders, 2nd ed. (Champaign, IL: Human Kinetics).

表 1.10 高血压患者的教学指导

特点	运动和安全指导
呼吸短促	提供充足的休息时间，避免过度劳累
耐力下降	鼓励有氧运动，因为它可以降低收缩压，有助于增强耐力 避免高强度的运动
运动引起的血压升高	避免持续的超过头部水平的负重运动，因为这种活动会升高加血压
一般性建议	血压超过 180/110mmHg 者服用药物后才能够增加耐力训练（美国运动医学协会，2009） 减少压力和放松运动（见第 7 章）可以降低血压 提醒参与者在运动时进行正确呼吸，避免血压升高 应避免等长运动，因为这种运动会导致血压升高

引自 E. Best-Martini and K.A. Jones-DiGenova, 2014, Exercise for frail elders, 2nd ed. (Champaign, IL: Human Kinetics).

表 1.11 多发性硬化患者的教学指导

特点	运动和安全指导
热耐受性差	将参与者的位置调至通风处 避免在炎热的环境中运动
耐力下降	提醒参与者适当休息 指导节省体力的方法 体力有限的参与者需要将运动锻炼进行优先程度分级
协调性下降（跌倒的风险）	保持环境安全，清除障碍物 在座位间留出充足的空间 不要匆忙地从一个动作转到另一个动作 给予参与者充分的时间从一个运动位置转变成另一个位置 保持运动的简单性
可能的视力受损	让参与者更接近运动指导者 使用有颜色对比的教学材料，因为参与者可能有颜色识别问题 保持环境清洁
四肢麻木刺痛（感觉异常）	注意参与者在椅子上的身体位置，因为参与者可能无法识别错误的坐姿 注意参与者脚和手的位置，以避免受伤
痉挛（包括足下垂、僵硬、单侧或双侧下肢控制不足、肌肉无力、运动范围受限）	热身要慢，因为参与者除了痉挛还会感觉体弱无力，所有动作都要缓慢进行 避免过度锻炼单一肌肉群 如果参与者有颈部肌肉的无力，尽量避免颈部运动
呼吸功能受损	注意观察是否出现呼吸困难 出现呼吸困难时，让参与者停止运动
活动度下降	不要强迫参与者做任何伸展或运动 提醒参与者始终在无疼痛的范围内移动
躯干或四肢肌肉协调性丧失（共济失调）	鼓励参与者把手臂靠近身体两侧，可缓解震颤

引自 E. Best-Martini and K.A. Jones-DiGenova, 2014, Exercise for frail elders, 2nd ed. (Champaign, IL: Human Kinetics).

表 1.12　骨质疏松症患者的教学指导

特点	运动和安全指导
驼背，感觉功能下降，跌倒风险增加	避免增加脊柱弯曲的动作，这种动作会增加脊椎骨折的风险 避免背部过度负重 避免环境中的安全隐患，因为参与者无法准确识别周围环境 加强以下练习：肩膀向后，扩展胸部，保持体位直立，力量锻炼，帮助参与者恢复平衡功能，这些锻炼对驼背者尤其合适
骨折	骨骼脱钙容易引起骨折（骨质疏松性骨折），避免练习姿势超过膝盖的动作，特别是弯腰动作 任何时候都应避免过快的动作 提醒参与者动作应缓慢进行，保持对身体的控制
焦虑	由于容易发生骨折，参与者参加运动锻炼的积极性下降 参与者需要情感上的支持和安全的锻炼环境
慢性背部疼痛	鼓励坐位下的抗阻运动，可以帮助参与者加强肌肉力量，且有效防止跌倒 如果情况允许，进行站立位抗阻训练和负重锻炼可以增加骨密度和背部力量
跌倒的风险	避免任何损害平衡性的运动 鼓励良好的坐姿 提醒参与者穿着有防滑底的鞋子 练习应侧重于加强较大的肌肉群，以降低跌倒的可能
僵硬	总是让参与者以慢速进行关节和肌肉的锻炼
疲劳	驼背的姿势会损害参与者的肺功能，从而限制耐力 注意观察疲劳的迹象，并鼓励参与者适时进行休息 自我监控很重要，当参与者感到疲劳时，需停止运动，进行休息

引自 E. Best-Martini and K.A. Jones-DiGenova, 2014, Exercise for frail elders, 2nd ed. (Champaign, IL: Human Kinetics).

表 1.13 帕金森病患者的教学指导

特点	运动和安全指导
静止震颤	减轻负重训练和放松技巧（见第 7 章）有助于减少震颤
僵硬	身体旋转（以身体长轴为中心）动作有助于减少僵硬
弯腰的姿势	提醒参与者经常注意自己的姿势 鼓励肩膀向后旋转等运动
慢动作（动作迟缓）	给予更多的时间完成每个动作 让参与者慢慢地热身，慢慢地变换姿势 把练习分步进行
姿势不稳	经常提醒参与者注意他们的姿势 鼓励参与者大步行走，努力将脚抬离地面 一个好的锻炼姿势是靠墙站立，头部后仰，肩膀、臀部、小腿和脚跟触壁
慌张步态	当出现慌张步态时，停止动作，呼吸，纠正姿势后再开始运动 提醒参与者在行走前，双脚之间保持良好的距离和平衡
肢体失控运动和肢体摆动运动（共济失调）	体育活动有助于减少运动障碍和共济失调 需参与者坐位下模仿这些动作：伸展双臂在胸前，握紧双手，放松，慢慢地把手臂举到一边，抖动，配合深呼吸
活动凝滞	如果在行走时出现活动凝滞，嘱参与者停止移动，双足分开保持合适距离，缓慢开始左右脚踏步，若参与者感觉舒适，逐渐开始慢步行走。有时缓慢开始左右脚踏步是打破凝滞的好方法。因为跌倒风险较高，所以当参与者发生活动凝滞时应一对一带教。 缓慢行走是可被推荐的躯体活动。原地踏步亦然。在椅子上锻炼和拉伸也有好处
运动问题、运动记忆问题	重复指导语言，并进行视觉演示 参与者应缓慢运动，避免任何剧烈运动
语言或面部控制困难	言语功能会变弱，面部表情可能减弱 可以进行以下呼吸锻炼，例如：发音、微笑、唱歌、吹口哨
痴呆	使用视觉指导来教授参与者进行练习，把动作分解成简单的步骤
抑郁	关注参与者仍然拥有的能力和功能 锻炼、社交和娱乐有助于减轻抑郁症状

引自 E. Best-Martini and K.A. Jones-DiGenova, 2014, Exercise for frail elders, 2nd ed. (Champaign, IL: Human Kinetics).

表 1.14　感觉缺失症患者的教学指导

特点	运动和安全指导
视力受损	使用大字体打印书面材料，最好是白色背景下打印黑字 指导者的口头描述和语言节奏决定了参与者如何练习 视力受损的参与者对光的敏感性更高，并且可能需要更长的时间来适应光的变化 避免环境中的混乱 参与者坐下来时，应用手触摸椅子，以便正确定位
青光眼	避免增加眼部血流量的动作，如弯腰、低头的动作
听力受损（通常是隐藏的或未被发现的）	要按正常音量讲话，不要喊，保持音调正常，并与参与者进行直接的眼神交流 背景音乐可能会分散注意力，不利于运动安全 视觉示范可以帮助参与者掌握动作 如果参与者无法理解或听清指示时，需耐心重复
沟通障碍：表达性失语（不能表达自己）、接受性失语症（不能清楚地接收信息）或两者同时存在	尽量简化指导语言，并在视觉上演示 给予参与者对他们表现的积极的反馈
感觉缺失	参与者可能感觉不到手、脚的热、冷或疼痛，所以要把它们放在安全的位置

引自 E. Best-Martini and K.A. Jones-DiGenova, 2014, Exercise for frail elders, 2nd ed. (Champaign, IL: Human Kinetics).

表 1.15 颅脑损伤患者的教学指导

特点	运动和安全指导
判断力下降	保持简单的环境和指导语言
减少刺激	减少环境中的刺激因素 参与者可能不适合群组锻炼，需要一对一的指导
偏瘫可能	鼓励参与者用健侧肢体辅助患侧肢体进行运动 确保参与者坐位练习时的姿势正确，因为他们可能无法感觉到自己是否安全地坐着 提醒参与者保持患臂在允许的活动范围内，避免挂在椅子侧面
平衡和协调功能下降	鼓励参与者坐在椅子上时关注他们的坐姿。如果他们倒向一边或瘫痪侧上肢垂于椅子侧方，口头提醒他们重新调整姿势。嘱参与者应用健康侧上肢托起瘫痪侧上肢并放到大腿上。 通过身体两侧的运动来增强平衡和协调功能。中心平衡训练有助于建立平衡控制。可以采用抛球或踢腿的运动方法，增强平衡感和身体意识
计划和执行动作困难	保持动作的简单。参与者所有的运动和后续行动都应该得到积极的反馈 可能需要指导者亲自动手辅助运动。得到允许后，慢慢接触参与者，并保持目光接触
感官问题	使用参与者更容易鉴别的指示和背景标识 书面材料宜色彩对比强烈，如黑与白
语言能力下降	指示语尽量简洁清晰 目光接触参与者。给参与者更多的时间来回应或反应
过度刺激	课程中注意主动与被动行为的平衡 参与者在课程中需要经常休息以保持放松状态
沮丧	沮丧是一种常见的情绪反应，颅脑损伤后，避免对参与者提出过高要求，他们需要在执行简单的步骤时获得成功感

引自 E. Best-Martini and K.A. Jones-DiGenova, 2014, Exercise for frail elders, 2nd ed. (Champaign, IL: Human Kinetics).

（安思兰 译 侯云飞 审校）

第 **2** 章

运动锻炼计划的吸引力、安全与高效

研究表明，对于大多数老年人而言，全面合理的健康锻炼计划可
以帮助他们延缓衰老并提高其自理能力。

——Jan Montague

学习目标

通过对本章的学习，将掌握以下技能：

- 理解健康模型如何应用于康复锻炼计划的设计。
- 协助参与者制订个性化且可实现的健康锻炼目标。
- 建立起一整套安全且完备的功能性健康管理课程。
- 学习并掌握"安全指南清单"，从容处理安全问题和紧急状况。
- 为健康锻炼计划中的躯体功能水平合理分级。

运动锻炼对于所有人群都意义非凡，包括那些伴有活动障碍或者其他疾病的患者们。这个理念也是 1996 年美国全科医生会议上一项报告的核心内容。此后，随着人们对老年人运动健康问题的日益重视，美国卫生与公共服务部（2008a）发布了《健康人群 2010 年目标》，国家老年协会也相应制订了《国家蓝图：提高 50 岁及以上老年人的躯体运动水平》（AARP，2001）。2010 年，美国疾病控制预防中心正式发布了《国家体力活动指标报告》（CDC，2010）。该报告指出了各州各年龄段人群健康状况及运动锻炼现状及相应改善情况。另外，报告展示了 2008 年指南及《健康人群 2020》推荐指南在全美范围内的落实情况。

《健康人群 2020》制订了新的指南和健身目标。老年人根据自身健康情况相应被划分成需要低、中、高三种不同运动强度的人群。该全新报告的次要目标是减少中、重度躯体功能受限的老年人群比例。需要特别指出的是，这些报告都强调了所有社区、不同机构以及各个企业增强其成员躯体运动水平的必要性；以及适当增加运动强度、提升老年人生活质量、减少老年人就医需求的重要性。为了鼓励人群运动锻炼，美国运动医学协会（American College of Sports Medicine，ACSM）和美国医学会（American Medical Association，AMA）联合提出了"运动即良药"的倡议。两协会合作的初衷是"鼓励内科医师在每次诊疗过程中都对患者的躯体运动水平进行有效评估"（ACSM，AMA，2009）。该倡议对每一位健康运动计划的制订者和参与者而言都提供了极大的支持。

无论你是一位经验丰富的健康锻炼指导者或是刚涉足这个领域的参与者，本章的内容会帮助你学习并了解一项安全、有效的运动计划的关键要素。

本章提供的运动锻炼计划充分考虑到不同参与对象的健康特点，并为其量身定制。面对虚弱的高龄老人或合并其他疾病的参与者，你必须充分观察并评估他们当前躯体功能及其受限情况，不断完善调整相应的运动锻炼计划。此外，如何调动参与者的积极性则需要一些技巧。适当的激励能够帮助他们更好地融入到课程学习当中，获得更好的学习体验及锻炼效果。

健康与健康树图

健康是指身体的整体健康，包括躯体、心理、精神——即所思、所感及意识对身体的影响（Montague, 2011）。我们致力于通过该模型探索一个健康的生活方式，满足我们的健康需求并提高生活质量。健康是有根基和逻辑性分支的概念，它将我们视作有许多维度、并且完美契合的整体。这些分支包括躯体、情感、创造力、文化、工作、认知、社交、精神以及环境等方面。

健康树图（图 2.1）直观地反映出我们生活的各个元素和维度是如何相互影响的。每一个分支都能够帮助我们选择合适的生活方式以追求更加幸福的生活。健康是一个综合所有健康管理和预防措施的主动过程。无论疾病与否，健康都可以通过努力而实现。躯体的健康是我

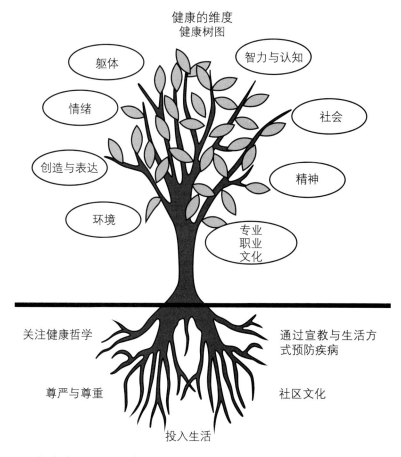

图 2.1 健康树图显示了构成健康的各个维度以及生活的各个方面。环境因素为 ICAA 2010 年添加

引自 Best-Martini, E., Weeks, M.A., and Wirth, P. Long Term Care for Activity Professionals, Social Services Professionals, and Recreational Therapists, Sixth Edition. Enumclaw, WA: Idyll Arbor. Used with permission.

们追求美好生活的基础。许多患者因为医生或康复师的建议来参与你的运动锻炼项目。参与之后，他们将成为团队的一分子，结识新的朋友，并从中获得快乐、发现新的乐趣。伴随这些变化，他们也将距离健康越来越近。许多变化会随着你开始行动而开花结果。本章内容着眼于如何激励参与者，使他们遵循安全的原则以及康复锻炼的标准，并且将你的经验融入到你的运动锻炼项目中，使你成为项目的主导者。

躯体运动是健康的一个重要维度。各个维度之间紧密联系，对维持健康及提高生活质量至关重要。图 2.1 展示了各个维度间是如何相互联系的。躯体健康是核心要素，因为它是加强"健康树"各个分支的基础。环境是最新加入该模型的分支，由国际积极老龄化理事会（International Council on Active Aging, ICAA）提出。ICAA 的主席 Colin Milner 认为环境不仅能够影响我们锻炼的方式，还会影响我们的情绪、社交以及躯体活动的参与水平。

阅读本章关于如何设计能激励参与者、且安全有效的运动锻炼项目时，请牢记一点：尽管运动锻炼着眼于躯体活动这个维度，它也会与其他维度相互作用，促进参与者整体的健康水平。

使运动锻炼课程有吸引力

你是否思考过这样一个问题：如何吸引参与者参加你的课程，并使运动锻炼计划大获成功呢？参与者参加课程的原因各异：一些是因为受到家人、康复师或同事的鼓励，一些人的初衷是为了寻求社交活动，还有一些有运动基础的参与者是为了进一步提高运动能力。事实上，大多数参与者的目的并非接受专业严苛的运动训练，而是积累科学运动的经验。

动机的重要性

动机是吸引参与者参与课程并长期坚持的力量源泉。个人动机是十分强大的驱动力。因此你需要尽己所能地去了解每一位参与者的动机和目标，从而进一步深入了解参与者，知其需求，并为参与者量身定制出个性化的运动锻炼计划。

目标不论内在还是外在，对于参与者而言都是有效的驱动力。内在目标来源于个人。例如，我可能因为想减肥或想尝试新的事物而参与运动课程，这些是自我导向的动机——内在目标。外在目标则是外在驱动，例如，我可能希望获得证书或奖励而参加训练。

一般来说，外在动机会随着我们的生活状态而变化，但内在动机始终能够为我们提供长期坚持的动力源泉。内在动机和外在动机都很重要。有时候，外在动机所带来的现实利益对于参与者而言亦是一种不错的激励方式。

作为康复课程的指导者，你需要学会从内在和外在两个方面同时有效激励参与者。首先，你需要吸引参与者参加你的运动课程。规律而持续的运动计划可以使参与者感受到运动锻炼所带来的蜕变——这是很强的内在动机。如果参与者实现了个人目标，随之而来的成就感对于参与者而言无疑是一种有效的正向激励。当参与者获得成功、了解运动是如何影响自己的日常生活时，不要忘记鼓励他们在课程中分享经验，这会成为重要的外在动力。聆听他人成功的例子十分振奋人心并且充满激励性。

为每个参与者设立可实现的目标是至关重要的。下面的章节将详细介绍如何同参与者一起制定目标。

目标设定

协助参与者设定并实现他们的目标有利于帮助参与者逐步建立自信。目标明确的参与者往往能够更好地坚持他们的课程，实现目标的概率也更大。许多老年人并没有明确的康复目标，对此我们建议他们写下首要康复目标。这个目标是参与者同医生讨论后共同总结出的，可以将其记录在"病史和危险因素问卷"中，康复师和参与者各保管一份。此外，这个目标可以与"治疗师日志"有效结合（见附录 A5 ）。

好的康复目标有以下特点：

- 可实现；

- 具体且可量化（目标越具体，参与者更容易感受到进步的喜悦）；

- 有时间节点，提供日程计划作为参照（目标分为短期目标或长期目标）；

- 根据情况变化可灵活修改。

下面我们具体看一下康复目标的这四个特点。

- **设定可实现的目标**

有些参与者希望实现一些对他们来说不切实际的目标。此时康复师应鼓励他们根据自身情况设定切实可行的目标。例如，Judd 先生告诉你他的目标是脱离助行器能重新走路。始终牢记目标必须是可实现的，此时你应该建议他同自己的内科医生或康复师讨论脱离助行器重新走路的可能性。内科医生或康复师评估参与者情况后可能会与你联系，并就参与者的目标给予一些针对性强化训练。在观察评估参与者的过程中，你可以不断调整康复目标使其更加明确、更加可行。"病史和危险因素问卷"（附录 A3 ）以及内科医生的建议或意见都将协助你制订可行性目标。下面是一个可行性目标的例子："Judd 先生首先需要进行 2 ~ 3 周的坐位功能训练，然后逐步过渡到椅子站起训练，稳步提高其运动水平。"

- **设定具体且可量化的目标**

参与者需要在逐步实现目标的过程中感受到自身一点一滴的进步。将大目标分解为容易实现的小目标非常重要。Judd 先生目前可能无法实现脱离助行器走路，但如果他的主治医生认可，可以将其视作一个长期目标。在此基础上，我们能够同参与者一起树立多个切实可行的小目标。目标制订者需要和参与者的主治医生及参与者本人协商，制订多个方案以供选择。为了实现 Judd 先生无辅助行走的长期目标，我们可以将其分解为强化特定肌群的短期目标，每一次微小的进步都将为参与者带来成功的喜悦。记住一点：目标越具体，参与者更容易感受到进步的喜悦。下面是为 Judd 先生设定的具体目标："一周进行 3 次坐位抗阻训练，着重加强股四头肌、腘绳肌以及小腿三头肌力量，为下一步完成椅子站起训练做准备。"

- **设定有时间节点的目标**

改变需要时间。参与者需要循序渐进，切忌急于求成，从运动锻炼中获益同样需要时间的积累。将长期目标分解为切实可行的短期目标，并鼓励参与者为之努力。长此以往，参与者在朝向长期目标迈进的同时，也会因一个个小目标的不断实现时刻而收获成功的喜悦。为此，你需要帮助参与者规划实现某目标的具体时间，但这并不需要死板地限定于某一具体日期。有了这个时间轴，你能和参与者一同评价计划进展情况，必要时也可以重新设定目标。我们推荐采用签到记录的方式追踪参与者参与运动治疗的情况。下面的例子展示了一个可行性高、目标具体、可量化且有具体时间节点的目标："Judd 先生将接受每周 3 次的坐位抗阻训练课程，主要训练其股四头肌、腘绳肌、小腿三头肌，目标是 3 个月后他能够借助椅子扶手独自站起来。"

- **根据情况修改目标**

体弱的老年人以及体质较差的成年人在运动锻炼过程中可能出现疲劳、睡眠不足、视力和听力下降、病情改变、情感障碍或记忆困难等其他负面的、可能影响训练效果的特殊变故。这些变故有可能打击参与者的自信心，动摇他们的康复目标。此时你需要根据参与者情况适当修改目标，帮助参与者在其能力范围内进行训练。康复目标可以是简单地维持现有的运动频率、强度及时长。设定及修改目标是一个循环的过程：当参与者病情有所变化时，你便需要重新评价目标的可行性，确保新的目标符合参与者现阶段的运动水平及需求，并且是具体且可量化的。此外你还需要安排全新的训练日程。下面是一个视情况修改目标的例子："由于 Judd 先生最近诊断出帕金森病，并且出现震颤的症状，所以接下来的 3 ~ 6 个月 Judd 先生需要继续当前的训练内容，暂时不能进阶到原定的椅子站起训练。"

对大多数体弱的老人而言，维持现有的运动水平比加大运动强度更加重要。你需要向参与者们充分解释这点，事实上你会发现绝大多数老年人还是比较现实的，他们会认可你的这一建议。

你可以通过撰写"治疗师日志"追踪这些变化（附录 A5）。有意义的病情变化也可以记录在"病史和危险因素问卷"中。康复目标建立后，你需要不断提醒参与者运动锻炼的益处。这些提醒既是对参与者的激励，也是对参与者的教育。

运动的益处

不同学员的运动能力有所差异，有的学员可能运动能力较强；有的学员可能习惯了长期久坐的生活方式；还有许多学员躯体活动不便，甚至合并多种疾病。对于某些健康情况较差的学员而言，运动的益处一时间可能难以显现。作为治疗师，你的部分职责就是让参与者充分了解运动的益处，并让他们意识到这些益处是与生活和健康息息相关的。事实上生活中的一些常见活动正是很好的运动锻炼动作，能够让参与者获益，而你需要让参与者了解到两者之间的联系。第 5 章中表 5.3 显示了坐位及站立位抗阻训练的益处。第 7 章中表 7.3 显示了坐位及站立位伸展拉伸运动的益处。你可以向参与者展示这些图表，为他们加油打气。

抗阻运动有益于改善参与者的运动功能，例如上楼梯。当相关性明确时，参与者可以进一步了解加强下肢特定肌肉的力量（如股四头肌）的益处所在。另一个例子是：当有人从后面叫我们，我们扭身向后的动作。处于坐位时，这个动作需要足够的柔韧性以扭转身体、旋转头部。举起东西及伸手够物是另外两个例子。当参与者能意识到这些运动的益处时，这些益处便成为内在的动力。运动锻炼计划将不再遥不可及，相反会变得和参与者息息相关。

对体弱的老人及体质较差的成年人来说，增强自理能力、维持 / 改善躯体功能水平是运动锻炼项目两大最重要的益处或目标。随着躯体耐力和力量的改善，参与者的自信心也会逐渐提高。这种意识上的转变可以鼓励那些习惯久坐的人们增加日常活动量、提升自理能力。参与者可以完成一系列日常生活中的活动——推、拉、抬举、蹲、保持平衡、从坐位站起——这些都能有效提高参与者的生活质量。这些生活化的动作会使得受训者更加轻松、更灵活、更有信心地完成日常生活中的一系列活动。许多时候参与者可能难以察觉运动带来的变化。此时，让他 / 她回想一下曾经完成不了的动作，感受一下现在是否能完成。这个动作可以是从椅子或轮椅站起坐下、爬几级台阶、提着买的日用品、进出汽车或者俯身拾起地上的东西，等等。将参与者运动功能的改善与日常生活结合在一起，有利于帮助他们进一步感受到训练带来的积极变化。

你可以在附录B1找到世界卫生组织（WHO）关于躯体运动对生理及心理益处的列表。你可以将纸质版的表格发送给参与者，或者贴在训练室的墙上，这些教育宣传材料对参与者无疑是极大的激励。

确保运动锻炼课程的安全性

你的课程除了需要有吸引力和显著的效果外，确保其安全性同样非常重要。对任何年龄段的人群而言，运动都是有一定风险的。作为体弱老人和罹患特殊疾病的参与者，治疗师一定要了解其生理极限在哪、他们的目标是什么，以及对每个参与者来说，哪些运动是禁忌。时刻关注运动的安全性不仅帮助自己成为更好的老师，而且也能增强参与者的信心。体弱老人都害怕跌倒，担心看起来比较笨拙。确保运动的安全性、帮助参与者建立自信，可以帮助参与者克服他们对躯体活动的焦虑和恐惧。

躯体功能的分级

下面的躯体功能分级（图2.2）能够帮助治疗师确定不同参与者的最适运动强度及最适运动时长。运动强度取决于不同个体的健康状况。一开始你可能为所有参与者均选择中等运动强度。结合第1章关于对体弱及特殊需求的理解，你需要将以下知识融合到运动课程的最终设计当中，设计出最符合参与者运动功能水平的合理运动计划。参与者在课程中会不断挑战

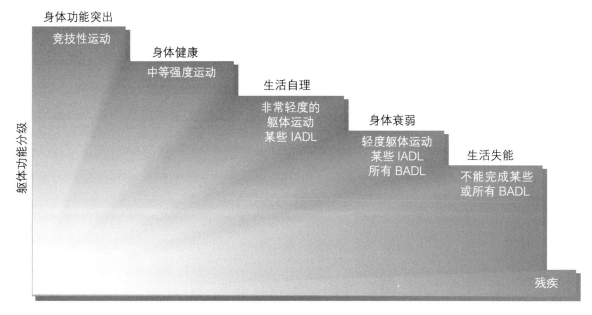

图2.2 老年人（75~85岁）及长寿老人（86~120岁）的躯体功能分级。AADL＝高级日常活动；IADL＝需借助工具的日常活动；BADL＝基础日常活动

Reprinted, by permission, from W. Spirduso, 2005, *Physical dimensions of aging*, 2nd ed. (Champaign, IL: Human Kinetics), 264.

自我、维持 / 改善躯体功能，同时又可以规避受伤风险。

下面是躯体功能的分级：

1. **身体功能突出**——为老年人最高运动水平，每日进行训练，躯体功能胜过同龄人；
2. **身体健康**——老年人每周运动 2 ~ 7 次，目的可以是维持身体健康或娱乐；
3. **生活自理**——老年人并不进行运动，但可以维持日常功能，然而健康的储备较差。大多数中老年人属于这一类型；
4. **体弱**——身体较为虚弱 / 体弱的老年人（参考第 1 章的定义），身体功能较不稳定，极有可能发展为失能状态；
5. **失能状态（生活不能自理）**——老年人的最低躯体运动水平，需要协助完成大多数日常生活活动。

运动场所的全新准入标准

治疗师需要了解特殊需要及失能人员进行康复治疗时的相关环境安全事项。美国残疾法案（American Disability Act, ADA）于 1990 年对于运动场所的空间、标识、准入标准提出了具体的指南。最新版本的 2010 年指南对空间面积、健身房、娱乐设备等多方面都设定了具体标准，详情可见 www.ada.gov。

指南的一些新变化包括增添易于行走且配备扶手的步道；稳定、牢固且防滑的地板；两个运动设置之间有干净的地板和足够的空间；有纸质版的宣传材料、音响、对视力障碍的参与者有加大字体印刷的材料；给导盲犬等工作型动物备有栖居场所。

充分了解治疗对象是确保安全的重要前提。第一步便是从他们的主管医生处获取参与运动的医疗许可。

医疗许可

治疗师的一项重要职责便是了解参与者的运动能力及运动极限。这些信息的第一手来源是他们的主管医师。主管医师在保证参与者安全方面举足轻重。确保运动安全性的第一步是从参与者的主管医师处获得其健康相关的所有资料。

如果主管医师认为参与者的合并疾病过多或病情过重，则可以不批准参与者参加运动治疗课程。这个表包括一个意见栏，主管医师可在此注明患者参与运动的注意事项以及对于治疗师的相关建议。附录 A2 是一个附信的模板，你可以和医疗安全确认书一起寄给主管医师。时刻关注参与者是否有运动禁忌或运动限制，如果有，请详细记录在表格中。

评估

前面的章节提到，患者参加运动治疗课程的初衷各异。无论其动机如何，你都需要了解他们的运动极限、医疗状况、运动能力等。如果没有这些信息，我们很难确保最终制订的康复目标一定安全。许多量表可以用来评估参与者的健康水平。我们建议从下面的量表中选择几种进行评估：

- "病史和危险因素问卷"（附录 A3）可收集参与者目前身体状况的信息。该问卷对于康复目标的设定具有一定的指导价值。它可记录参与者过去及目前的医疗情况、当前功能受限情况及康复目标。

• 我们也推荐每个参与者完成"运动计划知情同意书"（附录 A4）。签署该同意书表明患者同意参与运动锻炼，并充分理解了项目的风险。当然该同意书的签署还要得到主管医师的同意。

评估时可参照如下"评估清单"收集信息：

评估清单

☐ 初次访视

☐ 既往生活方式及运动锻炼信息

☐ 既往史及社交情况的采集

☐ 现有疾病

☐ 既往受伤史

☐ 主管医师批准运动，并对注意事项提出建议

☐ 治疗性的建议和预防措施

☐ 既往体格检查的结果和相关信息

引自 E. Best-Martini and K.A. Jones-DiGenova, 2014, Exercise for frail elders, 2nd ed. (Champaign, IL: Human Kinetics).

评估的过程在参与者第一次就诊时便已开始了。与参与者交流过程中便可以同时收集参与者的运动能力、运动极限、参加运动的目标等信息。

"病史及危险因素问卷"记录参与者基线的信息，包括参与者的既往史以及康复目标。后期观察及记录的数据均需要与这些基线数据作对比。建议准备进度板并记录不同时期参与者的表现。这样的进度板对参与者来说是一个极大的激励。

需要注意的是参与者评估过程因个体运动水平和自理能力不同而各有差异。一些治疗师会在不止一个场所对参与者进行教育和评估。你可以根据课程要求及流程需要收集参与者既往的评估信息。

退休及老年中心的评估

在退休中心及社区老年中心，你可能会指导运动能力尚可或生活能够自理的老年人进行运动锻炼。例如，参与者可能独自居住，需要接受一些提高日常起居生活能力的指导，因此了解他们需要帮助的程度十分重要。再举一个例子，参与者虽然在家居住，但是由于近期的跌倒或骨折而接受康复治疗；此时参与者需要别人帮忙做饭、短期内协助他/她从轮椅躺到床上去，等等。在老年中心参与运动治疗课程的学员也可能有一些你并未察觉的特殊需求。在初次评估期间，确保询问参与者需要得到哪些方面的帮助。他们的答案也有助于了解其当前躯体功能水平。

养老院、成人日间健康中心或专业护理中心的评估

（美国）联邦政府及州政府法规要求运动治疗必须在养老院（对日常生活需要帮助的参与者给予相应的帮助）、成人日间健康中心（提供一天的康复项目，包括护理、康复师以及志愿者的相关工作）、专业的护理中心（康复护理）中进行。人们也可以因为医学原因就诊于这些场所。参与者或许会因为某些特殊原因被迫独自居住。成人健康项目有躯体、功能、语言、娱乐等不同领域的康复师，社会工作者也会协同制订医疗服务流程，这个流程可以作为科室的模板。这些中心会给你的运动治疗评估提供更大的支持。

在专业护理中心的患者需要 24 小时全天候的护理。患者往往身体状况较差，日常生活离不开专业护理人员的协助。这些中心的工作人员可能已经使用相关量表评估患者的功能状态（完成日常生活的能力），并已经得到患者主管医师的批准。因为专业护理中心的工作是跨学科的，所以工作人员也会在评估过程中为你提供相应支持。

安全指南

我们来了解一下运动课程的相关安全问题。治疗师及参与者需要考虑众多安全性问题。"安全指南清单"可起到一个提示作用，以增强治疗师和参与者的安全意识。它可以分为两个部分——一部分针对治疗师，另一部分针对参与者。这个清单强调课程安全性的维护是治疗师和参与者共同的职责。此外，第 4 ～ 7 章会涉及运动课程每一部分的安全性注意事项（热身、抗阻训练、有氧运动、拉伸）。每一章的内容既涵盖通用的安全防范措施，也具有针对性的为特殊参与者提供相应的防护方法。

安全指南清单

治疗师安全指南

- ☐ 确保每一位参与者都获得了主管医师批准参加运动的医疗许可
- ☐ 确保每一位参与者在运动过程中保持正常、连续的呼吸。屏气会导致血压升高
- ☐ 注意观察参与者是否出现过度疲劳或其他提示运动强度过大的不良反应
- ☐ 避免过多的头部运动，持续抬头或两手置于头后会导致血压升高
- ☐ 授课时保持警惕性，时刻监测参与者对运动治疗的反应
- ☐ 运动不应该引起疼痛；如果参与者感到疼痛，应停止运动（参考图 2.3 和图 2.4）
- ☐ 如果运动包括转身或弯腰等活动，无需结合抗阻运动
- ☐ 避免让参与者全方位活动颈椎，每一个头部及颈椎的活动都应该缓慢进行
- ☐ 注意运动的环境及可能伴随的风险（房间不能过冷或过热）
- ☐ 每次课程后询问参与者对治疗的反馈，以便决定下一次治疗课程的内容和强度

参与者安全指南

- ☐ 注意您在椅子上或轮椅上的姿势
- ☐ 不要和其他的参与者攀比。每一个参与者应该按适宜的节奏和符合其能力的方式运动
- ☐ 运动过程中避免动作突然过猛

☐ 进行站立位运动时，确保手扶稳定的椅子、扶手或墙面以保证安全

☐ 进行坐位运动时，避免双脚同时离地，因为这样会对背部造成过大的应力

☐ 当坐位运动向前弯腰或倾斜身体时，确保将双手放在膝关节处以提供支撑

☐ 运动不要过量。运动过后出现几天肌肉酸痛和轻度疲劳是正常的；如果感到筋疲力尽和严重关节酸痛则属于异常情况。

紧急事件

处理紧急事件是治疗师的重要职责之一。作为运动治疗的主导者，你需要熟悉突发事件的处理流程。运动场所也应该张贴紧急事件处理流程。处理流程既包括医疗事件，也包括自然灾害等突发事件。流程需要概述应对突发事件的重要框架。你需要确认每一位参与者都有相应的紧急联系人。如果现场没有这样的流程，可以设计一个简单的行动方案以备应对课程中的突发事件。我们建议在授课场所及训练场地准备相应的急救设备。

我们推荐每个参与者都完善"病史和危险因素问卷"（附录 A3）并签署"运动计划知情同意书"（附录 A4）。此外，你还需要查看参与者的既往病历，明确参与者的疾病诊断、既往史以及目前的用药情况。药物不良反应也会对参与者的情绪、平衡能力以及协调能力产生一定的影响。了解这些信息对处理突发的紧急事件至关重要。在治疗病历中，确保记录每个参加者的紧急联系人及其联系方式。许多运动课程，包括在退休社区、活动中心以及医院都有这些资料。如果没有这些信息，可以使用附录 A5 的"治疗师日志"来记录和汇总这些信息。

除了解参与者的相关信息外，你还要熟悉训练的场地环境。明确"紧急事件清单"中列出的物品摆放的位置。

紧急事件清单

确保你清楚下列物品的位置以备应对紧急事件：

☐ 最近的工作人员的办公桌或工作站

☐ 电话

☐ 麦克风

☐ 报警器

☐ 急救包

☐ 水龙头

☐ 灭火器

☐ 喷洒灭火器的位置

☐ 位置最近的轮椅

☐ 紧急出口

你需要熟悉紧急情况的处理流程。紧急事件发生时，判断事件的严重性，需不需要拨打120或999？记住在场的其他人都有拨打120或999的责任。你的职责是将护理人员及管理人员带至现场，由管理人员处理突发事件并拨打120或999。

美国红十字协会《急救手册》（2011）列出了一系列需要立即采取紧急医疗措施的症状：

- 意识丧失
- 呼吸困难
- 持续性胸痛
- 严重出血
- 癫痫发作
- 严重头痛
- 言语不清
- 骨折
- 脊髓损伤

除了处理紧急情况的参与者外，你还需要确保其他人员的安全，遇到紧急事件要保持冷静。冷静的表现可以让其他课程参与者充满安全感和信心。

你可以通过评估运动课程的安全性来预防紧急事件的发生。下面的章节"疼痛"和"运动课程期间好的感受及不好的感受（疼痛）"将教你如何安全有效地处理有疼痛的参与者。通过应用本书介绍的安全预防措施和合理的运动建议，力求缓解、至少不加重参与者的急慢性疼痛。

疼痛

医疗保险和医疗补助服务中心对疼痛进行了完美的定义："疼痛是一种令人不愉快的感觉及情感体验，伴随真实的或潜在的组织损伤"（CMMS，2010，p4-39）。疼痛可以定位至某一区域或更加泛化，其性质可以是急性或慢性，发作频率可以是持续性或间断性，可在静息时或运动时发生。疼痛是主观感受；感受者说它存在就存在，说它位于哪里它就位于哪里。

除了明显影响参与者的情绪，疼痛还直接影响参与者的生活质量。对于那些不能很好地描述疼痛情况的参与者，处理疼痛是十分困难的。疼痛会减少他们的自尊及自我价值感，如果处理不当会导致参与者抑郁及活动量减少。下面介绍处理疼痛问题的一些技巧和策略：

- 保证运动安全最重要的原则是如果参与者感到疼痛——特别是运动课程中特定的关节或肌肉感到疼痛时，立即停止运动。

- 治疗师应在课程结束后或课间休息时与参与者充分交流，确定疼痛或不适的来源、造成疼痛的原因以及课程可能需要改进的地方。

- 一些参与者可能有慢性疼痛问题；其他的参与者可能为一过性疼痛或处于急性疼痛期。遵循运动安全指南可协助预防进一步的疼痛，无论是慢性或急性疼痛。

- 与慢性疼痛的参与者（如关节炎患者）深入讨论维持关节活动度、尽可能保持关节和肌肉功能的好处（这样的讨论可能会使整个班级都会受益）。建议参与者与其主管医师探讨他（她）的疼痛问题。

运动课中的良好感受和不好的感受（疼痛）

你需要关注任何在运动过程中出现疼痛的参与者。提醒参与者如果运动中出现疼痛应立即停止运动并向治疗师报告。你的关注和及时介入能够有效防止参与者受伤。另外，你需要观察和评估参与者的运动质量（参考第 3 章"带教三步走"之第二步：观察和评估）来确定是否因为参与者运动不当或姿势不正确导致了疼痛。带领体弱老人及有特殊需求的成年人运动时，注意他们的运动质量是十分重要的。

人们通常将疼痛视作不好的或负面的体验。当进行运动锻炼时，参与者既可有好的感受，也可有不好的感受（或疼痛）。好的感受是在一个合适的强度运动时的体验。图 2.3 显示了感觉或疼痛的类型，以及确定它是好的或是不好的。评价的方面包括感觉的位置、运动后的感受以及潜在的意义。

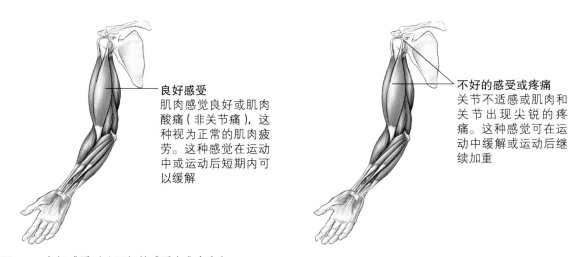

良好感受
肌肉感觉良好或肌肉酸痛（非关节痛），这种视为正常的肌肉疲劳。这种感觉在运动中或运动后短期内可以缓解

不好的感受或疼痛
关节不适感或肌肉和关节出现尖锐的疼痛。这种感觉可在运动中缓解或运动后继续加重

图 2.3 良好感受对比不好的感受（或疼痛）

如果你认为参与者的感受是不好的感受或疼痛，可以参考图 2.4 所示的一些应对不好的感受或疼痛的方法。例如：减少运动的重量（针对抗阻训练）、减少重复的次数、调整运动的速度、改变身体的位置或运动的机制，或将运动方式更换为有相同目的但是较为轻松的运动。第 8 章涵盖了如何调整运动的更多的信息。另外，如果运动治疗本身需要调整，则可参考"运动技巧与安全贴士"及"运动的变体及进阶"（参见第 4 章至第 7 章）来改变运动方式。例如，许多运动行为都有更容易进行的形式。

我们推荐向课程参与者展示图 2.4 供他们参考学习。推荐他们和主管医生讨论不好的感受或疼痛。主管医生给出的建议可以记录在"治疗师日志"（附录 A5）中。

大组运动课程的安全性

另一个会影响安全性的因素是课程的规模。如果一个班级人数多到你无法一一关注到每个人的运动时，这个课程班可视为人数过多。运动课程的规模取决于场地、治疗师及参与者等方面。一个课程可能随着治疗师的数量增加而逐步增加人数、扩大规模。面对较大规模的课程班你需要有相应的策略。你可以参考"大组运动课程安全清单"中的技巧。

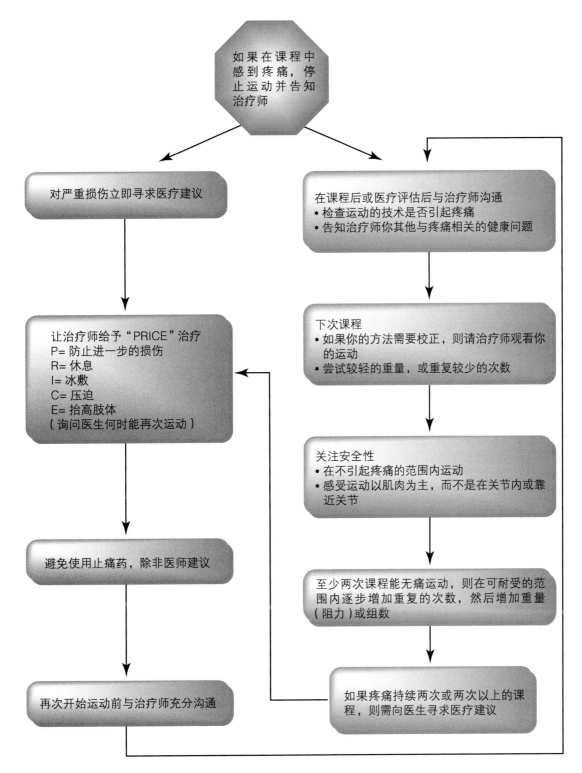

图 2.4　应对不好的感受（或疼痛）的策略

引自 E. Best-Martini and K.A. Jones-DiGenova, 2014, Exercise for frail elders, 2nd ed. (Champaign, IL: Human Kinetics).

你已经学会如何使一个运动项目有吸引力以及确保其安全性。下一章节将会阐述如何使你的课程更加有效，这对于吸引参与者回来继续参与你的课程是至关重要的。

大组运动课程安全清单

☐ 当带领参与人数较多的运动课程时，你需要提高观察能力和沟通技巧。如果你不能充分关注到每一个参与者的时候，课程的安全性就变得更具挑战性

☐ 充分了解参与者的需求及运动极限后再将其带入课程中来；刚开始的几节课让新加入的参与者坐在离你较近的位置

☐ 将所有设备放在安全可及的范围内，存放的位置要确保安全

☐ 不要将哑铃等重物放在参与者的身边，可把它们放在治疗师附近的小车中，如果参与者需要再分发给他们

☐ 你可能将运动课程集中在热身环节，使得较大规模的运动更好控制。参考第 8 章 "热身时限" 内容以及第 4 章的如何将热身运动与整个课程融合的内容

☐ 如果可能，将一个大的运动班拆分为两个较小的治疗班

☐ 找一个信得过的治疗师与你一起上课。你们可以一起带教，或者一人负责带教，另一人负责关注参与者的完成情况

☐ 参考第 3 章（图 3.1 和图 3.2）中有关的康复房间设置及人员安排的指南来调整房间的布置。座椅的安排取决于参加课程人员的数量。当你考虑房间的布局时，注意需要考虑给轮椅、轮椅的脚踏以及助行器（当使用它进行站立位的训练时）留出空间

引自 E. Best-Martini and K.A. Jones-DiGenova, 2014, Exercise for frail elders, 2nd ed. (Champaign, IL: Human Kinetics).

使运动锻炼课程行之有效

当我们关注参与者的功能、健康状况以及兴趣，满足参与者的需求和目标时，我们的运动治疗计划便是有效的。有效性包括对参与者的吸引力（参与者通常拒绝参与缺乏吸引力的课程）、安全性（如果参与者在运动时受伤，则他 / 她便不能继续运动），以及下面几点：

• 参与者与治疗师携手合作，制订符合现实的目标；
• 治疗师需要关注并熟悉每个参与者的目前功能状态；
• 运动治疗项目需建立在目前循证医学证据的基础上；
• 运动治疗课程需要符合安全性指南；
• 运动的内容（下一章节将介绍）需要符合本书第二篇介绍的结构框架。

运动课程内容的有效设置

运动本书提到的运动治疗需要包括的组成部分有：
• 热身运动（第 4 章）
• 抗阻训练（第 5 章）
• 有氧和动态平衡训练（第 6 章）

- 冷身运动（第 7 章）。

每个组成部分都十分重要，有特定的目标和益处。

1. 热身运动确保使机体从休息状态平稳过渡到运动状态。热身运动包括：保持特定姿势、呼吸训练、关节活动度训练以及拉伸锻炼。

2. 抗阻训练可增强参与者的力量和主要肌群的耐力。

3. 有氧运动可以通过大肌肉的持续运动以增强参与者的心肺耐力（如：走路、游泳、骑自行车等）。动态平衡训练在本书的第 2 版中又称作有氧运动（图示 6.1～6.12），主要目的是提高参与者的平衡能力，降低跌倒风险。

4. 冷身运动使机体从运动状态平稳过渡到休息状态。冷身运动包括拉伸运动，目的是增加大关节的柔韧性（特别是容易受伤的髋关节、躯干、肩关节等）；放松、减压及呼吸训练也可以加入到冷身运动中，并让参与者在日常生活中加以运用。

表 2.1 可帮助理解每个组成部分的作用。第 8 章提供了将各个组成部分与运动课程结合的许多方法。例如，对于初学者或为抗阻训练做准备的参与者，治疗师可以先从热身运动教起——因为热身运动强度较为温和，适用于所有参与者。通过学习第 8 章的内容，治疗师便可以个性化地设计运动治疗项目了。

平衡能力、核心力量及敏捷性训练

表 2.1 包括平衡能力、核心力量及敏捷性训练的相关益处。进行这些训练对于高龄、体弱的老人有很大益处，尤其在预防跌倒方面。尽管平衡能力、核心力量及稳定性和敏捷性训练在本书介绍的综合运动课程中有所涉及，但是它们还有其他更具针对性的训练方式。你可以通过单独增加相关课程强化该方面训练，或在常规训练内容后增加额外的几分钟的针对性训练。

平衡

平衡是一个人控制身体重心（center of mass，COM）的能力，是在静止或移动状态下保持身体稳定的基础。静态平衡指的是在静止的位置保持平衡，动态平衡是指在运动时保持平衡。你将在本章以及第 4、5、6、7 章中找到平衡训练的技巧，所以作为治疗师，你可以增加平衡练习，或者创建一个专为平衡训练而设计的课程。

与参与者一起训练时，治疗师必须了解平衡是一个多方面综合的能力。掌握平衡训练的策略将会帮你判断哪些锻炼对参与者最有效。你面对的可能是一个身体强壮且柔韧性较好的参与者，但他可能存在平衡问题，并直接影响他的日常生活，进而降低他 / 她的自理能力。虽然参与者可能会在视觉上表现出较高的功能水平，但他 / 她可能因为平衡问题而生活受限，因为平衡问题影响整体健康水平和日常活动的其他方面。这同样适用于进行坐位和站立练习的参与者。

要了解影响平衡的因素，我们首先需要了解这个复杂的系统是如何工作的。平衡是三种系统之间的良好融合：感觉系统、运动系统和认知系统。

- **感觉系统**包括我们的视觉系统、躯体感觉系统［身体通过皮肤或其他途径对周围环境进行感知，如触觉、疼痛、压力、关节和肌肉的位置（本体感觉）］和前庭神经系统（对头部运动作出反应的内耳系统，当这个系统出现不平衡时，就会发生眩晕。）前庭系统是一套适应性

表 2.1 运动课程的内容

项目	内容	重复次数[a]	每次动作时间	占用每次课程时间	主要益处
热身	• 关节活动度训练 • 低强度有氧运动	3 ~ 8	1 ~ 2 秒 / 次	最少 10 分钟	• 升高体温 • 预防受伤 • 静力平衡
抗阻训练	• 抗体重训练[c] • 抗阻训练	8 ~ 15	6 秒 / 次	15 ~ 30 分钟	• 肌肉力量和耐力 • 核心力量和稳定性 • 静力平衡
有氧训练	• 有氧运动	视情况决定	视情况决定[b]	15 ~ 30 分钟	• 心肺耐力 • 动态平衡 • 敏捷性
平衡训练	• 动态和静态平衡训练 • 姿势和核心力量训练	视情况决定	视情况决定	15 ~ 30 分钟	• 平衡 • 预防跌倒
冷身运动	• 拉伸活动[d]	1 ~ 4	10 ~ 30 秒 / 次	5 ~ 30 分钟	• 改善柔韧性
	• 放松技术 • 减压技术	视情况决定	视情况决定	5 ~ 30 分钟	• 放松，减压

[a] 多种因素共同决定重复的次数，比如锻炼的项目、参与者的健康程度、锻炼的难度、参与者身体状态的日常变化以及课程的总时间

[b] 根据音乐的类型和节奏决定动作的时间

[c] 抗体重训练是指身体重量，如手臂或腿部的重量提供阻力

[d] 冷身运动也包括活动度训练和低强度的有氧运动

的系统，它帮助我们检测运动状态，并判断究竟是我们的身体在运动还是周围的环境在运动。例如，如果你坐在车里，有时你可能会觉得车在移动，但事实上是车外环境中的参照物在移动。

• **运动系统**受中枢神经系统支配。运动系统对感觉系统的感知信号做出反应。

• **认知系统**对环境进行分析，产生相应的运动反应。

这三个系统中的任何一个的生理变化都会影响平衡。治疗师需要密切关注参与者，以确定平衡问题的潜在原因，这种原因可能是多种因素共同作用的结果。

平衡问题的潜在原因：

• 跌倒史

• 姿势控制能力不佳

• 核心力量薄弱

• 肌肉力量薄弱

• 肌肉紧张

• 关节活动度不足

• 骨质疏松

• 肢体感觉缺失

- 步态不稳
- 对运动的即时反馈不佳
- 内耳功能不佳及晕眩
- 体位性低血压
- 认知改变或受损
- 视力问题
- 本体感觉不佳
- 注意力分散
- 用药
- 饮酒
- 营养不良
- 脱水
- 不恰当使用辅助器械
- 不合适的鞋
- 周遭环境中的安全隐患，如不平的地板会有被绊倒的风险（ACSM, 2004b, p. 1991）

从以上可以看出，平衡问题可能是多种原因导致的。其中一些原因可以通过锻炼来解决或改善，比如加强肌肉和关节的稳定性，改善姿势，增强核心力量，增加运动时间，锻炼身体的本体感觉、步态和敏捷性。对于某些不能通过锻炼课程解决的平衡问题，我们会相应给出一些建议。这些建议应该在课后以一对一的方式进行讨论。

表 2.2 的平衡练习增加了平衡感练习、体重控制、姿势训练（目光平视而非低头看脚）以及力量和速度（敏捷）训练等项目。在本书中可以找到增强平衡能力的训练方法。平衡训练的妙处在于它能帮助受训者提高维持平衡的能力。像任何技能一样，平衡需要经常练习，不管是在课堂上还是在课外。平衡就像跳舞，练习得越多就会做得越好。

核心力量及稳定性

核心区域即身体的中心部位，包括脊柱、骨盆带和髋关节，共有 29 块肌肉附着于该处。所有的动作都从核心区域发起。核心区域的深层肌尽管不能被直接看到，但它们在浅层肌收缩并使得脊柱活动时，起到协助稳定脊柱的重要作用。深层核心肌包括腹横肌（隐藏在 6 块腹肌之下）、椎旁肌（位于脊柱旁的肌肉，可以减轻椎间盘的压力）和骨盆底肌。浅层核心肌包括腹直肌（6 块腹肌）、腹外斜肌（身体的一侧）以及竖脊肌（背部肌肉）。

无论我们的健康功能水平如何，核心力量和稳定性对我们每个人来说都是至关重要的。正因如此，我们需要在所有的坐位和站立项目中加入核心力量练习。对于那些坐轮椅的参与者来说，更加强壮的核心肌群能够辅助他们完成运动动作。此外核心肌群训练能够有效改善他们的姿势，有助于锻炼他们保持直立坐姿的能力。对于那些能从轮椅逐步站起并缓慢走路的参与者，核心力量训练加强他们从轮椅上站起的能力。"核心肌肉是将力量从下半身传递到上半身的枢纽，反之亦然"（Signorile, 2011, p96）。对于举重运动员来说，这种核心力量可以在身体承受额外阻力的时候起到保护作用。

许多平衡活动需要将身体从一个位置移到另一个位置，将重心从一条腿转移到另一条腿，从而产生从静态到动态平衡的过渡。因此控制平衡非常重要，我们很难针对运动中的快速变

表 2.2 提高平衡能力的训练

平衡训练	坐位	站立位	参考及说明（参见章后"图示说明"）
髋关节旋转	×	×	图示 4.3，髋关节旋转
起重机式		×	图示 4.5，脚趾点地和弯曲 可在胸前或头顶举一个球增加难度
"脚趾写字"	×	×	图示 4.6，踝关节旋转 抬起一只脚，用脚趾"写"A、B、C；旋转脚写相同的字母。 参与者完成较好时可"写"更多的字母
重心意识	×	×	图示 4.23，躯干旋转。用手把球举到前面、侧面或头顶，来增加难度
交替抬脚跟	×	×	图示 6.2，交替抬脚跟
交替踢腿	×	×	图示 6.10，交替踢腿。用手把球举到前面、侧面或头顶，来增加难度
脚尖交替向前探地	×	×	图示 6.5，脚尖交替向前探地 可手里拿一个球或木棒，在滑步后向前伸出以增加难度
脚尖交替侧方探地	×	×	图示 6.7，脚尖交替侧方探地 可手里拿一个球或木棒，在滑步后向前伸出以增加难度
从椅子上站起	×	×	图示 5.12，改良椅子站起运动 有许多进阶的变化可用于这项力量和平衡训练中
其他运动			
沿彩色点行走	×	×	动态体重转换训练改善预判控制力、改善平衡能力
沿房间四角行走	×	×	动态体重转换训练改善预判控制力、改善平衡能力
沿钟表指针方向行走	×	×	沿钟表指针方向行走，先顺时针而后逆时针 这项运动同时强调体重转换和力量及速度（敏捷性）
脚趾抬起	×	×	站在地上抬起脚趾，直至体重完全落在脚跟上
岩石跳跃		×	在"水面"的彩色岩石上行走，避免弄湿自己
快乐过河		×	参与者可使用更多的道具来增加平衡运动难度
步态变化		×	增加步长能帮助改善步行速度和控制力
行走时一只手抱住一个泡沫圆柱体	×	×	这项运动可以坐位完成，提高向前伸手够物的能力
行走时读书		×	这项运动训练参与者行走时眼平视前方而非低头看脚的能力

化做出快速而正确的反应。但如果我们提前做好准备，我们就有时间来控制姿势。如果我们还没有准备好，我们将会经历反应性的姿势控制（Rose，2010）。提前准备好的姿势控制总是比突然做出反应要好，后者可能增加跌倒风险。

坐位或站立位的练习课开始前，治疗师需要提醒参与者在做每个动作之前都需保持身体稳定，即稳定核心肌肉。当人们处于坐位并尝试去够远处的物体时，他或她容易失去平衡。我们需要将这类向前伸手够物的运动训练加入到课堂的日常活动中来，创造出能增强躯体功能的锻炼计划。

在进行坐位稳定性和运动功能训练时，治疗师应鼓励参与者将双侧取物训练纳入其中，因为这些动作将直接转化为 ADL 的表现。双侧取物训练（如通过双手拾起物品或从壁橱里抓一件毛衣）与 ADL 的表现有着最密切的关系，因此应当纳入训练课程中（Signorile, 2011）。除了双侧取物训练之外，为了使练习更具实用性，应该鼓励参与者模仿诸如扭转、弯腰和倾斜等躯干运动（Jones and Rose, 2005）。

本书第 5 章列出的许多抗阻训练对于提高核心力量和躯体稳定性也有着重要作用。你还可以通过其他运动方式强化核心力量。一些例子如表 2.3 所示。

核心肌群的重要功能之一便是保护和准备脊柱和躯干的运动。许多老年人脊柱受伤，常见原因之一就是核心肌群力量较差，无法保护脊柱并改善姿势。

随着年龄的增长，脊柱的生物力学特性也在不断变化。长期缺乏活动锻炼会加速骨的退行性变，不仅骨质会变薄，软骨在关节处也会迅速退化（每节脊柱椎体共有 6 个关节）。胸椎椎体的背侧部分较腹侧更厚，因此椎体前方附着的胸部肌肉较弱时，上背部容易向前弯曲，进而改变脊柱的生理曲度。这样不仅很大程度限制脊柱运动范围，还会增加跌倒风险。

始终牢记一点：每节课前需要提醒参与者集中精神保持正确的姿势。不良的姿势会加剧现有伤病的负面影响，并大大减缓康复速度。

如需了解脊柱的生理曲度以及正确的坐姿和站姿，请参阅第 4 章。

表 2.3　增强核心力量的训练

核心力量训练	坐位	站立位	参考及说明
"大笑"训练	×	×	笑或咳嗽，收缩并训练腹部肌肉
举起椅子	×	×	双手各拿一个椅子，先举起右手的椅子 15 秒，放下后举起左手的椅子
抬腿运动	×	×	运动 4.1，双腿抬起、放下 每次抬腿，腹部肌肉会收缩
躯干旋转	×	×	运动 4.23，躯干旋转
腹部运动	×	×	呼气并收缩腹部，使腹部肌肉收缩，然后呼气将腹部鼓起
平衡球坐位训练	×	×	坐在平衡球上，训练核心肌肉。保持你的下巴向上，慢慢向前移动，回到中心，慢慢向后，整个运动中保持核心肌肉处于紧张状态

敏捷性

敏捷性是指通过速度和力量的控制来"导航"身体位置变化的能力。这种速度和力量的结合能够让我们对环境中的快速变化迅速作出反应以防止跌倒。举个例子，一个失去平衡并开始向后跌倒的老年人可以通过日常肌力训练和踝关节活动度训练获得肌肉记忆和更快的反应时间，以便于他们找回重心、维持平衡。

敏捷性训练有助于弥补一些年龄相关的平衡能力下降和速度减慢。例如，参与者可能会因为年龄增加而出现骨质疏松症和视力问题，参与者因为害怕再次摔倒而不敢加快步行速度。这种情况下，参与者的速度和反应时间大大下降，增加了再次跌倒的可能性。因此，将速度和力量（敏捷）的训练融入到坐位和站立的训练中能够有效提高参与者的运动功能。通过将敏捷性训练加入踝关节和髋关节训练课程中（Rose, 2010），参与者的力量、平衡能力以及失去平衡时迅速恢复平衡的能力都会得到显著改善。敏捷性训练有利于帮助参与者意识到快速肢体运动对平衡恢复的重要性（Signorile, 2011）。在训练中，参与者如果能够成功掌握从失衡状态恢复到平衡状态的诀窍，并转化应用至日常生活中来，无疑能够帮助其改善生活质量。

一些转化的技巧见表2.4。另外，第6章的有氧运动将有助于提高体弱老年人的敏捷性。

表 2.4　训练及转化

力量、平衡及速度	两者结合	力量、平衡及控制
够物训练	提踵站立	滑冰训练
站立平衡训练	脚跟行走	横向移动
侧向滑步训练	横向投掷	背靠背手递手传球
前后滑步及"Z"字训练	前后传递训练	胸前传球
圆锥形及六边形滑步训练	双重任务	过头顶和侧面投球
五角星滑步训练	8英尺（2.4米）上下训练	曲棍球
	梯子训练	迈步训练
	椅子训练	围巾训练
	拾硬币训练	书本训练
	纯净水罐训练	地板拾硬币训练
	打点训练	

引自 J.F. Signorile, 2011, Bending the aging curve: The complete exercise guide for older adults (Champaign, IL: Human Kinetics), 262.

跌倒及跌倒预防

跌倒的原因多种多样，其中一些原因可以在本章节前述影响平衡因素的列表中找到。对于那些身体虚弱的老年人和有特殊需要的成年人，希望通过运动锻炼增强他们的肌肉力量及灵活性，使得他们更加了解自己的身体状态，从而提升平衡能力和敏捷性以预防跌倒。预防跌倒的策略主要包括力量、柔韧性以及位置觉三方面。

一些来自疾病控制与预防中心的统计数据表明，将预防跌倒措施纳入功能性健身课程中是必要的：

- 随着年龄的增长，跌倒和受重伤的概率会增加。
- 2009年，85岁及以上成人的摔伤率是65～74.3岁成年人的4倍。
- 超过90%的髋部骨折是由跌倒引起的，而那些因骨折住院的患者中，有五分之四的人会在长期护理机构接受一年或更长时间的治疗。
- 2008年，82%的跌倒相关死亡发生于65岁以上的老年人中。

来自疾病控制与预防中心（CDC, 2011）的统计数据令人震惊，但对于治疗师而言意义非凡。我们致力于帮助治疗师制订合理的综合锻炼计划，避免上述不良事件发生在参与者的身上。增强每一位参与者的肌肉力量与平衡能力，提高其敏捷性和灵活性是我们的不懈追求；而降低跌倒风险，让每一位参与者拥有更高质量的生活是我们的终极目标。

运动课程的有效性设计

如需保证运动项目的有效性，必须满足每个参与者的需求，并遵从老年人特殊的健康锻炼标准。美国运动医学协会和美国心脏协会建议老年人每天至少进行 30 ~ 60 分钟中等强度的耐力运动，每次至少持续 10 分钟，每周至少积累 150 ~ 300 分钟中等强度耐力运动（ACSM，2009b）。本书第二部分中所介绍的运动项目均符合美国运动医学协会、美国运动协会、美国心脏协会、美国老年人健身协会、美国肌力与健康协会、美国外科医师协会以及美国卫生与公共服务部等多个机构制订的标准。在第 4 章到第 7 章的内容中，你可以找到针对热身、抗阻训练、有氧运动和动态平衡训练以及拉伸练习的详细说明。第 8 章内容将具体讲述如何将这些练习项目组合成一个有效的运动锻炼课程。表 2.5 总结了抗阻训练、有氧运动和拉伸运动的 FIT 原则，即频率（Frequency）、强度（Intensity）和时间（Time）。

表 2.5　适用于老年人的运动锻炼项目

运动类型	频率	强度	时间
抗阻训练	每周 2 ~ 3 天，如果负重为全身重量则不要连续锻炼	初始阶段，强度为"非常轻松"或"轻松"（RPE 评分 1 ~ 2 分），8 ~ 15 次；当力量提高且技术熟练后，逐步增强难度至"有点费力"（RPE 评分 4 分）	无特殊要求
有氧运动	每周 3 ~ 5 天	RPE 评分[a] 3 ~ 4 分（中等强度至有费力）	20 ~ 30 分钟连续的低中强度运动
伸展运动	每周 2 ~ 3 天	拉伸至肌肉紧张或中等强度，但不至于产生疼痛	每次拉伸 10 ~ 30 秒；颈部拉伸要小于 5 秒

[a]RPE(rating of perceived exertion) 评分（自我感知运动强度评分）是一个常用的监测运动强度的量表，见表 6.3

我们强烈建议你了解参与者的能力上限，由易到难循序渐进。如果参与者能够承受当前课程强度，不会出现生理或心理上的不适，我们建议锻炼频率可以从每周 1 ~ 2 天开始。如果对于参与者而言一周 2 次的运动课程强度过大，我们建议他尝试选择其他适合自己的锻炼方式（通过医生的批准）。ACSM（2009b）建议一开始参与者可以只局限于一种类型的运动形式，但最终的长期目标是增加多种其他运动形式。随着参与者肌力和耐力水平的提升，可以适当帮助他们增加训练的频率、强度、时长和类型。另外，让参与者享受你的课程非常重要。如果参与者在课程中获得了积极的体验，并非常享受课程上锻炼的过程，你也会更加快乐。运动锻炼的目的在于让参与者感受到运动的乐趣和魅力，进而让运动锻炼成为日常生活中的习惯和常态。

总　结

体弱的老年人和有特殊需求的成年人可从体育活动中获益良多。事实上他们相较于那些运动能力良好的人群更希望接受专业的运动指导。这就需要专业的治疗师时刻关注参与者的运动锻炼情况，保证训练安全的同时不忘适时给予鼓励，让他们感受到成功的喜悦。

制订一个成功的锻炼计划，第一个关键点在于动力。动力可能来自内在的激励因素，比如减肥或尝试新事物。它也可能源于外部的目标，比如追求高级训练或获得奖励。治疗师需要了解参与者的内在和外在目标，这些目标会吸引参与者回到运动锻炼的课堂。健康模型帮助参与者确定现实的目标。设定现实的目标结合恰当的激励策略可以让参与者时刻保持内在和外在的动力源泉。我们希望参与者能够看到他们每一点每一滴的进步，感觉到他们包括运动功能、情绪管理、肌肉力量和躯体灵活性等方方面面的改善。

制订一个成功的锻炼计划，第二个关键点在于安全。如本章所述，体育锻炼对于任何年龄段的人群都有潜在风险。为保证每一位参与者的安全，你需要获得主管医师的医疗许可，对参与者的健康状况进行评估，制订适当的康复目标，并为突发事件和可能出现的疼痛问题做好准备。一个安全的锻炼计划需要考虑个人的运动极限和团队的能力上限，同时你需要在课堂上密切关注参与者的运动情况，确保他们在自己的能力范围内进行锻炼。老年人生理功能分级可以作为判断参与者运动水平的参考。遵循已有的和推荐的安全指南，包括新的 ADA 指南同样非常重要。复习安全手册和定期组织关于安全话题的小组讨论，也会大大提升运动课程的安全性。

制订一个成功的锻炼计划，第三个关键点在于有效性。如前所述，一个有效的锻炼计划需要满足参与者的动机和安全需求，同时也必须符合一定的专业标准。这些专业标准包括有效且正确地选择锻炼计划中的不同的运动形式。本书主要介绍了四种运动形式，包括热身训练、抗阻训练、有氧训练和动态平衡训练，以及冷身运动。本章节中，我们还特地增加了一个关于平衡训练、核心力量和敏捷性训练的内容。事实上每种运动形式都非常重要，并且有着特定的目标和益处，它们是一个综合且全面锻炼计划的必要组成部分。各种运动形式需要遵循美国外科医师协会、美国卫生与公共服务部和其他主要协会的指南标准——例如：美国运动医学协会、美国运动协会、美国心脏病协会、美国老年人健身协会和美国肌力与健康协会等。

动机、安全性和有效性的有机结合可以帮助你设计出一个满足个人和团队目标的运动锻炼课程。一个精心安排的课程可以有效帮助不同功能状态的参与者提高其运动功能，并带来无与伦比的愉快体验。

（王　锴　译　高嘉翔　侯云飞　审校）

第 3 章

领导者：通往成功的战略与技巧

人们必须相信领导者能够充分理解其所需，并心系他们的利益……领导者在他人的希望和梦想中注入活力，使其能够看到未来激动人心的可能性。

——Kouzes and Posner

学习目标

通过对本章的学习，将掌握以下技能：

- 熟悉并掌握领导有特殊需求的人群所需的具体技能。
- 将三步教学法融入教学过程之中。
- 为解决感官、认知和沟通方面障碍的参与者提供相应的策略与技巧。
- 理解平衡性、核心性和敏捷性，并将其整合到运动计划中。

体弱老人和有特殊需求的成年人在参加运动课程的过程中，会将教员视为领导者，教员将向他们充分展示本章节介绍的方方面面的知识。作为他们的健康维护者，教员需要决定并定期评估和监测其参与度及锻炼效果。

本章将讨论如何提升领导技巧以及如何将领导策略融入锻炼课程中。我们将与教员分享我们的正向领导技巧。

创造一种共同参与的乐趣和感觉

学员期望参加哪些活动？我觉得很可能是有互动性、教育性和乐趣性的活动。他们可能会因为导师或其他参与者而来。一个充满互动性、教育性和乐趣性的氛围是教员想要在课堂中灌输的。以下部分介绍了一些营造温馨亲切的环境、促进团体共同目标、鼓励友谊和社会支持的策略。

创造一个温馨的环境

如第 2 章所述，参与者因各种原因加入教员的小组。随着逐渐熟悉每个参与者，教员可以开始促进他们之间的社交互动。随着参与者彼此了解，集体的感觉逐渐发展。以下是一些促进温馨环境形成的方法。

- 在参与者没来之前就先准备好，以便让他们知道教员期待他们的到来。
- 每个人在课堂上都要佩戴铭牌，以便他们相互之间能知道对方的名字。
- 确保参与者感到受欢迎。了解每个参与者的名字并能亲切地称呼他们。可以询问他们更喜欢被怎么称呼。永远不要认为老年人更喜欢被直呼其名。
- 避免使用"亲爱的""甜心"或"伙计"等词语。这些词语可能会使参与者感到不适和冒犯感。
- 作为一个团体，为参与者的班级起一个名字。
- 创建一个课程相关的展示板。可以在其上贴上参与者的照片、小组目标和提示语。
- 班级的原创名字更方便参与者记忆。同时命名过程可以帮助他们提升班级归属感，这是一个很好的激励因素。
- 把小组的名字印在运动用品上。例如将名字印在运动毛巾、背心、T恤或帽子上，以增强团队合作意识。
- 在展示板上放置一张出席者的图表，以显示参与者的出席率和运动进展情况。这个展示板将对参与者形成视觉激励。
- 认可每一个个体的成功与进步。教员可以通过时间线显示锻炼的实际进度。
- 帮助参与者享受锻炼带来的乐趣。一定要笑，鼓励在锻炼中提高游戏感和乐趣。另外注意确保没有任何参与者将教员的笑声曲解为嘲笑。

提出团体目标

首先，帮助教员班上的每个参与者确定其的个人目标（见第2章中的"目标设定"一节）。团体目标有助于创造一种富有乐趣和集体的感觉。目标是由所有的成员和领导者一起创造的。注重确立现实可行的个人目标也适用于集体目标的确立。

以下是针对团体目标的一些经验：

- 让所有人感受到被欢迎；
- 了解其他参与者的姓名；
- 通过考勤记录和照片记录查看个人进度；
- 能够识别特定练习所针对的肌肉及肌肉群；
- 描述练习中涉及的肌肉；
- 提高耐力和肌肉力量；
- 玩得开心；
- 向其他团体介绍这些练习；
- 了解身体活动的生理和心理益处（见附录B1）

鼓励建立友谊和社会支持

许多参与者可能在自己私人住宅以外的环境中另有居所或是最近搬过家。以前与家人和朋友的关系可能因为这次搬迁而改变。娱乐和健康计划可以营造社区集体的氛围，让人们再次感受到自己身处社交网络当中。社交活动和友谊的建立与锻炼一同帮助人们保持良好的体力活动。Rosemary Blieszner 和 Rebecca G. Adams 研究了成人友谊的重要性。他们的一个发现是"好朋友对对抗躯体及心理老龄化至关重要……对于老年人的心理健康而言，朋友甚至比家人更重要"（Blieszner and Adams, 1992, 112）。教员可以在锻炼小组中感受到轻松、温暖和友谊。确保教员的房间和场地在课前就已安排好，让参与者进入一个温馨的环境。提前准备有助于营造一个让人感到安全和舒适的友好环境。

结交新朋友是教员可以提供给参与者的最重要的元素之一。健康树提醒我们，健康模型的所有分支和维度是交织在一起的。所有这些在健康方面都具有同样的重要性。我们需要让所有方面均衡发展。教员可以鼓励友谊的发展，并以潜移默化的方式培养团队中的集体意识。

- 熟悉小组成员后，可安排特定人员紧挨着坐在一起。例如，一个合群外向的人可以鼓励一个不那么自信的人。新的参与者可以坐在领导者旁边向大家介绍自己。
- 在锻炼和活动中，鼓励参与者互相观摩及交流，比如让他们对坐在旁边的人说一声"你好啊"。
- 在教员的小组内促进社交和友谊。参与者对彼此的生活和经历都会感兴趣。对于有交流障碍、不能与别人分享故事的参与者，如果教员了解他们的生活，可以询问他们是否希望教员协助分享他们的故事。
- 认可成员的缺席。其他参与者可能会疑惑为什么有人缺席，即使他们没有明显表达他们的疑惑之处。请记住保密和隐私是很重要的。
- 永远诚实，这样参与者才会信任教员。
- 有同情心。如果有一位参与者在住院，可以带上一张所有参与者签名的祝福卡片。教员的行动将会让参与者知道，他们是集体的一分子。
- 根据教员的小组规模而定，可以为成员庆祝生日。还可以在其他场合，如假期和锻炼阶段成就达成之时来庆祝。

如何建立一个团体锻炼班级

在第一次班级会议开始之前，教员作为健身领导者的职责就已经开始履行了。以下部分提供了一些在教育体弱老年人和有特殊需求的成年人之前需要考虑的重要问题。教员应该考虑使用耗材和设备等细节。

对有挑战性行为的处理

健身领导者的目标是了解每个参与者的情况。另外，领导者同时需要密切关注整个团队。这个小组的问题可能包括许多个性化、情感问题和情况、身体情况、认知局限性以及抑郁、淡漠等心理健康问题。领导一个课程小组时，领导者应把集体而不是个人的事情作为优先事项。小组与个人的不同情况创造了小组动态变化。而这种动态变化过程有助于营造团队凝聚力和文化。Best-Martini、Weeks 和 Wirth（2011）列举了一些需要领导者理解、熟悉并保持敏感的常见情况和挑战：

- 被动
- 焦虑
- 缺乏反应
- 孤单

准备课程的方法和策略

☐ 确定参加锻炼课程的人员。

☐ 向每个参与者的医生请求准许。相应的样本表格见附录 A2。工作人员、参与者或其家庭成员可以帮助教员填写申请表格，提交医生的批准和签名。与参与者一同回顾医师的建议。更多细节参见第 2 章。

☐ 与每个参与者共同建立个人目标。更多细节参见第 2 章。

☐ 为所有参与者保留一份包含健康检查表和"治疗师日志"（附录 A5）在内的活页夹。

☐ 熟悉医生在体检清单上提到的具体建议和问题。

☐ 根据课程的设置，让适当的工作人员知道谁将参加，什么时间开始。有些参与者在上课前可能需要个人护理或交通方面的帮助。

☐ 提醒参与者（以及任何帮助他们穿着的工作人员）穿着随意些，穿运动鞋。

☐ 准备好教员的出席情况表和信息材料以供使用。

引自 E. Best-Martini and K.A. Jones-DiGenova, 2014, Exercise for frail elders, 2nd ed. (Champaign, IL: Human Kinetics).

- 无用感
- 认知损失
- 淡漠
- 抑郁
- 散漫
- 过度活跃
- 迷茫
- 窘迫
- 自卑
- 依赖
- 注意力缺乏
- 感觉损害
- 愤怒

教员可能需要在课堂上处理以上一个或多个这样的问题，具体取决于参与者数量和每一个个体。这些挑战中的任何一个问题都需要作为领导者的教员以行动做出回应。教员的敏感性至关重要。假设教员正在开始一轮新的课程，有 5 位参与者对教员的言语和肢体引导毫无反应，在教员得出自己的教学风格薄弱、传达性差这一结论之前，不妨先仔细看看这些毫无回应之人。他们之所以无动于衷可能因为他们觉得很尴尬、难堪，或者是他们很被动、自卑，抑或是他们有部分视觉和听觉的损失。参与性的缺乏可能会有许多原因，通过了解每个参与者，教员将能够帮助他们变得更积极，让他们能更好地了解自己。

健身领导者需要尽可能多地了解每个参与者，然后负责创建团队体验。参与者期望领导者能够控制、解决出现的问题，激励并始终保持小组目标以及确保锻炼项目在整个教学期间顺利进行。这些管理和教学技巧是需要时间来学习和掌握的。这里有一些小提示和方法：

- 创造一个积极的环境。考虑到个人的多样性情况——在设立锻炼计划时，感受人与人之间的链接感，相互适应、共同学习成长、相互分享体验并在其中享乐。
- 变得主动。当某个人的不当行为分散集体注意力之前，立刻进行干预。
- 做一个良好的沟通者，认真倾听，在必要时要一再重复诉说。
- 设定小组目标，并鼓励参与者在他们所能达到的水平上尽全力。教员有这种权力。
- 提醒小组成员每个人的意见和付出都很重要，都应该受到尊重。这样减少了小组内潜在的人格冲突与内在矛盾，并设定了基本规则。
- 推广朋友关系的发展，使社交互动尽快开展。
- 做一个好榜样。对他人示以尊重，并引导他人相互尊重。
- 提出个人计划，以便更好地处理各种情况的发生。与有经验的同事和伙伴分享计划是很有帮助的。
- 直接处理一个问题总是比静待其消失更好。如果问题得不到解决，参与者就会担心，进而会对领导者失去信心。
- 如果一个参与者似乎总试图插话或总是重复某种行为，那么在课后与其谈话，看看教员是否能够更好地了解其情况。有时候对这种类型的参与者需要发挥一点领导者的角色才能让其在课程中保持专注（例如点名、到场之后即与大家打招呼、大声发言等）。
- 富有同情心地去解释与处理有挑战性的行为。
- 创建一个安全和有凝聚力的小组。一些老年人的情绪问题尚未解决。这些问题随着年龄的增长，处理起来逐渐变得越来越有挑战性。找到方法来帮助他们感到安全，并融入小组的氛围之中，将有助于防止问题的发生及复杂化。

布置房间和用品

教员需要密切关注课堂环境和设施安排。一个好的房间布置可以增强参与者和健身领导者之间的交流。请记住，环境是健康计划的组成部分之一，因为它会影响参与者的整体福祉。我们建议教员绘制一个房间布局的图表。房间的设置因参与者的规模而异。图 3.1 和图 3.2 展示了各种房间设置。图 3.1 展示了两个方案——半圆形式和开放框式——用于布置参与者在 15 人之内的小组；图 3.2 是超过 15 个参与者的布置建议。我们强烈建议大型团队配备助手或管理员。请参阅"布置器材、设备和用品清单"以获得进一步的帮助从而更好地准备教员的课程。

附录 B4 中的器械清单提供了有关适用于团队的用品和设备的建议。当教员打算购买教员的运动器材和用品时，我们建议教员额外购买带有轮子的手推车来存放和运输它们。

阻力带和阻力管是廉价且安全的抗阻训练工具，但是教练通过解释和演示教会参与者练习使用这些装置相对于自重训练而言更具挑战性。阻力带和阻力管可以绑在轮椅臂或床栏上进行推拉练习。阻力带和阻力管至少有三种不同的阻力——轻、中、重——其重量可以加倍以增加训练量。挤压和抓握各种尺寸和形状的海绵可以提高手部力量。

乙烯基涂层的哑铃与传统的金属哑铃相比更不易让训练者受伤，特别是对于初学者来说，它们的颜色编码可以帮助教员轻松识别重量。教员可以使用这些鼓励参与者的进步。例如，

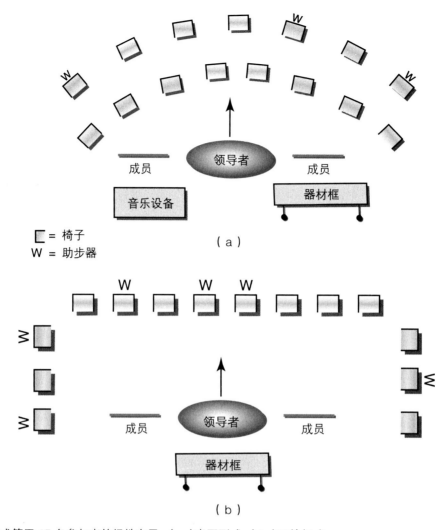

图3.1 少于或等于15名参与者的场地布局：(a)半圆形式；(b)开放框式

当训练者能控制红色重物时，可以奖励他红色的绶带，要充满创意。

当教员的预算不允许使用传统的抗阻训练设备时，教员可以自己制作重物，例如充满大米或沙子的袜子或手套。长袜子的效果相对来说最好（将一端打结或将两端绑在一起）。请参阅附录B4了解更多创意。

如果教员的工作环境有物理治疗部门或医疗办公室，相关人员可能会推荐其他抗阻训练产品和器械。医疗办公室能够订购软的外科手术管，可以切成1.5米到2米的长度作为推拉练习的阻力管。在某些情况下设备可能由指导者来购买，或者参与者自行支付。

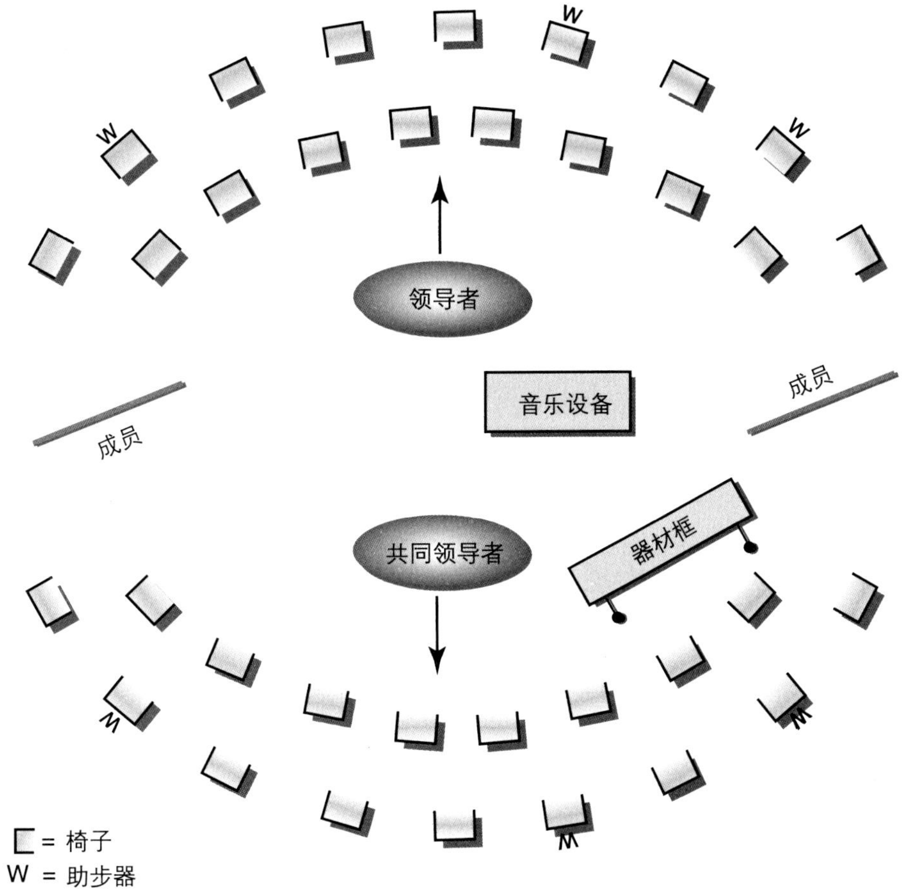

= 椅子
W = 助步器

图 3.2　多于 15 名参与者的场地布局

布置器材、设备和用品清单

器材

☐ 在参与者到来之前布置好锻炼运动室。

☐ 确定椅子是否应该有扶手。这种考虑对于适当的运动技术和个人安全情况来讲是非常重要的。在没有扶手的椅子上锻炼会更容易，但同时带来了跌倒风险，平衡较差的参与者在有扶手的椅子上可能感觉更安全。大多数健身领导者需要灵活运用班级现场的椅子。请记住，一些参与者可能会坐在轮椅上。

☐ 合理放置椅子，记得在圈内留出轮椅空间。

☐ 合理就座，使参与者避开太阳或眩光。让他们的背部应尽可能朝向窗户或光线。

☐ 让所有参与者都可以关注到领导者。教员可以坐在一个圆圈、半圆形区域或是半开放区域内（如图 3.1 和图 3.2 所示）或者双圆圈的中间，这取决于锻炼小组规模的大小。

设备和用品

☐ 找一个角落或其他偏远的地方存放在课程中不会使用的助步器。许多参与者得知他们的助步器就在他们座椅身后时会感觉更安全。有刹车的助步器可以在一些练习中起到好的作用；

例如，它可以促进从坐到站的过渡。

☐ 如果教员决定播放音乐，请让播放器离自己近一些，以便在需要时更换音乐或降低音量。现场可能已经建立完善的系统，不需要自带设备。

☐ 消除可能引起干扰的设施。如果电视机在房间里，请确保其屏幕和声音都关闭。

☐ 布置好所有的视觉道具，如肌肉解剖图、考勤表、团队名称标语、励志的图片或使用大号字体打印出来的锻炼计划。尽可能布置得干净整洁。可以根据季节的变化或将要开展的锻炼类型来对视觉道具进行调整。

☐ 高专注度的训练有助于促进平衡性的提高。对于那些在锻炼中站立的人，可以在墙上放置一个标记或线条，高度为 160～170 厘米。也可以使用好看的海报或图片来替代在墙壁上的标记和线条，作为醒目的标识物。

☐ 拷贝第二篇的锻炼内容，教学时可以将它们放在展板上作为参考。

☐ 将运动用品和器材放置在方便易取的位置，以便在需要时能够安全快速地将其运送出去。附录 B4 介绍了可以提升班级建设的各种类型的器材。

☐ 将锻炼器材放置在一个安全的地方，防止部分参与者因不当使用而对自己造成伤害。锻炼器材的重量要量力而行，以确保安全。

引自 E. Best-Martini and K.A. Jones-DiGenova, 2014, Exercise for frail elders, 2nd ed. (Champaign, IL: Human Kinetics).

决定播放音乐的合适时机

另一个需要考虑的重要问题是在练习课上是否播放音乐。作为锻炼的领导者，决定是否播放音乐将取决于教员。应该记住在做出这个决定时，安全性和参与者的接受度应该始终贯彻其中。询问学员是否喜欢在课堂上听音乐。如果教员决定使用音乐，请向参与者提供他们最喜爱的音乐类型，以帮助创建一个集体感强的群体。

播放音乐（适合于锻炼本身或是成员喜好的）有以下诸多好处：

• 音乐可以创造一个温馨的环境。

• 音乐可以帮助调整心情。

• 音乐可以激发参与者的笑容。

• 音乐可以唤醒精神，激励参与者达到运动的极限。即使他们只能移动脚趾或手指，也可以随着音乐一起摇动。

• 音乐可能在锻炼计划的某些部分使用，并非所有部分都使用。

• 音乐为锻炼课程增添了多样性。

• 在选择特定音乐的过程中，可以促进友谊发展。

使用音乐也有一些缺点：

• 音乐可能会分散注意力。

• 音乐声音可能影响教员传达的指令。

• 听力损失的参与者在音量过高或音调过高时可能会使其他人受到过度刺激。

• 有些音乐会过度刺激参与者。

- 参与者对音乐有不同的个人喜好和文化品位。某个人在锻炼时喜欢的音乐可能会被另一个人所厌恶。

如果教员决定播放音乐，我们提供以下策略：
- 可以播放柔和的音乐或轻音乐，以便让参与者开始进入热身活动。
- 确保使用的音乐类型与特定练习同步。例如，在欢迎期间播放的音乐应该是柔和而温馨的。热身应该有持续的、动感性强的音乐，鼓励参与者花时间体会动作，并确保呼吸、姿势与音乐相配合。有氧运动部分可以使用动感、快节奏的音乐。在抗阻训练部分，最好不要播放任何音乐，这样每个人都可以专注于计数和运动效果。休息间断期间应该播放轻松的音乐。
- 许多老年人喜欢自己在十几岁和二十几岁时陪伴自己成长的音乐，因为这可以带来回忆感。一些成长中一直有音乐陪伴的人对音乐的欣赏也是与时俱进的，他们可能也会喜欢听当下流行的音乐。不要限制自己或参与者。若决定使用音乐，也可借此机会介绍新的音乐类型，让参与者感受到当今社会的流行趋势，也能更好地和当下社会融合。
- 仔细聆听参与者的反馈，并考虑大多数参与者想要和享受的音乐内容。

启动运动锻炼课程

在开始每一个锻炼课程之初举行欢迎仪式并对即将开始的锻炼课程进行简单描述。欢迎仪式之后，告诉参与者将在课程中开展的项目。这种提前介绍可以帮助参与者减轻对锻炼的焦虑或恐惧。提醒课程小组成员关于安全的重要性。在锻炼计划的各个方面，安全永远是首要考虑因素。也可以利用这段时间来向参与者普及关于运动、健康、健康生活方式以及运动损伤的预防知识。以下部分将更详细地介绍欢迎仪式并在其中体现安全性、机动性和教育性。

欢迎仪式

欢迎仪式为教员的班级树立了基调，为所有小组工作的开展奠定了基础。除了与小组团体建立关系以外，教员还可以利用这段时间来观察每个成员并了解其个人情况。

欢迎仪式的小提示

- 在每次开始锻炼课程前都要举行欢迎仪式。教员可以通过姓名挨个问候每个人，同时握住他的手，另外教员还可以问问其当天的感受。
- 当教员问候参与者时，要密切观察每个人。他们是否对教员的问候做出回应？他们有助听器吗？
- 是否有一些教员之前没打过交道的新参与者？他们有相应的体检合格证吗？如果没有的话，可以鼓励这些参与者只进行屈伸活动度的训练，并观察课程里的其他参与者是如何训练的。当下课后，教员们可以谈论体检的一些过程以及这个人可能有的任何特殊需求。下课后与他们一同寻找体检不合格的细节并进行合作。
- 提高自己的观察力。是否有人看起来比平常更瞌睡？有没有人表现出情绪或态度的变化？这些可能是情绪压力、新的药物使用或用药过度的迹象。它们也可能是医疗状况变化的评估指标。

- 以友好的问候语展开课程，例如"欢迎来到我们的锻炼课程，我很高兴今天在这里见大家。"
- 教员可以通过宣布当天的励志语、锻炼主题或仅是简单的日期开始课程。

那些体弱老人或有特殊需求的成年人在生理和情感上的变化常常被忽视。通过仔细的观察可以避免紧急情况的发生。这一点同样使我们认识到安全的重要性。

关注安全

安全是任何良好锻炼计划的基石。教员的锻炼课程或计划的每一个方面都是在对安全问题有清晰理解基础上才能很好地展开的。领导者的一个重要任务就是把参与者的安全问题作为主要考虑。在课堂的开始阶段，大家的注意力相对集中，利用这个机会提醒他们要注意课程锻炼中的安全问题。

安全提醒

- 提醒参与者关于良好姿势的重要性。
- 提醒参与者密切关注教员的教学，确保他们正在应用适当的运动技巧。
- 提醒参与者在所有练习中平稳地呼吸。
- 提醒参与者如果感受到任何疼痛时，立即停止锻炼。
- 提醒参与者按照自己的步调去做，不要觉得自己和别人之间存在竞争关系。
- 提醒参与者在某些空间较小的地方运动时不要妨碍彼此。
- 提醒参与者将锻炼器材和用品放置在安全的地方，以免摔倒。

无论是在课堂内外，安全问题都是至关重要的。教员的目标是提高参与者对日常安全重要性的认识。在课堂外，安全问题涉及方方面面，例如走路时、从椅子起身移动到助步器时、每一次上下台阶时，以及在家中或其他容易跌倒的环境中。请参阅第 2 章，了解基础的运动安全指南和"安全指南清单"。

参与者活动能力及转运事宜

参与者转运问题将因您工作地点的不同而有所不同。在大多数情况下，只有在专业人员许可的情况下才能认可参与者在转运工程中独立行走。与专业人员核对之前，不要认为参与者具有良好的行动能力。此外，除非得到工作人员的批准或培训，否则不要将参与者从轮椅转移到椅子上。请咨询工作人员获取相关指导。

轮椅

有相当一部分参加运动锻炼课程的人员使用轮椅、助步器或手杖。根据不同的场地设施，教员可能希望参与者在课堂上由轮椅转移到椅子上。除非教员已经接受过转移技巧的培训并且已经获得批准，否则教员不应试图将参与者从轮椅转移到椅子上。如果参与者声称自己能够独立移动，那么一定要向工作人员核查参与者既有能力也有相应批准。这种做法将减少事故发生以及降低跌倒的可能性。如果参与者整节课程都坐在轮椅上，请注意以下事项：

1. 在场地中为椅子与椅子之间留出更多空间。
2. 确保在参与者开始锻炼之前锁定轮椅制动器。
3. 将脚下的休息板去掉（如果有的话）。
4. 请注意，由于轮椅的扶手和轮子的缘故，一些上身运动和锻炼可能会受到部分限制。
5. 在安全的前提下，如果有可能的话，请让参与者坐在常规座椅上，因为锻炼课程的目标是保持或改善功能适应性。

助步器

教员经常在有助步器的人周边走动并帮助他们确保座椅放置的合适性，以便让参与者可以在周围的空间中活动。这里有一些关于教室里助步器的安全提醒：

1. 保持助步器在参与者的视线内。对这件事要保持敏感。
2. 一定要观察参与者使用助步器的方式。理想情况下，教员应该开展规范使用和摆放助步器的培训。如果物理治疗师或康复人员也出席在教员的课程之中，要对他们在这个主题上进行简单的培训。
3. 如果许多助步器从外观上看起来相似度很高，可以考虑添加一个铭牌或一些与参与者名字相似的视觉标签来区分不同的助步器。
4. 助步器可以作为锻炼支具和帮手来帮助参与者从椅子上站起来，助步器在站立锻炼之中尤其有用。将助步器放在参与者座椅前的方便位置，并尽可能提供人力辅助（如一对一辅助练习）。改良的站立坐起练习（练习 5.12）是一项关键的功能性抗阻练习，可以很好地作为使用助步器进行站立练习的起点。

手杖

根据情况和适应性，手杖有多种风格和选择。手杖应放置在房间的角落或侧壁。如果放置的位置不恰当或靠在器具上，手杖可能会造成安全事故。如果在课堂上放置不当，则极其容易引起绊倒并造成伤害。

在课程中防止发生意外和跌倒。随时关注设备器械的安全性。接下来我们将专注于运动锻炼课程的另一个有价值的方面——对参与者进行合理教育。

关注教育

在课程大纲中要为教育部分预留时间。在课程开始的欢迎阶段、锻炼部分、结束阶段均是重点教育的好机会。花时间帮助参与者充分理解他们在提高功能适应性和独立性方面发挥的个人作用。这种理解是通过教育而实现的。

教育影响个人行为，并可以建立起改变久坐生活方式所需的动力。随着身体耐力和力量的提高，参与者可以开始将自己视为积极性逐渐提高和富有生机的人。这样可以大大改善他们的生活方式和态度。对教员来说，这些参与者个人观点的改善是非常重要的。

我们建议教员为自己的班级提供关于锻炼、健康和健康生活方式（不断努力，保持身体和情绪健康，以实现和达到最大健康潜力）等方面的信息。在课程中教员可能想要普及多个特定主题方面的知识，例如改善平衡性和防止摔倒等。请记住仅应该普及教员的实践和专业范围内的知识。此外，需确保教员的教育参考资料、推荐读物和讲义是最新的并且适合参与者。

表 3.1 提供了一些关于教育的话题。本书中包含了可以用作讲义的有用的信息资料，包括以下内容：

- 图 1.1，体弱老人
- 表 1.1，导致老年人"体弱"的常见疾病
- 图 2.1，健康树图
- 图 2.3，好的感受对比不好的感受（或疼痛）
- 图 2.4，应对不好的感受（或疼痛）的策略
- 表 5.1，解答常见的关于抗阻训练的疑问／误解
- 表 5.2，老年人抗阻训练指南大纲
- 表 6.2，老年人有氧训练指南
- 表 7.2，老年人拉伸运动指南
- 附录 B2，"人体肌肉"

许多参与者将会带走这些讲义并在课后复习它们。这对加强课堂上重点的记忆非常有帮助。

表 3.1 锻炼和健康的教育主题

主题	活动
饮食与营养	课间休息时，停下来休息一会儿喝点水。在休息期间，讨论饮食和补水的重要性
压力	在开展锻炼活动的同时，讨论放松为何可以带来好处，以及它如何帮助减轻压力和焦虑。提醒参与者深呼吸以减压。给每个班级成员鼓舞人心的评价和鼓励
生理与心理锻炼的好处	使用附录 B1 来加强对锻炼的指导
健康生活方式	为每个课程班级准备一个主题，比如保持身心活跃，拥有好睡眠，或者使家居环境更安全
健康模型	参考图 2.1，现在是我们讨论生活和生活方式的好时机，以此保持我们的健康。健康树图是一个很好的视觉提醒，我们应该把重点放在我们健康的方方面面
肌肉解剖	让参与者了解他们能够锻炼到所有肌肉群。附录 B2 可提供这方面的帮助

领导运动锻炼课程

我们想提出一些技巧和策略，从而帮助教员成功指导有特殊需求的体弱老人和成年人上课。三步教学法（表 3.2）为教员提供了一个安全有效的教学练习的结构。在本章节后面将介绍三步教学的技术基础，我们将针对存在沟通、认知和感观缺陷问题的参与者，教授相关的具体教学技巧和策略。另外，教员会在第 2 章中学习如何在基础训练上增加平衡性、核心稳定性和敏捷性训练的技巧和策略。

表 3.2　三步教学法

步骤 1 用 ABCs 来演示和描述每一个动作
Action 示范动作
Breathing and other safety tips 呼吸配合和安全提示
Counting 计数

步骤 2 观察和评估（SEE）
Safety precautions 安全须知
Exercise technique 锻炼技巧
Each individual's needs 个人情况

步骤 3 给集体和个人反馈
Verbal 语言反馈
Visual nonverbal 视觉性非语言反馈
Physical nonverbal 肢体性非语言反馈

三步教学法

三步教学法可以帮助教员安全有效地指导体弱老人和有特殊需求的成年人进行锻炼。在步骤 1 中，教员将解释并演示每个练习。在步骤 2 中，在带领参与者锻炼运动的同时进行观察并评估。在步骤 3 中，当参与者们继续锻炼活动时，教员为他们提供建设性的积极反馈（语言或非语言的指导、帮助和建议）。反馈（步骤 3）也可以在练习之中进行。步骤 1 至步骤 3 自然地结合在一起。在应用这些步骤时，要注意参与者如何学习才能达到最好。

步骤 1：演示和描述

在运动的时候演示并描述如何完成每一个动作。尽量说一些鼓励参与者的话语，这样能让他们感受到成就感。

用适当的技术和速度来演示每一个锻炼动作。尽量避免示范动作太快。请记住主要目标是建立起锻炼运动的可完成性（展示如何学习它）。如果任何一个参与者没有跟上教员的节奏，不要用言语和计数来演示这个锻炼。让这些跟不上节奏的参与者尽可能靠近教员，这样可以帮助他们更好地进步。

在初学阶段，对于新的参与者或学习能力较弱的人（那些不能应用或重复以前学过技术的参与者），如有记忆障碍的人，请遵循 ABCs 步骤来演示和解释锻炼步骤：

- 示范动作（Action）

简要描述和演示运动技巧：运动的启动姿势、肢体运动中的关键步骤以及结束姿势。第 4 章到第 7 章提供了有关锻炼动作的讲解。这些章节照片中的箭头表示每个活动相应部分的移动方向。

- 呼吸配合和安全提示（Breathing and other safety tips）

在继续演示的同时简要解释一些安全提示（在第 4 章至第 7 章的"说明指导"章节的"练习和安全提示"中将为每个练习重点介绍）。另外，我们鼓励教员查看第 2 章中的基础安全指南。正确的姿势和呼吸配合是两个很重要的安全指标。教会参与者良好的姿势和适当的呼吸配合，提醒他们不要在活动中屏住呼吸，参与者在大声计数之时便可以避免屏住呼吸。因此，让他们大声计数，尤其是在初学者班级和人数较多的班级内，因为教员不可能做到检查每个参与者的呼吸配合。

- **计数（Counting）**

当教员大声计数的时候至少再解释两遍动作应如何完成。计数因不同的运动类型而异。表 3.3 总结了热身运动、抗阻训练、有氧运动和拉伸运动的不同计数方法及其原因。参与者需要在抗阻训练期间大声地计数，因为在这些练习期间屏气会增加参与者血压升高的风险。如果参与者大声计数，则可以避免屏住呼吸。计数可以保持参与者的完成度，并可以使气氛变得活跃。

表 3.3 在运动锻炼的不同部分如何计数

部分	重复次数	如何计数	为何计数
热身运动	3～8	"1 次，2 次，3 次……"， 每说 1 次代表一次重复，约需 2 秒	为了能够平缓地开始
抗阻训练	8～15	"1，1，1，上，1，1，1，下，2，2，2，上……" （或者用进出替代上下） "1，1，1，上"代表一次重复，需 6～8 秒	为了能够平缓地开始，确保参与者没有屏住呼吸
有氧运动	≥1	根据音乐类型和节奏的不同进行调整	为了能够跟上节奏
拉伸运动	1	用时钟的秒针进行无声计数或默数，每次每侧拉伸保持 10～30 秒（颈部拉伸除外，每侧仅 5 秒）	为了拉伸运动的启动与停止

在参与者通过计数过程熟悉练习的步调之后，指导他们专注于呼吸配合。如果参与者没有跟上进度，建议他们大声重新计数。如果教员的班级内经常有初学者加入或者人数较多存在管理困难，请提醒参与者自行计数。

每个部分的锻炼，教员都可以发掘自己的计数方法。例如在进行拉伸运动的时候，教员可以看时钟的秒针进行计数，此时大声计数显得不合时宜，这种方法可以获得更安静、轻松的气氛。选择最适合自己和参与者的计数方式非常重要。

在步骤 2 中观察和评估的同时，计数可能会导致教员的分心。然而，最初教员应该首先大声地计数，然后让参与者开始接着继续计数。如果参与者的计数声音在练习中逐渐减弱甚至消失，或者教员注意到有人没在计数，请带领参与者重新加入进来。

如果教员班上没有新的参与者，那么教员可以减少演示和解释锻炼活动的时间，因为参与者已经变得有足够的经验。当他们已经熟知这些练习时，教员可以直接开始步骤 2 和步骤 3。对于熟练度或者记忆程度较差的人来说，至少需要在每节课中用一点时间简短地演示和解释锻炼动作。

步骤 2：观察和评估

在演示和描述锻炼动作之后（步骤 1），让参与者跟着教员进行练习。观察和评估每个参与者。在观察和评估时，要注意以下这些重点，可以通过缩写 SEE 来记忆：

Safety precautions 安全须知：注意确保参与者遵守每项练习的一般和特殊安全指导原则。

Excrcise technique 锻炼技巧：观察并学习相应技巧。

Each individual's needs 个人情况：观察这个锻炼动作，事先考虑到每个参与者的健康情况和锻炼目标。

班级的表现与进步程度决定了进一步提示的必要性。没有任何两个班级是完全相同的。如果教员本身经验不足或者参与者是初学者，教员可能需要投入时间进行前两个方面的评估。随着教员越来越享受教学过程，并且随着参与者变得更有经验，教员可以开始在评估中考虑每个人的情况。在课堂开始的时候，尽可能地腾出时间来了解参与者的感受，并在课堂结束时了解他们对本次课程的意见和回应。如果可能的话，让他们知道可以在课后其他适当的时候继续探讨课堂中遇到的问题或疑虑。

步骤 3：提供反馈

当教员对班级进行观察和评估后，随着参与者继续完成练习，根据教员的观察和评估给予他们反馈。有三种常用的反馈类型：语言反馈、视觉性非语言反馈、肢体性非语言反馈。

语言反馈

保持语言反馈清晰、简洁、积极、明确。以下是一些语言反馈的例子：

- 提醒参与者计数、不要屏住呼吸："Judd 先生，请同大家一起来计数，好让大家的节奏保持一致。"
- 询问相关问题以激发参与性："请问有人知道腿部的哪些肌肉能帮助我们从椅子上站起来吗？事实上是股四头肌帮助我们从床上坐起来，这就是为什么腿部运动如此重要。"
- 承认他们做得很好（个人或团体）："瞧瞧 Judd 先生可以在这个练习中走多远啊，哇，进步真大！干得好！""还记得我们之前还很难完成 15 分钟的运动吗？而现在我们已经锻炼了 1 个多小时。这是很大的进步！"
- 调整节奏或幅度："当我们准备开始我们的伸展活动时，让我们逐渐放松下来。"
- 激励参与者让他们做到最好："让我们看看这个签到表。它向我们展示了我们在一起锻炼的时间。这同时也表明你们每个人都从 1 磅（约 0.45 公斤）重练习达到 3 磅和 5 磅重，这太棒了！"

视觉性非语言反馈

当给出可视的非语言线索时，确保所有参与者都能看到教员。以下是一些视觉性非语言反馈的例子：

- 从不同的位置或地点进一步演示。
- 贴出插图，如肌肉解剖图（如附录 B2）。
- 在不同情况下加快或减慢教员的动作，以调整整体节奏。
- 通过鼓掌或竖起大拇指等手势来鼓励参与者发挥出最好的表现。

肢体性非语言反馈

当给予非语言的暗示时，请牢记只有在得到许可之后才能与参与者进行身体接触。以下是一些非语言反馈的例子：

- 在锻炼过程中小心地帮助参与者（先尝试使用口头或视觉非语言提示）。
- 调整设备。
- 通过如轻拍背部等方式来激励参与者表现出自己的最佳状态。虽然身体接触对老年人尤其是独居的老人可以给以很好的鼓励，但要认识到，不是所有人对身体接触都不排斥。

教员也可以在锻炼过程中给予反馈。初学者在练习中需要更多的反馈，因为他要学习安全预防措施和适当的运动技巧。班级的节奏较慢，这有助于防止运动过量。当参与者变得越来越有经验时，逐渐减少练习中的反馈，以最大限度地提高锻炼时长，最终教员将平缓地带领参与者从一个练习过渡到下一个练习。

仅仅当协助个人参与者的益处超过了继续留下来给整个班级讲解的益处时，教员才能暂时中断对运动锻炼的示范，这一点需要教员客观判断。当参与者学习锻炼活动时，从一对一的教学中他们将会受益匪浅。如果教员有一个助理或共同领导者，其将会有更多单独帮助参与者的机会。

领导力可以被理解为一种对话。要进行这种形式的对话，人们必须能够相互理解并做出反应，这需要良好的倾听和恰当的理解和口头表达的能力。如果任何参与者正处在交流障碍期或感知觉损害期，那么这种对话将成为巨大挑战。对于这些参与者来说，非语言的描述和对话可以和口头表达起到同等重要甚至更重要的作用。但是，例如如果有人脑卒中之后左侧偏瘫，更多地依靠口头指示和少量手语结合的理解方式（美国高龄运动协会，2012c），此时教员的语言和非语言沟通技巧都需要更直接和清楚的表达。下面让我们来看看如何对有沟通、认知和感官缺陷的参与者进行教学的策略。

交流障碍者的教学

有交流障碍（如失语症）的参与者需要领导者应用语言和非语言的结合。他们可能能够理解但不能表达自己的想法（表达性失语症），或者他们可能无法理解或解释信息（感觉性失语症）。一些参与者可能患有感觉性和表达性失语症（完全性失语症）。这些参与者用多感官方法来理解教学。教员需要使用视觉和触觉辅助工具来阐明并提供肢体上、视觉上和语言上的提示。非语言和多感官方法有助于学员更好地理解和学习。以下是一些可以融入教学中的沟通策略。

- 与参与者保持良好的目光接触。他们需要看清教员的演示并倾听教员的指示。
- 重复说明和指导。
- 添加非语言性指示。
- 使用教员的面部表情和点头鼓励他们做得更好。
- 把每个参与者视为聪明人来进行教学。
- 交流障碍的参与者可能会密切关注视觉提示和强化。确保教员是他们的引导者。让自己看起来专业，随时穿着运动鞋和合适的服装。避免服装颜色太花哨。如果教员的衣服看起来臃肿或是过于花哨，可能会对教员的演示和提示造成严重干扰。
- 给参与者足够的时间来和教员进行沟通，这可能要花费一些时间。
- 在尝试沟通时尽量消除周围环境的干扰。多余的噪声和活动会降低参与者的理解力。
- 避免使用任何可能使参与者感到自卑或被贬低歧视的语言或其他交流形式，例如对听觉损失的参与者小声说悄悄话。
- 在谈话中像对待朋友一样和对方讲话，但要保持专业的态度。

认知损失者的教学

有认知能力损失的人无法执行正常的认知功能，如判断、解决问题、沟通、对外界刺激做出良好反应、记忆、抽象思维和注意力。有认知损失的人对多感官性教学反应良好，因为感觉记忆是相对完整的。

以下是一些认知损失参与者的教学引导策略：

- 把每个参与者视为一个聪明人。认知能力只是我们多方面能力的一小部分。有认知损失的人仍然有很多技能和才华。
- 微笑并使所有参与者感到宾至如归。
- 保持引导语和指示语的相对简单。
- 放慢教员的谈话速度，保持一个恭敬的语调和恰当的锻炼节奏。
- 做好眼神交流，记住非语言的暗示总是有很多好处的。
- 使用丰富多彩的视觉道具。这可以增加很多乐趣，帮助参与者减少他们对于理解能力不足的焦虑。
- 加强重复学习对任何程度记忆力下降的人来说都不失为一种好方法。
- 提供每个环节的结构和流程。这种连续性有助于参与者更好地保持其所学。
- 给认知损失的参与者留出额外的时间来回答问题或进行指导。他们可能需要更长时间，这也需要教员磨炼自己的耐心。
- 尽可能保持环境的整洁和安静，避免过度刺激。
- 给参与者更多积极的反馈。
- 在需要时提供提示。
- 将指示和练习分解成小的步骤，使其更容易理解和遵循。这个策略被称为任务分割法。然后将这些步骤整合到一起执行，以形成完整的任务。任务分割法可以用于新技能的教学或旧技能的复习。
- 请注意，许多参与者在课后很难继续保持之前所学。教员可能需要反复教授相同的技巧和练习，因为对于认知能力丧失的一些人来说，这些技巧每一次学习起来都可能有一种全新的感觉。
- 请记住，认知损失的参与者很想进行正常交流，当他们难以表达自己所想的时候是非常沮丧的。

表 3.4 中的提示策略在对有认知损失的参与者进行教学方面被证明是可行的。表 3.4 也同时提供了一些实施这些策略的例子。

感觉损失者的教学

一些课程中参与者可能有感觉损失。除了老龄化的正常生理变化之外，许多老年人经历五种感觉（视觉、听觉、味觉、触觉和嗅觉）中的一种或多种的损失。最显著的感觉损失是视力和听力的下降，但其他不那么明显的感觉损失仍然不可忽视。某个参与者可能有手和脚的感觉的下降，这一点也是教员需要知道的。感觉丧失的人较难感受到其他参与者所感受到的经验。有感觉损失的参与者需要明确地知道并对视觉或听觉指导方面进行加强。以下是一些对感觉损失者的教学策略：

表3.4　对认知损失者的教学提示策略

提示方式	举例
视觉演示	为参与者演示锻炼过程。直视参与者，清楚而简单地讲话。确保与参与者有目光接触，并鼓励参与者重复教员的动作。慢慢地进行视觉演示。
语言促进	清楚地告诉参与者如何做每个练习："威廉先生，此刻教员的手指就好像在弹钢琴一样。"
肢体促进	在与一位参与者进行身体接触之前，请始终征求同意："威廉先生，我可以帮您抬一下胳膊来帮助您开始活动吗？"
肢体协助	从肢体方面帮助参与者锻炼。这种方式使得原本不能自己锻炼的人也可以完成这项练习。这个步骤需要手把手的教学方式，参与者需将自己的双手交付给教员。"威廉先生，看看我们是怎样一起弹钢琴的。"在每次接触参与者之前先征得许可。
反馈	立即给予反馈，加强练习和互动。"干得好，威廉先生。谢谢和我一起参加这次锻炼。"

- 将教员语言表达的内容用手势和肢体表达出来。手势需要相对夸张一些来进行表达，可以将面部表情包含其中。
- 时刻检查以确保参与者戴着眼镜或助听器。
- 让视力或听力损失参与者的座位尽可能地离教员足够近。
- 将特定锻炼练习用大图示出，作为视觉辅助。为此可以放大第4章到第7章中具体练习的插图。
- 提供有助于加强运动和技巧的运动道具。围巾也可以作为丰富多彩的感官增强剂。在呼吸练习中使用风车，以帮助参与者在活动中清楚地看到他们的呼吸。
- 在展板上写下肌肉名称和练习的内容。让参与者阅读并重复它们以加强理解记忆。
- 感觉损失（例如触觉损失）会使参与者感觉不到自己身体的某个部分，所以一定要把注意力放在正在移动躯体部分，如腿、手臂或手指。鼓励参与者触摸这部分无感觉区，以提高对身体的感觉认识。

结束运动锻炼课程

运动课程的结束同开始的欢迎阶段一样重要。正如教员在课堂开始时所表示的那样热烈欢迎并逐个了解每个参与者，教员将向组织和每位参与者分别发表一些结束语。在参与者告别、课程正式结束后，教员还有一些额外的任务要完成。

结束部分

课程的结束部分应该自然地结合到课程的框架之中，作为运动锻炼课程的最后一部分，逐渐放松的过程可以让节奏逐渐缓慢下来，同时可以拉伸肌肉，鼓励参与者在这个过程中充分放松自己。在逐渐放松和鼓励放松的同时，教员应该用较为轻柔的声调，但仍应该确保那些听力不好的人也能听到教员所说。有些参与者可能希望尽早下课，而有些参与者则希望能够享受更多的团队时间。请记住，有一些参与者是为了社交和情绪上的沟通和联系而参加教员的课程，他们的主要目的并不是进行锻炼。当课程即将结束之时，教员应该明确地传达这个指令，这对于课程的整体结构来说非常重要，特别是对于感觉、认知觉损伤的参与者来说。以下是一些结束课程时的一些提示：

- 在放松部分之后，环视整个班级，对每个参与者的努力表示认可。
- 感谢每个人的参与。
- 进一步回顾安全和教育方面的提示。询问参与者是否有任何问题或者需要进一步复习所学。
- 务必强调每个人的进步和成绩。积极的反馈非常重要。
- 提醒参与者下次课程的日期和时间。提醒参与者在下次会议之前他们需要进行的具体练习，让大家做好充分的准备。
- 正式结束课程后，对每个参与者进行相应的协助。有些参与者可能会需要他们的助步器，助步器可能放在椅子后面或者房间的角落或是靠墙的位置。对助步器的名字和标签进行核查，确保每个人都拿到自己的助步器、手杖及其他个人用品。
- 在所有人仍然在一起的情况下完成考勤表（如果使用考勤表的话）。
- 确保教员已将所有用品、重物、水瓶、毛巾等收集好。
- 环顾四周，确保没有人忘记任何个人设备或器械。
- 如果教员正在播放音乐，请将其保持低音量，直到所有参与者都离开。
- 教员希望所有参与者都对本次课程经历和自己的表现以及教员的指导表示满意和乐观。这种满意会让他们坚持继续锻炼。作为锻炼运动的领导者，教员可以通过给参与者正向和积极的反馈让他们有成功的感觉。

反馈

作为锻炼运动的领导者，教员最重要的任务之一是给参与者提供反馈。体弱长者和有特殊需求的人往往对自己的进步没有充分的认知，他们很容易对自己的运动能力缺乏信心，他们亟需他人的语言强化和反馈来帮助他们认识到自己的进步。

反馈可以是整体性或是个体化的。一般基础反馈是针对整个班级的；例如，教员可能会说，"在过去的两个月里，学员们每个人都获得了灵活性的明显提升。当我们在进行现在和最初手臂灵活性测试的时候，可以很直观地看到这一点。"个人反馈与每一个参与者有关；例如，教员可能会说，"琼斯女士，我想说能看到您惊人的能力提高，在完成平衡性锻炼的时候，您已经不需要扶着椅子了。"教员给的反馈情况具体且有针对性，当教员观察到某些不当动作的时候应该及时指出。这样做可以在形成不良习惯之前就提前纠正它。个人反馈也可以在课后一一给出，这种方式适用于那些在大家面前可能会感到尴尬和不适的参与者。

部分参与者的进展可能看起来很慢。如果参与者感到气馁或者自我怀疑，应该首先关注其参与课程的时间。教员可以在展板或者表格上记录，让他们清楚地认识到自己参与课程的时间长短，并且反馈出他们相应的提高和进步。教员给出的反馈一般是从集体到个人的。有些新来的参与者的进步也是属于整体的一部分，这些人的记录表格也可以客观地反映他们的运动锻炼进展。有些时候仅仅帮助参与者们回顾和提醒一下他们的进步，就能让他们意识到他们已经踏上了合理锻炼运动的目标。新来的参与者也可以通过其他人已经获得的成绩和进步来建立信心。

提供反馈和跟踪进度的另一种方式是在不同的时间拍照记录。我们有一位名叫 Anita 的参与者，因为右侧脑血管卒中，影响了她的整个左侧身体。当 Anita 开始练习时，她的左臂毫无移动能力。我们鼓励她左手拿一个软球，并逐渐尝试挤压它。在练习中，她还使用自己的右手帮助左臂移动。6 个月过后，她自己因为看不出自己的进步与改善而感到气馁。这个时候我们向她展示出了这 6 个月来她的锻炼照片记录，事实胜于雄辩与感觉，我们可以看到她的左臂活动度已经能达到正常的 90%，与开始时候不能移动对比可以说是有天壤之别。

所有反馈都需要诚实和真心。请注意，有些人不能很好地采纳教员提出的建议。始终记得要关注积极的进步和改善并提出建议。这种方式既对过去所取得的进步和进展进行了回顾，又对未来的工作和锻炼目标进行了展望。

锻炼器材和考勤

当今天的课程已经结束，在帮助参与者收拾财物并说再见之后，教员需要重新整理锻炼器材，用抗菌喷剂或布料清洗它们，并完成当天的考勤记录登记。理想的做法是在参与者在场的同时进行考勤记录，这同样可作为一个外在的奖励和激励机制。但是在课程正式结束并规整完用品和设备之后，教员可以完成更详细的出勤记录。出勤记录可以包括日期、出勤率和锻炼细节，如有氧运动的时长、重复次数和使用的重量等（见附录 B5 "健身训练日志"）。可能有许多需要教员记住并记录下来的事情。但首先要关心锻炼环境和相应锻炼器材准备。一些参与者将愿意并有能力协助完成锻炼器材准备。

总　结

本章节是为了教员——锻炼运动的领导者而写。成为运动锻炼的领导者首先需要在课堂中创造一种有趣和集体的感觉。参与者由于各种原因参加锻炼课程。一些人以锻炼身体为主，而有些人则旨在寻找新的朋友。作为领导者，教员需要创造一个可以培养友谊和社会支持的环境。永远不要忘记乐趣的重要性。乐趣可以带给人们新的体验和喜悦。

教员的另一个重要的任务是创建小组练习课程，从布置房间、组织器械用品和设备到决定是否使用音乐。对于新的领导者来说，这一点看起来可能过于简单，但是有经验的领导者知道，良好的组织是成功的课程体验必备的基础之一。在看到教员准备充分的情况下，参与者会感到更加的安全和自信。

接下来，我们讨论了开展课程的有用技巧和策略。我们都知道第一印象非常重要。许多参与者在开始锻炼时会感到紧张或焦虑。教员需要让他们感到放开心扉，逐渐开始建立自信。参与者将教员视为榜样，听从教员的指导、建议并紧紧依附于教员。在课堂上对安全相关教育的提醒加强了参与者对锻炼活动与日常生活中所需身体功能之间关系的理解。

成功领导锻炼课程将从一个安全有效的教学计划开始。三步教学法与向沟通、认知和感官存在问题的参与者教授更具体的教学技巧和策略是一致的。另外，我们提供了平衡性、核心稳定性、敏捷性和摔倒预防的技巧和策略。多年来，这些技术已经成功地应用于与体弱老人和有特殊需求的成年人的锻炼与生活之中。

最后，我们提供了相关的提示和策略来结束教员的运动锻炼课程。教员可以利用结束的这段时间向团体和个人参与者提供反馈。教员阅读的"整理物品清单"为教员在下课之后进行组织和准备下一堂课提供了技巧和策略。

　　教员已经阅读到了第一篇的结尾，它为教员提供了有关参与者、锻炼运动计划和一个成功锻炼计划的领导者的重要信息，它可以协助教员帮助有特殊需求的体弱老人和成年人。在第二篇中，教员将学习实施安全有效的锻炼计划，包括热身（姿势、呼吸、关节活动度和拉伸运动）、抗阻训练、有氧训练和动态平衡、缓和运动和放松。

整理物品清单

□ 参与者离开后，组织整理设备和器械。教员应该有一份清单列出教员带到课堂上的所有物品。确保每个项目都被考虑在内。

□ 应使用 1∶1 水和酒精混合物喷洒本次课程中使用的用品（阻力带和阻力管除外）。将它们放在毛巾上，以便在整理其他用品时它们能够晾干。所有器材应打扫干净、妥善存放，准备好为下一堂课所用。

□ 根据锻炼活动班的设置，不同课程之间的时间可能有限。合理安排好充分的时间确保参与者有足够的时间离开，并为下一节课程提前准备。

引自 E. Best-Martini and K.A. Jones-DiGenova, 2014, Exercise for frail elders, 2nd ed. (Champaign, IL: Human Kinetics).

（秋宇典 译　王　锴 审校）

实施针对体弱老人及有特殊需求成年人的锻炼计划

在第4章到第7章，你将学习到对于那些有特殊需求的体弱老人和成年人，如何教他们做热身练习（包括姿势、呼吸、活动度和轻微的拉伸）、抗阻练习、有氧运动、动态平衡和放松（全面拉伸和舒张）。和练习一起开展的还有相关的教学指导、变体和进阶动作，以保证你的练习课程有趣，并使那些持续参与者有所进步。每一次练习都有一个固定的姿势和可忍受的变体。许多有特殊需求的成年人可以站立，但不能从地上爬起来，因此，地板练习就不包括在计划内。在第8章你会学习到如何将热身练习、抗阻练习、有氧运动、动态平衡以及放松练习放在一个安全有效的舒适计划里。这个锻炼计划的初衷是提高功能。需要记得功能是开展日常生活中动作的能力，比如推、拉、上举、下蹲、平衡、坐和站立，来提高健康和生活质量。虽然本书的第二篇主要集中于课程和小组的指导，这些信息对于这个群体里面的个体来说也是有用的。因此，"学员""患者"这些称呼都可以和"参与者"互换。

第4~7章涵盖了以下的主题：

- **安全防范**——有特殊需求个体的一般及特殊安全防范措施。
- **运动指导**——对于目标人群的基于循证推荐的指导。
- **基本坐位练习**——24个关节活动度练习，12个抗阻练习，12个有氧和动态平衡运动，12个拉伸运动。
- **基本站立位练习**——对于提高和改变功能的一个重要步骤。
- **变体和进阶动作**——对每一个基本坐位练习而言。
- **图示教学**——一步一步指导练习。

第8章告诉你怎样将所有你已经从第4~7章学得的内容，以及创造的乐趣、变体，和对于个体进一步的练习日程放在一个充满挑战的群体课程里。

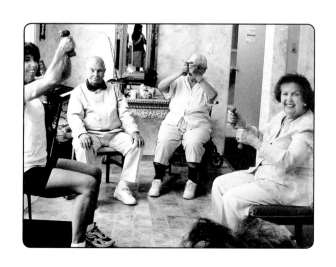

基本坐位练习

对于刚刚开始一项锻炼计划的人，特别是那些坐轮椅或者站立后坐下来有困难的人来说，做基本坐位练习是十分合适的。在"变体和进阶动作"里，对于某些基本坐位练习，你会发现一个更简单的变体。所有60套练习都能在轮椅上完成。如果练习对于一个参与者而言是安全的，他们会更偏爱那些没有扶手的椅子，因为它们允许更大的关节活动度。此外，一个有靠背的椅子可以帮助参与者实现标准的姿势。这些练习对教练来说也是理想的，不管是在开始阶段还是在过程中，教练们都能把握参与者的力量和限制。坐位练习最小化了参与者摔倒的风险。当参与者通过坐位练习提高了功能时，他们同样提高了站立位练习的能力和毅力。

基本站立位练习

每一个坐位练习都有一个站立的选择可以替代坐位，这种选择既可以作为替代，也可以同时教授，这样就可以适应有不同需求的参与者组成的课程。在第 8 章你将了解在什么时候补充站立位练习，站立位练习的好处，什么时候坐位练习优于站立位练习，以及同时教坐位和站立位练习的优点。尽管参与者的功能水平不同，开始时每个人都做坐位练习，在你了解他们的力量和限制后，选择一个舒适的节奏向站立位练习进展，这样的课程或计划将会变得更容易。在数不清的选项中，你可能会选择其中一种练习，比如热身练习，在坐位的姿势完成，而剩下的则在站立姿势完成。

当一个参与者准备好做站立位练习时，他／她开始的时候能够做一个到两个练习，以舒适为界慢慢地增加。即使是那些通常能够做所有站立位练习的参与者，特别是当他们感到异常的疲惫或者脚不稳定的时候，他们也可以选择做一些或者所有的坐位练习。参与者可以随时坐下来加入坐位练习，然后当他们准备好后重新站起来。

你可以在第 4～7 章每一个坐位练习图示教学的末尾部分，即"变体和进阶动作"中看到站立位练习的内容。

变体和进阶动作

第 4～7 章在基本坐位练习的 24 个关节活动度练习、12 个抗阻练习、12 个有氧和动态平衡运动和 12 个拉伸运动的图示教学里提供了几个变体和进阶动作。除了简单的变体之外，我们推荐在参与者掌握了坐位练习之后再把这些练习介绍给他们。变体和进阶动作能满足参与者的特殊要求。此外，在第 8 章里你会发现许多其他可以改变并促进练习的方法。

图示教学

贯穿第 4～7 章的图示教学将会提供一个持续的、读者友好度好的格式来阐明和描述每一个基本坐位练习：

- 一个练习的简介和照片。
- 关于练习和安全的小贴士。
- 变体和进阶动作。

那些需要进一步解释的站立位练习和其他变体和进阶动作将会有一张图片和相关的描述。

另外，在这本第 2 版的书里，贯穿第 4～7 章的"变体和进阶动作"将会配有一个平衡的标志，以助于你快速找到可以增强平衡感的练习。

将练习进行组合

在第 8 章，你将学会如何将所有的练习组合成一个安全有效的锻炼计划（或者一个活动、一个课程），从而促进功能的提升——包括贯穿第 4~7 章的热身、抗阻训练、有氧练习和动态平衡动作，以及放松（拉伸和舒张）。你还会学到如何为有不同特殊需求和功能水平的人设计、安排、改变、进阶或保持健身项目，以及监督一个有效的功能锻炼计划。

第 8 章讲述了精心组织一个功能练习课程的其他实用信息，比如：

- 怎样将一个单独的热身练习、抗阻练习、有氧运动、平衡练习、拉伸运动以及舒张运动延伸至一个完整的课程。
- 怎样决定一个参与者何时适合做站立位练习。
- 何时坐位练习优于站立位练习。
- 怎样同时教授坐位练习和站立位练习。
- 何时教授中间水平的练习或者"变体和进阶动作"。
- 怎样使热身、抗阻、有氧和动态平衡以及放松运动融合在一个综合的功能锻炼计划里。

除了有氧运动以外，我们推荐所有的练习都按照给出的指令完成。但是你可以交替练习上半身和下半身，这可以缓解疲劳并使你的课程多样化。你可以做一次或更多的上半身练习然后做一次或更多下半身练习。找到一个更容易记忆的节奏。

第二篇会给你提供自信并胜任教授坐位和站立位练习中热身练习、抗阻练习、有氧运动以及放松运动的工具。你还可以学到怎样将一个动态功能课程组合在一起，并改变和进展你的课程，使其有趣和实用。

（龙绘斌 译　高嘉翔　刘　强 审校）

第**4**章

热身：姿势、呼吸、活动度和拉伸运动

变老的一个好处是，你可以站得更多，跌得更少。

——Monta Crane

学习目标

通过对本章的学习，将掌握以下技能：

- 为有特殊需求的体弱老人和成年人提供一个安全有效的热身练习课程。
- 使用 24 个关节活动度练习，包括多种变体和进阶动作，以及其他热身动作来设计一个灵活和渐进性的热身练习。
- 应用重要的安全防范措施和准则来指导热身练习。
- 通过为不同功能水平和有特殊需求的人个性化设计坐位或站立位热身练习动作，来预防跌倒。

本章提供了实际的安全防范措施、指导方针和具体的教学指导，以便在个人或团体中进行安全有效的热身练习——这也是练习或功能锻炼的第一个组成部分。热身练习的重点是关节活动度（活动范围）练习（在本章末尾有照片和描述），包括适合有特殊需求的体弱老人和成年人的良好姿势、深呼吸和轻度拉伸运动。"轻度"被定义为比放松阶段的全面拉伸更短的时间内保持较少的拉伸（参见第 7 章）。低强度有氧运动（参见第 6 章）可以代替活动范围运动或与活动范围运动一起用于热身的练习部分。始终让参与者先做热身练习，为后续的锻炼做准备，并帮助预防肌肉和关节损伤。

从基本的坐位热身练习开始，所有的参与者都可以学习。能够安全站稳脚跟的参与者可以小心进行基本的站立位热身练习。坐位和站立位练习旨在同时教授能够适应不同功能水平和不同特殊需求的人。图 4.1 说明了如何同时指导坐位和站立位练习。

在本章中，我们首先讨论热身练习的一般注意事项，然后讨论为各种特殊需求的参与者所应采取的具体安全措施。接下来，我们提出适用于热身练习的四个部分的一般准则：

1. 姿势意识
2. 深呼吸
3. 关节活动度
4. 拉伸运动

然后，我们提供具体的指导，以介绍坐位和站立位的热身练习，每个都包含了四个部分。本章以 24 张关节活动度练习的照片和说明结束。

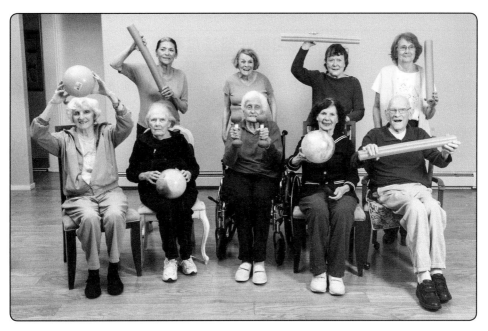

图 4.1　可以同时教授坐位练习和站立位练习

安全须知

如果遵从适当的指导方针和预防措施，身体虚弱的老年人和有特殊需求的成年人可以安全地进行热身练习。对于有特殊需求的人员，以下一般注意事项和特殊安全预防措施可以帮助参与者免受伤害。现在可能是回顾第 2 章一般练习"安全指南清单"的好时机。为协助您的学习，您可以打印下面的"热身练习的一般注意事项"和第 2 章中的一般练习"安全指南清单"。

这些针对老年人的热身练习一般注意事项也适用于有特殊需求的人。下一节"有特殊需求者的具体安全预防措施"将进一步提高有特殊需求者锻炼计划的安全性和有效性。

有特殊需求者的具体安全预防措施

你的课程可以专注于一个或多个特殊需求。例如，你可以为关节炎、多发性硬化患者或任何可能降低正常关节活动度（关节的运动范围）的患者进行课程教学。这样一个群体可以从一个柔和的活动范围练习计划中大大受益，要点是追求完整、无张力或无疼痛的活动度。对具有类似特殊需求的参与者进行教学，而不是对具有各种特殊需求的班级进行教学，这样可以更容易地开始，尽管这样做并不总是可行。

以下是针对有特殊需求的人进行热身练习的一些具体的安全预防措施，一般情况下患者都处于早期或轻度阶段。例如，症状轻微的多发性硬化患者可能对活动范围练习没有限制，而有严重症状的患者可能在所有活动范围练习中都有困难。

热身练习的一般注意事项

☐ 遵循医生对每位参与者的"运动医疗声明"（附录 A1）中的特别建议和意见

☐ 提醒参与者遵守医生的建议。

☐ 切勿跳过热身阶段。如果参与者上课迟到而错过了热身，其可以以较低的强度进行 10 分钟的课程活动。例如，参与者可以以低强度的力量练习而不负重或做有氧运动，持续 10 分钟。如果参与者能够独立热身，步行或有氧运动设备可能是优先的选择。

☐ 最好至少花 10 分钟进行热身练习，以减少心血管并发症的发生（ACSM, 2010；美国老年健身协会, 2012a，b，c），并有助于预防肌肉和关节损伤。

☐ 专注于预防跌倒。在站立的时候，所有的参与者都有一把椅子——他们的平衡能力可以一天天变化——所以如果需要的话，他们可以很容易地坐下来。当他们坐下时，确保参与者安全地坐在椅子上。

☐ 先热身背部（如练习 4.21，骨盆倾斜和弓背练习；4.12 划船练习；4.13 关窗户练习）然后进行扭转（4.24）或侧身（4.22）练习（美国老年人健身协会，2012a，b，c）。

☐ 在上半身和下半身关节活动度练习期间，指导参与者在保持直立姿势的同时以舒适为度尽可能抬起手臂和腿。提醒髋关节置换术后的参与者，一次抬高一只脚，距离地面只有一英寸（2.5 厘米）或更少，以防止髋关节屈曲超过 90°。

☐ 指导参与者避免超伸从而锁定或伸展超出正常关节活动度——特别是肘关节和膝关节。在直立或站立位时，指导参与者保持柔软，不弯曲。

☐ 不要一次锻炼双腿。锻炼一条腿时，一定要将另一条腿稳稳地放在地板上，以防止腰部疲劳。

☐ 鼓励参与者在锻炼时保持良好的姿势和呼吸频率。避免浅呼吸，特别是屏住呼吸，那样会升高血压，减少身体活动的乐趣。

☐ 如果参与者感到疲劳，鼓励他们停下来休息，当他们准备好时重新加入课程。

☐ 专注于乐趣和安全，这是首要的！

引自 E. Best-Martini and K. A. Jones-DiGenova, 2014, Exercise for Frail Elders, 2nd ed. (Champaign, IL: Human Kinetics).

需要记住，任何人的表现能力可能会每天都有所不同。

当你了解你的参与者时，也要记住，他们可能有一个或多个看不见的或隐藏的特殊需求，如骨质疏松症（可能是未确诊的），或在体检表上没有注明的髋关节或膝关节置换术史，或参与者无法与您沟通。因此，在应用以下有关特定安全预防措施的信息时，需要注意教室环境的安全。例如，对于那些有骨质疏松症风险的人，如果他们无法表达自己的特殊需求，或者最近没有接受过检测，那么就应该有针对骨质疏松症的预防措施。

需要记住，本部分包含适用于其他运动部分的一些特定的安全预防措施，但只会在本部分中找到，因为热身是设计所有锻炼计划的第一个部分。

阿尔茨海默病和相关的痴呆

- 一些热身练习要求教练有足够的观察力，应对那些不记得方向或者发现那些正在进行相反方向练习的参与者。让这些参与者坐在你视野范围内。如果参与者有其他特殊需求，确保他们遵循特殊需求的特定安全措施。
- 当进行某些需要从一侧到另一侧的关节活动度练习时，缓慢地从一侧移动到另一侧。例如，给一个视觉和口头的指令，如"换到另一侧"。当你看到他们换好后，继续相关的指令。这种方法可以帮助那些有记忆问题的人记住他们刚刚锻炼过的那一侧。

关节炎

- 一次彻底的热身练习对有关节炎的参与者尤其重要，因为他们的关节需要额外的时间缓解僵硬并为锻炼做好准备。
- 为了保持关节活动度和灵活性，即使存在炎症（发红、发热、肿胀和疼痛），也应鼓励关节炎患者每天小心地进行活动范围和拉伸锻炼（每天 1 ~ 2 次）。
- 用低强度和可控运动进行的活动范围和拉伸练习不会增加症状或疼痛（Rahl, 2010, 184 ）。
- 当关节明显发炎时，建议参与者进行 1 ~ 3 次（关节炎基金会, 2009, 258）缓慢而温和的关节活动度练习。例如，虽然正常的腕关节屈曲度约 90°，但日常活动仅需要约 45°。在别人正在做重复练习的课堂上，在间歇时间里给参与者提出一个可以享受和受益的练习，比如三步深呼吸练习。
- 如果轻度的关节活动度练习加剧了关节炎，可能需要休息。

脑血管意外（CVA，脑卒中）

- 在冠心病（心脏病）安全预防措施里也能找到相关方法。
- 提供清楚的热身指导对发作过脑卒中的参与者极其重要。如果参与者右侧瘫痪，则主要通过示范来指导练习，少使用口头指示。如果左侧瘫痪，则更多地依靠口头指示，少用手势示范（美国老年人健身协会, 2012c）。
- 为避免增加脑内血管压力和脑卒中的风险，向前弯曲时让参与者将头部保持在心脏水平之上。我们已经从这本书中排除了这样的练习。对于脑卒中幸存者、有脑卒中危险的人、增殖性视网膜病不能控制的患者（参见下文"糖尿病"部分）和青光眼患者而言，当他们系鞋带、从地板上拾物品等时，需要特别注意采取这种预防措施。

慢性阻塞性肺疾病（COPD）

- 对慢性阻塞性肺疾病患者来说，彻底的热身阶段对于通气、心率、血压和运动肌肉的血流增加是至关重要的（AACVPR, 2006, 43 ）。
- 注意避免让参与者屏住呼吸，包括热身、关节活动度练习和拉伸等所有运动，以防止呼吸系统和心血管系统负荷加重。
- 手臂活动范围练习可能会比腿部活动范围练习更快造成呼吸短促。可以将手臂和腿部运动结合，也允许参与者只做腿部运动，因为它们比单独手臂运动提供更好的热身。
- 提醒慢性阻塞性肺疾病患者通过缩唇呼吸锻炼膈肌（参见本章后面强调腹部运动的"三

步深呼吸练习"说明中的第一部分)。如果参与者发生呼吸困难(呼吸急促)或过度通气(呼吸频率和呼吸深度增加),让他停止锻炼。

缩唇呼吸练习指导 [a]

1. 用鼻子慢慢呼吸。保持嘴闭合。
2. 撅起嘴唇,就好像要吹口哨。
3. 通过撅起的嘴唇慢慢呼气 [b]。
4. 重复几次或直到呼吸平静。
鼓励慢性阻塞性肺疾病患者全天都练习这项技能。
[a] 让参与者先练习缩唇呼吸,然后与膈肌呼吸相结合。
[b] 呼气时间应该是吸气时间的 2~3 倍。从 2 秒吸气和 4 秒呼气开始。

冠心病(CAD,心脏病)

- 彻底的热身对于有心血管问题的参与者而言至关重要。随着冠心病的进展,心脏的氧气供应相应减少,而彻底的热身可以降低诱发心脏缺血(心脏缺乏血液和氧气)的可能性,这种情况可以在突然的、剧烈的身体活动中发生(ACSM 和 AHA,2007)。

抑郁

- 以乐观的风格进行教学,促进积极的互动,除了有提升情绪的益处外,还可以让锻炼带来振奋人心的效果。在整个课堂中注意参与者的面部表情和让他们微笑的东西。
- 在课堂上,鼓励参与者练习良好的坐姿,在能够站立时练习良好的站姿。好的姿势可以塑造更好的自我形象和态度。找机会认可或赞美参与者姿势的改善,即使这种改变是轻微的。
- 让参与者坐直并进行三步深呼吸练习,可以激发参与者使用更多的肺容积。
- 良好的姿势、深呼吸和鼓舞人心的形象可以成为缓解抑郁症的强大组合。需要参阅本章后面的说明,了解良好的坐姿和站姿。
- 建立融洽关系后,鼓励参与者全天练习良好的姿势、深呼吸和积极的形象。
- 抑郁可能会影响一个人的动力和对锻炼的坚持。因此,为了包括提高情绪在内的巨大好处,鼓励规律的锻炼。

糖尿病

- 对于正在应用胰岛素或胰岛素促分泌素的参与者,在课前和课后确保监测他们的血糖。当运动前血糖水平低于 100 mg/dl 时,需要摄入糖类以防止低血糖(ACSM 和 ADA,2010,2285;Rahl,2010,210;ADA,2008,S22)。食物种类可以由医疗保健提供者推荐。如果合适,建议参与者随身携带高糖类小吃(Rahl,2010,218)。
- 运动前 30~60 分钟可能需要进食或改变胰岛素剂量(Rahl,2010,214;ACSM,2009a)。
- 确保患有周围神经病变(糖尿病的长期并发症,可能包括足部感觉丧失)的参与者穿着合适的鞋子以预防溃疡(ACSM 和 ADA,2010,2286;Venes,2009)。

- 指导患有不可控的增殖性糖尿病视网膜病变（先兆的视网膜微血管损伤）的参与者避免进行增加眼压和出血风险的活动，如将头部低于心脏水平（ACSM 和 ADA，2010，2286）。需要参阅"脑血管意外（CVA，脑卒中）"部分的最后一点。

体质差

- 定期、安全的运动，例如关节活动度练习，对于体弱的个体尽可能地恢复功能至关重要。鼓励定期参与课程和进行家庭活动范围锻炼，从一两个关键的活动范围练习开始，例如练习 4.5，坐位脚趾点地和屈曲练习，或 4.6 坐位踝关节旋转练习，可以帮助放松脚踝，有利于步态和平衡。
- 解决体弱参与者其他可能的特殊需求。

髋部骨折或置换

- 努力保持参与者在物理治疗中获得的肌肉控制和关节活动度的程度。
- 避免涉及内旋的关节进行关节活动度运动；避免跨越身体中线（交叉腿）的髋内收和髋屈曲超过 90°，以减少髋关节脱位的风险，除非参与者已经从医生获得书面允许，表明这些具体的运动没有禁忌。在涉及将脚抬离地面的练习中，他可以将脚抬离地面 1 英寸（2.5 厘米）。

高血压

- 如果一个人的静息收缩压大于 200 mmHg 或舒张压大于 110 mmHg，他 / 她不应该运动（ACSM，2010，249）。
- 指导参与者避免屏住呼吸，包括控制呼吸，以防止不必要的血压升高。

多发性硬化和帕金森病

- 对于患有慢性神经系统疾病的人来说，关节活动度可以显著减少。鼓励参与者做最适合他们的每个活动范围练习。
- 指导在控制颈部运动方面有困难的人避免颈部活动范围练习，以降低受伤的风险。
- 当存在平衡问题时，避免站立时执行上半身活动范围练习或任何需要使用双手的练习（无法保持安全）。

骨质疏松症

- 当骨质疏松症进展时，由于跌倒的风险，站立运动可能不安全。保持坐位练习，以消除跌倒的危险。
- 避免脊柱屈曲。避免涉及脊柱向前弯曲的活动范围运动，这会增加椎骨骨折的风险（American Senior Fitness Association，2012a, b, c; Williamson，2011，283; ACSM，2009a，275; Minne and Pfeifer，2005）。
- 对于练习 4.21，当骨盆向后倾斜时，指导参与者保持脊柱直立，不要使躯干向前弯曲（脊柱弯曲）。这种预防措施适用于整个课程（有或没有骨质疏松症）。
- 对于练习 4.22、4.23 和 4.24，参与者应该避免扭动（Minne and Pfeifer，2005），特别是与弯腰相结合时（ACSM，2009a，275）。如果参与者有较轻的骨质疏松症和脊柱运动的医疗禁忌，其应该以一个很好的姿势在一个较小的活动范围中慢慢地进行这些练习。

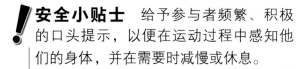

安全小贴士 为了老年人安全和有效的热身，需要仔细遵循安全预防措施和以下循证指南。

- 促进良好的姿势。鼓励参与者在整个课程和整天中以最好的姿势坐下和站立。他们应该避免滑倒或屈曲躯干，这可能导致前椎骨塌陷。
- 指导参与者坐在椅子上尽可能地向后仰臀部，理想姿势是保持背部与地面垂直，并且背部有良好的支撑。需要参阅本章稍后的"良好坐姿说明"。

感观丧失

- 向听力受损的参与者清楚地演示热身练习。
- 向有视力障碍的参与者准确直接地描述热身练习。

运动指南

每一个锻炼开始时做好热身。10 分钟的热身对增加锻炼肌肉的血流量，提高肌肉温度，放松肌肉和关节，增加关节活动度和功能，以及预防肌肉和关节损伤是必不可少的。表 4.1 显示了 10 ~ 15 分钟热身的各个部分的持续时间。按照推荐顺序进行热身练习，首先是姿势维持，然后是三步深呼吸，关节活动度练习，最后是拉伸练习。

如果你计划在课堂上同时进行抗阻练习和有氧练习，那么只有当有氧运动先于抗阻练习时，组员才需要进行热身练习。如果先进行抗阻练习，则在抗阻练习之后立即进行短暂的拉伸运动（使用表 4.3 简化的 5 种拉伸练习），然后继续进行几分钟的有节奏的运动（如缓慢行走或低强度有氧腿部运动），再过渡到有氧运动。

以下热身的每个部分的指南适用于指导坐位和站立位练习。本章包括坐位和站立位热身练习的四个部分——姿势、深呼吸、关节活动度和拉伸运动的具体说明。

安全小贴士 给予参与者频繁、积极的口头提示，以便在运动过程中感知他们的身体，并在需要时减慢或休息。

保持良好姿势的指导

良好的姿势是运动和日常生活的关键。姿势不佳会降低关节活动度和呼吸能力，并增加

表 4.1 10 ~ 15 分钟热身每个部分的持续时间

热身运动	时间（分钟）
姿势意识	0.5 ~ 1
三步深呼吸	0.5 ~ 1
关节活动度[a]	8 ~ 10
拉伸运动	1 ~ 3

[a] 低强度有氧运动（见第 6 章）可以代替或者和活动范围练习结合

跌倒和发生疼痛的可能，尤其是在腰背部。你可以通过把参与者从一个瘫软的姿势变成直立的姿势，激发他们的锻炼热情。

指导姿势意识练习时，需要牢记以下原则：

良好的开始

- 首先应让参与者了解姿势的重要性。
- 在练习的开始阶段，要经常提及良好姿势的重要性。在参与者养成良好姿势的习惯之前，有时在锻炼之前、之后甚至在锻炼过程中给予一个积极提示（例如"坐直"或"坐高"）是很有必要的。那些有记忆力障碍的人可能一直需要提醒。
- 当参与者掌握了锻炼方法，并且能顺畅地锻炼时，你可以在课堂开始时讲授姿势课程，并在需要时提醒他们。

口头指导和反馈

- 当你发现一个参与者容易跌倒或驼背时，试试这些提示：
  1. 给班级示范一个通用的好姿势作为提醒。
  2. 使用积极的指导，比如说"挺胸"，而不是"不要瘫倒。"询问能激发他们积极性的问题，例如"你的臀部尽可能靠椅背了吗？""你的骨盆与下腰部曲线好看吗？"
  3. 如果在集体提醒后某人仍然需要指导，给予其特别的鼓励。
- 指导参与者不要保持僵硬或静止的身体姿势。让他们在姿势运动后轻轻地甩动手臂，同时保持好的姿势，来形成放松的姿势。
- 寻找机会告诉他们，"你的姿势看起来不错"。
- 在一对一的课程或者大课的课前或课后，对他们的姿势或其他进步给予积极的反馈。
- 鼓励参与者用控制姿势的肌肉坐直，不要将背部靠在椅背上，尽可能在整个课程（以及在课外）加强核心肌群的锻炼。在他们感到疲惫和需要帮助时，指导他们坐在椅子的里面部分（尽量减少摔倒）。

！安全小贴士　切勿使任何人强行做到正确的姿势。

经常需要的

- 如果参与者在进行姿势意识练习或任何其他锻炼时倾向于举起肩关节，则通过上下左右移动肩关节使肩关节稳定，以便在每次锻炼中保持肩关节向下呈放松状态。
- 想象是有帮助的。例如，要表达坐直或站直时脊柱变长的想法，例如说："想象你的脊柱是从头顶拉出来的一条弹性线，同时它被拉到了地面上"（Diamond, 1996, 4）。

三步深呼吸练习指南

本章后面介绍的三步深呼吸练习可以改善精神集中，这可以帮助参与者更好地集中注意在你的指导上，避免受伤。以下是一些简单的指导三步深呼吸练习的方法。

- 在深呼吸之前，始终先教坐位姿势意识练习，以激励那些正坐立不安的人，使他们能够使用更多的肺活量。
- 运动前做深呼吸来放松，让他们更多地注意自己的身体。

- 提醒参与者要以舒适的节奏进行深呼吸。确保他们不是为了赶进度。
- 教导参与者在整个练习过程中保持肩关节放松，特别是在第 3 部分的深呼吸练习中锁骨上移时。

安全小贴士 如果一个参与者在三步呼吸过程中感觉头昏眼花，指导他恢复正常的呼吸节奏，如果正在站立要小心坐下。

- 在参与者学习了这个课程后，鼓励他们逐渐从肺部呼出更多的气体，不要紧张。
- 尝试将深呼吸融入锻炼课程。例如，他们可以在每次拉伸运动后做一个三步深呼吸，以更好地放松。
- 在整个课程中，提醒参与者以良好的姿势，更少浅呼吸、更多深呼吸地坐下或站立，以使用更多的呼吸能力。

关节活动度练习指南

关节活动度锻炼有助于提高老年人的灵活性、肌肉骨骼功能、平衡和敏捷性。持续的有节奏的关节活动度练习对于体弱的长者和有特殊需求的人来说，是做好运动准备的极好的锻炼。本章结尾处的插图说明的关节活动度练习适用于身体的所有主要关节。指导关节活动度练习时需要遵循以下准则：

良好的开始

- 最初，参与者可以通过一侧重复 6 ~ 8 次来进行关节活动度练习。这样就可以一次掌握一侧的练习，然后同时协调两侧。有两个例外：
  1. 坐位原地踏步。
  2. 腕关节和踝关节活动度练习：双侧一起做小范围运动以进行热身。
- 在参与者对一侧的关节活动度练习感到适应之后，可以使用这些运动模式之一：
  1. 可选择先进行一侧练习，再练习对侧——即进行关节活动度练习时按右侧，左侧，右侧……进行。
  2. 双侧手臂一起练习。

安全小贴士 避免做太多小肌肉的活动度练习，如腕关节和指间关节的练习，这会延缓热身的进程。

有效地练习

- 最终，为了更有效地热身，让参与者一起做上下半身的活动度练习（例如腿部加上半身）。
- 不要在不同的关节活动度练习之间休息。保持练习持续不断，以提高体温，这是热身的主要目标，但不断提醒他们调整身体，并在需要时减速。
- 此外，在适当的时候，做一些使用较大肌肉的练习，例如坐位原地踏步（练习 4.1），或者与上半身练习结合。

重复练习

- 指导参与者每个关节活动度练习进行 3 ~ 8 次重复。如果练习是从一侧到另一侧进行，那么每一侧都要进行 3 ~ 8 次练习。

- 跟随课程，尤其是较大的班级，开始更多的重复练习——如果参与者能容忍，每个关节活动度练习进行 6～8 次重复。开始时进行较少的重复可能不会给你足够的时间来观察和评估所有的参与者，并在每个练习中给予适当的反馈。
- 在参与者熟悉关节活动度练习之后，如果你需要额外的时间来进行其他的课程，特别是如果这是一个全身的课程（在第 8 章中描述），那么你可以将他们重复练习的数量减少到建议的 3～8 次的范围内。但是需要记住，热身运动部分至少要持续 8 分钟。

时间和技术

- 缓慢流畅地进行关节活动度练习。
- 和抗阻练习的 3 秒比较而言，关节活动度的每个重复练习应该在每一个方向进行 1～2 秒。

变体和进阶动作

- 在本章结尾的插图练习中介绍的变体和进阶动作可以增加热身的乐趣。改变这些练习的一般方法是逐渐增大运动动作，但始终保证个人能无压力和无痛地进行练习。
- 可以用低强度的有氧运动，如步行或慢速动感单车来取代热身的活动度练习阶段。如果参与者可以安全地做到这一点，将一些上身活动度练习融入到步行或骑自行车中。第 6 章中的一些上身和下身的有氧运动可以作为热身项目以低强度进行。
- 除了进行抗阻练习外，不要使用哑铃或其他道具进行关节活动度练习或其他练习。

拉伸运动指南

热身或拉伸是为了身体锻炼而进行准备，而放松或舒张则可以提高灵活性。以下是热身拉伸的指导（关于拉伸的更多细节，参见第 7 章）：

> **！安全小贴士**　记得让参与者在热身后舒展一下，预防未活动开的肌肉和关节受伤。

- 在姿势、呼吸和关节活动度练习后，肌肉温度得到升高（ACSM, 2011, 1345），再做拉伸运动，这是热身的最后环节。
- 在热身阶段，做一些比放松阶段更短时间的拉伸运动（表 4.3 或表 4.4）。表 4.3 和表 4.4 包括某些身体部位的关键拉伸，这些部位对大多数老年人而言都是僵硬的。
- 让参与者保持约 10 秒钟的拉伸热身（在放松阶段，做更多的拉伸并保持 15～30 秒）。

基本坐位热身练习

基本坐位热身练习集中在一组全面的 24 个关节活动度练习中，包括姿势、呼吸和拉伸练习（参见表 4.2）。在教授这些练习之前，我们建议你仔细阅读整个章节。此外，如果你是初学健身教练或希望改进你的教学技巧，需要参阅第 3 章中的三步教学法。然后，首先教你如何参加基本坐位热身练习——在教授基本的站立热身练习之前，可以先了解参与者的强度和目前的上限。坐位锻炼可以消除站立时跌倒的风险。能够安全站立的参与者可以慢慢地进展到基本坐位热身练习中的站立变体。

下面是按照顺序推荐的基本坐位热身说明：（a）第一是姿势，（b）然后呼吸，（c）然后是活动范围运动，以及（d）在身体被预热后最终拉伸。

坐位姿势意识练习

先教好坐姿，让参与者养成良好姿势的习惯。需要参阅下文的"良好坐姿说明"。本练习的主要目标是向参与者讲授脊柱的自然曲线——中立位脊柱（图4.2）。参与者往往需要经常提醒，以便在整个课程中都能保持这种姿势。

为了形成良好的坐姿或中立位的脊柱，如果可以的话，使用有直立椅背的椅子。当参与者倚靠在椅子或轮椅上时，一个枕头或垫子可以帮助其坐直，特别是在椅背不直的情况下。为了维持自然的腰部（腰背）曲线，可以将毛巾卷成约3英寸（8厘米）厚（取决于身体尺寸）并用橡皮筋扎起。

骨盆的位置是良好姿势的关键。教你的参与者坐位骨盆倾斜和弓背练习（练习4.21），使骨盆向前和向后移动，以便最终找到自然的腰部（腰背）曲线。需要参阅练习4.21的变体和进阶动作。让参与者有额外的时间在课堂上练习骨盆倾斜，并给他们一些"家庭作业"，在家里练习。

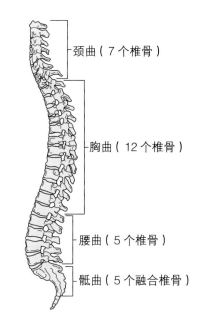

颈曲（7个椎骨）

胸曲（12个椎骨）

腰曲（5个椎骨）

骶曲（5个融合椎骨）

图4.2　中立位脊柱

首先，确保参与者有背部支持并以良好的坐姿进行锻炼。然后，当他们准备好后，逐渐进步到没有背部支撑而坐直（尽可能长时间保持良好的姿势）以加强姿势或核心肌群。

在一个稳定的平面上依靠背部支持有效地执行良好的坐姿是我们推荐的坐姿平衡练习（Bryant and Green, 2009, 534）。这个练习是进行更加困难的坐姿平衡挑战的先决条件，例如在没有背部支持的情况下坐直。对于在不稳定平面不会出现跌倒风险的参与者，谨慎地进展到在不稳定的平面（如充气盘或稳定球）上练习坐姿。

鼓励参与者在整个课堂以及全天保持这种改善的姿势。你可以复制"良好坐姿说明"，以备课时参考。你也可以放大图4.2，作为班级的视觉辅助工具。

良好坐姿说明

以下练习说明请参阅正文中段落，了解指导此练习的重要信息。

1. **臀部**：把臀部靠在椅背上。
2. **背部**：坐直。
3. **膝部**：把你的膝盖放在脚踝的正上方，约打开双髋的距离。
4. **足部**：把双足平稳地放在地面上，约双髋的距离，脚趾朝前或轻微外展（如果那样更舒适）并保持对称。
5. **手部**：把手放在两侧或大腿上。
6. **胸部**：深吸一口气，感受你的腹部、肋骨和胸廓的膨胀；感受你的胸部向上抬起。保持那种放松的感觉。

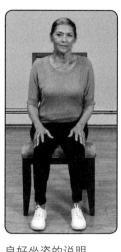
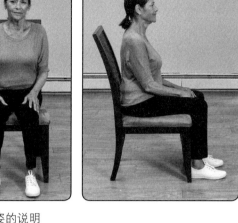

良好坐姿的说明

7. **肩关节**：耸肩，然后放松你的肩关节，同时保持直立的姿势（见坐位耸肩练习，图示 4.11）。

8. **头颈部**：向前看，稍微向下和向后拉动你的下巴。

教学小贴士：检查每个参与者的坐姿。根据需要重复任何步骤。

可视化练习：为了保持良好的姿势，引导参与者进行这些可视化练习：

1. "想象一下，让一个金色的丝线连接到你的头顶，轻轻地向上拉。你的躯干很容易变长，变成好姿势。"

2. "想象某种高大、美丽、像树或瀑布般的鼓舞人心的东西。让令人振奋的形象帮助你坐高。"

引自 E. Best-Martini and K.A. Jones-DiGenova, 2014, Exercise for frail elders, 2nd ed. (Champaign, IL: Human Kinetics).

如果参与者的脚不能到达地面，需要让其坐在椅子前面。如果其无法维持该位置，需要提供足部支撑，如电话簿或折叠的毛巾。

坐位三步深呼吸练习

对每个步骤进行口头解释和动作演示，以促进参与者的学习进程。从深呼吸的第一步开始，把注意力集中在充分扩张和收缩腹部。如果可能的话，检查每个参与者的腹部是否在吸气时膨胀，呼气时收缩。参与者掌握第一步后（可能需要一个课程或几个星期），增加第二步的内容，从腹式呼吸继续进入胸式呼吸。参与者对第二步感到满意后，接着进行第三步。

下页显示了三步深呼吸练习的步骤说明，这适用于坐位和站立姿势。教练的提示可以在括号中找到。为了使课程变得多样化并增强参与者的动力，可用的同义词包括收缩（即收紧、拉动、挤压），膨胀（即填充、扩大、膨胀），呼出（即呼气、吹出），吸入（即吸气）等等。观察并询问参与者哪些词最适合他们。

在设计你的课程时，安排额外的时间来学习新的练习。一些参与者需要比其他人花更多的时间来学习如何协调呼气时腹部收缩和吸气时腹部扩张（第一步）等。在最初的学习阶段之后，如果你安排最少 10 分钟的热身，则需要大约 1 分钟的时间进行姿势和呼吸练习。

三步深呼吸练习说明

第一步

为了学习有效的腹式呼吸，参与者将一只或两只手放在腹部，并感觉腹部在呼气时收缩，吸气时膨胀。

1. 想象你的腹部有一个小气球。把你的手放在你腹部的每一边摇晃气球。
2. 将你的腹部收缩以能抵到脊柱上，以充分呼气。想象气体正从气球中释放出来。注意你的手指靠得越来越近（对于呼气较短的参与者，放弃最后靠拢手指的指令）。
3. 吸气。想象一下，当你的腹部膨胀时，你的气球充满了空气。
   根据需要重复步骤2和步骤3。当参与者可以独立执行步骤2和步骤3时，进展到步骤4和步骤5。
4. 以舒适的节奏继续进行3次（或更多次）深呼吸。
5. 每一次呼吸，感觉越来越轻松。

第二步

继续想象第1步的气球。指导参与者，"将一只手放在腹部，并将另一只手放在胸廓上。"

1. 充分呼气，并感觉到你的腹部压向你的脊柱。
2. 吸气并感觉你的腹部扩大（如步骤1）。你的气球正在扩张，通过你的腹部进入你的胸腔。
3. 当你想象你的气球轻轻地在你的胸腔内膨胀时，将它继续留在胸部并感觉你的胸廓扩张（对于吸气较短的参与者，忽略这句话的后半部分）。
4. 呼气并感觉你的肋骨收缩，慢慢让空气离开你的气球。
5. 然后将腹部拉向脊柱，完全无压力呼气。让所有空气慢慢地从你想象中的气球中出来。
   根据需要重复步骤2至步骤5。当参与者准备好时，进展到步骤6到步骤7。
6. 以舒适的速度继续进行3次（或更多次）深呼吸。
7. 每一次呼吸，感觉越来越轻松。

第三步

继续"第二步"的气球想象或创作另一个图像。参与者将他们的手放在锁骨上可能会有帮助。

1. 充分呼气，向你的脊柱收缩你的腹部。
2. 通过扩大你的腹部充分吸气（如步骤1）。
3. 然后展开你的胸廓（如步骤2）。
4. 保持吸气，感觉胸廓膨胀，锁骨略微上升，想象气球在上胸腔充满（轻轻压在腹部、肋骨和上胸部内侧）。
5. 呼气并感觉你的锁骨稍微下降，胸廓收缩，肋骨收缩，腹部收缩向你的脊柱，慢慢地让空气离开。根据需要重复步骤2~5。当参与者准备好时，进展到步骤6~8。
6. 按照自己的节奏继续深呼吸3次（或更多次）。
7. 每一次呼吸，感觉越来越轻松。
8. 在你最后一次深呼吸之后，花点时间享受更加放松的状态。

引自 E. Best-Martini and K.A. Jones-DiGenova, 2014, Exercise for frail elders, 2nd ed. (Champaign, IL: Human Kinetics).

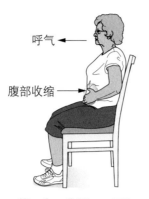

第一步，步骤 1：开始时的姿势。

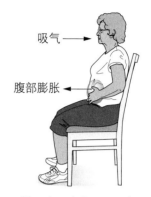

第一步，步骤 2：呼气。

第一步，步骤 3：吸气。

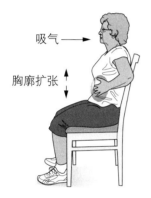

第二步，步骤 3：吸气。

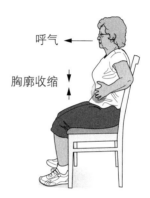

第二步，步骤 4：呼气。

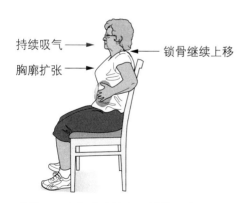

第三步，步骤 4：吸气胸廓扩张，锁骨上移。

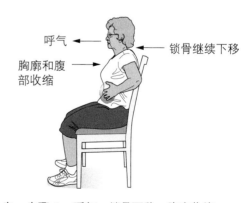

第三步，步骤 5：呼气，锁骨下移，胸廓收缩。

坐位关节活动度练习

表 4.2 描述了可以坐位或站立位的 24 个关节活动度练习。这 6 套下半身和 18 套上半身的全面练习针对身体的大关节。

具体来说是通过目标关节的合理运动来帮助你和参与者记住这些练习。至于多样性，你可以先进行上半身练习，然后进行下半身练习，或者可以交替进行，这可以让体弱参与者更简单地开始锻炼。当交替练习时，在练习另一个关节之前，通过练习整个目标关节将更容易保持进度。

为了帮助记忆并指导关节活动度练习，每个目标关节类别都按照相同的一般练习顺序进行设计：

第一，上下或前后运动：屈伸。

第二，侧向运动：外展和内收。

第三，环绕运动：旋转。

第四，特定关节可能有的额外动作。

关节活动度练习（第 4 章）、抗阻练习（第 5 章）和拉伸练习（第 7 章）包含了称为挑战练习的中级和高级练习。在介绍这些更具挑战性的练习之前，让参与者有机会先对其他基本练习感到舒适。您还可以在第 4 章、第 5 章和第 7 章图示说明部分的变体和进阶动作中找到挑战性练习。

介绍挑战性练习——4.21，坐位骨盆倾斜和弓背练习——在参与者对其他基本坐位的活动范围练习感到舒适之后。如果您选择不按照推荐的顺序进行练习，先让参与者熟练掌握图示 4.21，骨盆倾斜和弓背练习（挑战性练习）；在扭转和弯曲脊柱活动范围练习之前（图示 4.22、4.23 和 4.24），通过 4.12 划船练习和 4.13 关窗户练习对背部进行热身。根据美国老年人健身协会（2012a, b, c），在扭转和侧向（侧身）脊柱运动之前，首先通过向前和向后运动可将受伤的风险最小化。了解骨质疏松症患者的具体安全预防措施，特别是避免脊柱屈曲。

在进行活动范围练习之前开始进行姿势和呼吸练习的热身活动，并以轻微拉伸结束（参见表 4.3 和表 4.4）。你可以在课堂上打印表 4.2，即"坐位或站立基本热身"，以供参考。

坐位拉伸练习

在关节活动度练习后，参与者已经热身，可教授坐位拉伸运动。表 4.3 "简化的 5 种拉伸练习"和表 4.4 "简化的 8 种拉伸练习"中的两组热身拉伸运动可供选择，这两组练习比第 7 章中所示的 12 种综合性拉伸练习要少。所有的拉伸练习都在第 7 章的末尾进行了说明和描述，这些练习还给出了每个拉伸运动的安全提示和变体以及进度选项。你可以打印表 4.3 和表 4.4 以在课堂上使用。

基本站立位热身练习

基本站立位热身与坐位的一样，侧重于全面的 24 组关节活动度练习，并包括姿势维持、呼吸和拉伸运动。所有这些练习都在表 4.2 中列出。这些练习是基本坐位热身练习的站立位练习版本；因此，站立位练习可以替代坐位练习，可以交替练习，也可以与坐位练习同时进行，

表 4.2　坐位或站立基本热身 [a]

姿势练习
参考本章的"良好坐姿说明"和"良好站姿说明"

呼吸练习
参考本章"三步深呼吸说明"

下半身关节活动度练习

目标关节	图示
髋关节	4.1 坐位原地踏步练习
	4.2 坐位腿外展内收练习
	4.3 坐位髋关节旋转练习
膝关节	4.4 坐位坐位屈伸练习
踝关节	4.5 坐位脚趾点地和屈曲练习
	4.6 坐位踝关节旋转练习

上身关节活动度练习

肩关节	4.7 坐位手臂摆动练习
	4.8 坐位蝴蝶展翅练习
	4.9 坐位肩关节旋转练习
	4.10 坐位"搅拌汤锅"练习
	4.11 坐位耸肩练习
肩肘关节	4.12 坐位划船练习
	4.13 坐位关窗户练习
腕关节	4.14 坐位腕关节屈伸练习
	4.15 坐位腕关节旋转练习
指关节	4.16 坐位开合手练习
	4.17 坐位张开十指练习
	4.18 坐位弹钢琴练习
颈椎（颈部）	4.19 坐位下巴贴胸练习（点头）
	4.20 坐位下巴贴肩练习
脊柱（背部）	4.21 坐位骨盆倾斜和弓背练习（挑战性练习）[b]
	4.22 坐位侧身够物练习
	4.23 坐位躯干旋转练习
	4.24 坐位扭转练习

拉伸运动

参考本章简化的 5 种拉伸练习（表 4.3）或简化的 8 种拉伸练习（表 4.4）

[a] 所有坐位基本关节活动度练习和拉伸练习可以用于站立位练习。需要参阅第 4 章末尾部分所示练习的变体和进阶动作中相应的站立位练习，以及第 7 章的拉伸练习。

[b] 直到参加者熟练完成 4.21 坐位骨盆倾斜和弓背练习（挑战性练习）；通过练习 4.12 坐位划船动作和 4.13 坐位关闭窗户动作进行背部热身后；在侧身练习、躯干扭转练习、扭转练习之前（练习 4.22、4.23、4.24）。

引自 E. Best-Martini and K.A. Jones-DiGenova, 2014, Exercise for frail elders, 2nd ed. (Champaign, IL: Human Kinetics).

表 4.3 简化的 5 种拉伸练习：坐位和站立位[a]

基本拉伸练习图示[a]	目标身体部位及肌肉拉伸	躯体功能获益	
7.3 坐位天鹅样拉伸练习	胸部（胸大肌） 肩关节（三角肌） 上臂前侧（肱二头肌）	姿势、平衡，增大肺活量	
7.8 坐位摸小腿练习	大腿后侧（腘绳肌） 后背（竖脊肌）	姿势，行走，装扮，穿衣，系鞋带，园艺，家务；改善静态和动态站立平衡	
7.5 屈肘上推	上臂后侧（肱三头肌） 后背（背阔肌）	触碰上方（例如上层架子），向后搔抓，洗澡，洗头和刷牙，穿衣，系文胸，清洗	
7.12 摸小腿拉伸	小腿（腓肠肌，比目鱼肌）	平衡，走路（防止萎缩）	
7.7 坐位转身练习	躯干（腹部，竖脊肌）	向后看（例如驾驶），进出汽车，清洁，装载和卸载洗碗机和烘干机	

[a] 交替进行上半身和下半身拉伸。所有坐位基本拉伸练习可以应用于站立位练习。参见第 7 章结尾处演示的变体和进阶动作中相应的站立位练习。通过站立位练习，参与者将获得更大的平衡功能，特别是涉及单腿站立的练习（由平衡图标表示）。

引自 E. Best-Martini and K.A. Jones-DiGenova, 2014, Exercise for frail elders, 2nd ed. (Champaign, IL: Human Kinetics).

表 4.4 简化的 8 种拉伸练习：坐位和站立位[a]

基本拉伸练习图示[a]	目标身体部位及肌肉拉伸	躯体功能获益	
7.3 坐位天鹅样拉伸练习	胸部（胸大肌） 肩关节（三角肌） 前臂（肱二头肌）	姿势、平衡，增大肺活量	
7.5 坐位屈肘上推练习	上臂后部（肱三头肌） 后背（背阔肌）	触碰上方（例如上层架子），向后搔抓，洗澡，洗头和刷牙，穿衣，系文胸，清洗	
7.7 坐位转身练习	躯干（腹部，竖脊肌）	向后看（例如驾驶），进出汽车，清洁，装载和卸载洗碗机和烘干机	
7.8 坐位摸小腿练习	大腿后部（腘绳肌） 后背（竖脊肌）	姿势，行走，装扮，穿衣，系鞋带，园艺，家务；改善静态和动态站立平衡	
7.9 坐位股四头肌拉伸练习	大腿前部（股四头肌） 小腿前部（胫前肌）	姿势，散步；改善静态和动态站立姿势	
7.10 坐位大腿外展练习	大腿内侧（髋关节内收）	洗澡，进出汽车	
7.11 坐位大腿外侧拉伸	臀部外侧和大腿（髋外展肌）	交叉腿，姿势，步态稳定	
7.12 坐位小腿后侧拉伸练习	小腿（腓肠肌，比目鱼肌）	平衡，走路（防止萎缩）	

[a] 交替进行上半身和下半身拉伸。所有坐位基本拉伸练习可以应用于站立位练习。参见第 7 章结尾处演示的变体和进阶动作中相应的站立位练习。通过站立位练习，参与者将获得更大的平衡功能，特别是涉及单腿站立的练习（由平衡图标表示）。

引自 E. Best-Martini and K.A. Jones-DiGenova, 2014, Exercise for frail elders, 2nd ed. (Champaign, IL: Human Kinetics).

以适应不同需求的参与者。参见第 8 章，了解参加者是否准备好从坐位到站立位练习、站立位练习的好处、何时坐位练习优于站立位练习，以及何时同时进行坐位和站立位练习。

作为健身教练，你会精心指导参与者在课堂上站立或坐下。我们建议任何不能安全站立的人继续坐位热身练习。有轻微平衡问题的参与者应该只进行那些可以让一只手可以握在坚固的椅子后面以获得支持的站立位练习。

使用双手的活动范围练习只能由能站稳脚跟的参与者进行。重点放在站立锻炼期间的跌倒预防，方法是将椅子直接置于所有参与者后面，以便他们可以在必要时轻松坐下。需要记住，参与者的平衡能力可能每天会有所变化。

以下是按照推荐顺序进行基本热身的说明：（a）姿势，（b）呼吸，（c）活动范围练习，（d）在身体热身后进行拉伸运动。

良好站姿说明

良好站姿说明

下面是练习的书面解释和实际演示。

1. **手部**：将你的双手放在身体两侧或者椅子后面以获得支撑。

2. **足部**：把双足放在与双髋平齐的距离，脚趾朝前或轻微外展并保持对称（如果那样更舒适）。

3. **膝部**：不要交锁膝盖；保持"软"而不是弯曲（"缓解膝盖"）。

4. **臀部**：站直。把一只手放在身后，感受腰部的曲线。将另一只手放在臀部或骨盆顶部，将其向前和向后引导（称为骨盆倾斜），直到在腰背部找到自然曲线。

5. **胸部**：深吸一口气，感受你的腹部、肋骨和胸廓的膨胀；感受你的胸部向上抬起。保持那种放松的感觉。

6. **肩关节**：耸肩，然后放松你的肩关节，同时保持直立的姿势。

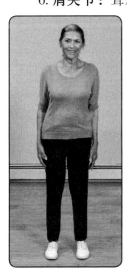 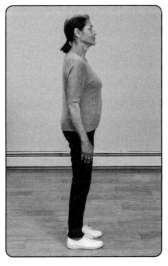

7. **头颈部**：向前看。

教学小贴士：检查每个参与者的站姿。根据需要进行重复。

可视化练习：为了保持良好的姿势，引导参与者进行这些可视化练习：

"想象一条丝线连接到你的头顶，轻轻地向上拉。你的躯干很容易变长，变成好姿势。"

"想象某种高大、美丽、像树或瀑布般的鼓舞人心的东西。让令人振奋的形象帮助你站高。"

建议参与者使用椅子后面的顶部作为芭蕾舞练习时的扶手。这可以是令人振奋的形象。

引自 E. Best-Martini and K.A. Jones-DiGenova, 2014, Exercise for frail elders, 2nd ed. (Champaign, IL: Human Kinetics).

对那些正在进行站立位练习的人，教他们良好的站立姿势，让他们养成用良好姿势运动的习惯。需要参阅"良好站姿说明"。姿势练习的主要目的是在尽可能直立时找到脊柱的自然曲线（见图4.2）。

参考练习4.21的变体和进阶动作，了解站立骨盆倾斜情况。让参加者在课堂上有额外的时间练习骨盆倾斜，给他们布置一些"家庭作业"，在家里练习。

鼓励参与者在整个课堂以及全天保持这种改善的姿势。你可以打印"良好站姿说明"，以备课时参考。您也可以放大图4.2，作为班级的视觉辅助工具。

站立三步深呼吸练习

三步深呼吸练习的指导可以在参与者坐着或站立时进行。一般来说，坐位比站立位更安全，更有利于放松。但是当参与者没有平衡问题时，他们可以通过站立时深呼吸来获益，这样他们就可以随时随地放松身心。与功能锻炼计划的所有组成部分一样，当站立是一个安全和合适的选择时，让参与者选择坐下或站立，并在必要时鼓励他们随时坐下。注意事项："如果感到疲倦或头晕，停止深呼吸并坐下。"

站立关节活动度练习

当参与者站立是安全的并且其感觉准备好时，站立活动范围练习将提供额外的益处，诸如改善静态平衡，改善功能灵活性和日常生活中的站立能力，并且保持甚至增强独立性。

24个站立活动范围练习，就像坐着的那样，是针对身体主要关节的一套全面的6个下半身练习和18个上半身练习。在通过观察他们学习坐姿的练习，并了解参与者的力量和目前的能力极限之后，介绍基本坐位活动范围练习的相关变体和进阶动作（在本章末介绍），这样可以规避站立时跌倒的风险。当参与者在坐位活动范围练习中掌握了良好的技巧并且你已确定其安全时，鼓励他们进行站立锻炼，因为站立位练习能提供额外的好处。

站立拉伸运动练习

坐位拉伸运动可以应用于站立位练习。在活动范围练习之后，当参与者热身后，教他们站立拉伸运动。表4.3和表4.4中两套热身拉伸练习可供选择，这两套练习都比第7章介绍的全套12次拉伸练习要短，所有的拉伸练习都在第7章中进行了说明和描述，也提供了每个拉伸运动的安全提示和变体以及进阶动作。你可以打印表4.3和表4.4在课堂上使用。

变体和进阶动作

24个基本关节活动度练习中的每一个变体和进阶动作都可以使你的锻炼计划变得有创造性，以满足从体弱到健康的全班人的需求。有关这些选项，需要参阅本章末尾的练习说明。在参与者学习了基本坐位活动范围练习之后，介绍"变体和进阶动作"给他们。当你的班级准备迎接更大的挑战时，教授　个或多个基本活动范围练习的变体。例如，如果你的学员特别喜欢坐位肩关节旋转练习（4.9），你可以添加一个变体，如肩关节旋转时伸直手臂画圈。每周或每当参与者适应课程节奏时，你可以引入一个关节活动度练习的变体。在教授关节活动度变体练习之后，你可以稍后重新引入基本练习，交替基本版本和变体，或者在同一课程中同时使用。有关变体和提高课程的其他内容，可参阅第 8 章。

一般来说，你可以通过以下方法改变关节活动度练习：

- 按从小到大的动作进行，以发现潜在的无压力和无痛的关节活动度练习；
- 改变速度（一点点变更快或更慢）；
- 改变节奏；
- 使用音乐（但保持动作平稳和不太快）；
- 站立位练习。

每个基本坐位活动范围练习都有一个站立的选择，当参加者站立安全时这是主要进阶动作。

总　结

锻炼前始终进行一次至少 10 分钟的热身运动，以作为身体从休息状态到运动状态的过渡，并帮助预防肌肉和关节损伤。对有特殊需求的体弱长者和成年人进行理想的热身，包括良好的姿势、深呼吸、关节活动度练习和拉伸运动。本章介绍了热身练习的指导方针、安全预防措施和明确的教学指导，使您能够进行建设性和愉快的热身练习。关节活动度练习的介绍和插图见下。

图示说明

图示 4.1 ~ 4.6 是下半身关节活动度练习，图示 4.7 ~ 4.24 是上半身关节活动度练习。除非另有说明，练习、安全提示以及变体和进阶动作适用于坐位和站立位练习。确保参与者在进行这些练习时保持良好的姿势。

良好的坐姿和站姿

需要务必参阅本章前面提到的良好坐姿和站姿，并在每次练习时经常提醒参与者。

坐位原地踏步练习
目标关节——髋关节

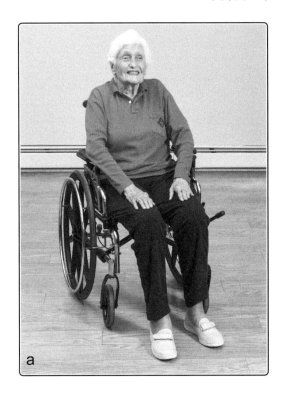
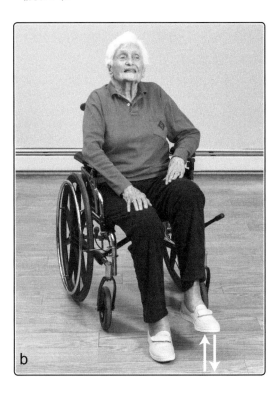

开始和结束的身体姿势

1. 好的坐姿。
2. 双手放在舒适的位置。

向上和向下的动作

3. 从地上抬起一只脚。
4. 然后把它放回原地。
5. 交替脚做动作。
6. 每只脚重复 3~8 次。

！安全小贴士

- 在保持直立姿势的同时，双腿抬起的高度以舒适为宜。
- 髋部骨折或置换术后的患者应避免在坐立和站立时将髋关节抬高到 90° 以上。

变体和进阶动作

- 变易：先轻轻抬起腿部，将脚趾保持在地板上。慢慢抬高。
- 变难：抬起放下时加入向前和向后移动脚部的动作。
- 挑战性组合：在抬起放下时摆动双臂。

- 介于两者之间：在其他活动范围练习之间进行小腿踏步练习。
- 站立原地踏步练习（包括一只脚站立的练习）。

坐位腿外展内收练习
目标关节——髋关节

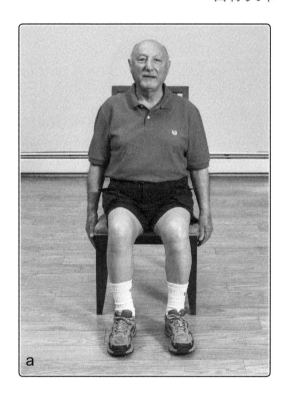

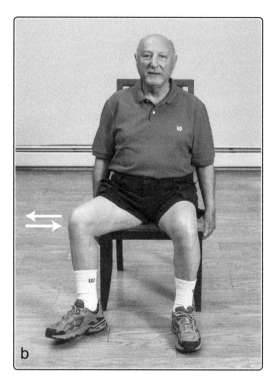

开始和结束的身体姿势

1. 好的坐姿。
2. 双手放在舒适的位置。

向外和向内的动作

3. 将一只脚移到外侧。
4. 然后将它移回原处。
5. 交换脚做动作。
6. 每只脚重复 3~8 次。

 安全小贴士

- 将每只脚放在对应膝关节正下方。
- 髋部骨折或置换术后的患者应避免在

坐立和站立时将髋关节抬高到 90° 以上。

变体和进阶动作

- 变易：将脚滑到地板上而不是抬起腿。下一步，轻轻抬起腿。
- 更简单的做法：将腿向外移动 1 ~ 3 英寸（2.5 ~ 7.5 厘米）。
- 变难：进展到更高的动作。
- 组合动作：在移动外 - 内侧时摆动

双臂。
- 介于两者之间：在其他活动范围练习之间进行小腿移动练习。
- 站立腿外展内收练习（包括一只脚站立的练习）。

坐位髋关节旋转练习
目标关节——髋关节

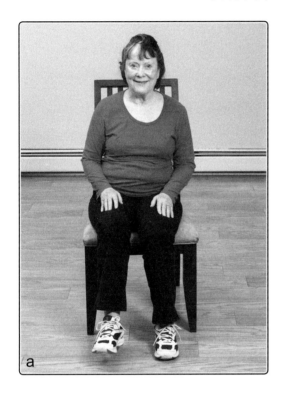 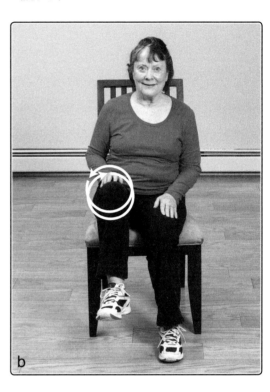

开始和结束的身体姿势

1. 好的坐姿。
2. 双手放在舒适的位置。
3. 将脚抬起 1~2 英寸（2.5~5 厘米）。

旋转动作

4. 用一侧膝关节朝一个方向转圈，使膝关节向上、外、下和内。
5. 重复 3~8 次。
6. 将脚放在地面上休息。
7. 朝相反的方向重复。
8. 对侧脚重复步骤 3~7。

 安全小贴士

- 开始时转小圈。
- 髋部骨折或置换术后的患者应避免在坐立和站立时将髋关节抬高到 90° 以上。

变体和进阶动作

- 变易：用一只手或双手支撑旋转的膝关节（当需要时）；进展到不需要支撑地旋转。
- 变易：脚趾着地而不是举起来。
- 变难：以舒适为宜做尽可能多地重复。
- 变难：进展到更大的圈；灵活应对圈的大小。

- 变难：将脚抬离地面3英寸（7.5厘米）或更高。
- 站立髋关节旋转（涉及单腿站立）：用一条腿站立，将另一条腿从地面稍微抬高至前方。保持两条腿伸直，用抬高的腿做圆圈运动，使脚部转小圆圈运动（仅移动髋关节）。

坐位屈伸练习
目标关节——膝关节

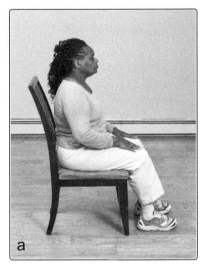 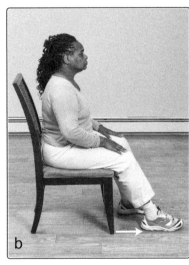 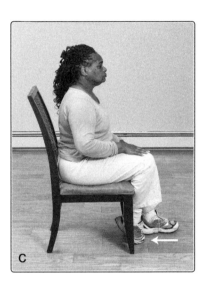

开始和结束的身体姿势

1. 好的坐姿。
2. 双手放在舒适的位置。

向前和向后的动作

3. 一只脚向前迈一步。
4. 然后在椅子下面向后滑动脚。
5. 重复 3 ~ 8 次。
6. 换对侧脚重复。

 安全小贴士

• 改良：如果椅子有横杠阻拦小腿进入座椅下方，尽可能将脚往回放。

变体和进阶动作

• 脚踏：向前做一个缓慢的脚趾点地动作。
• 脚踏：交换踝踏或脚趾踏。

• 站立位屈伸练习（涉及单腿站立的练习）。

坐位脚趾点地和屈曲练习
目标关节——踝关节

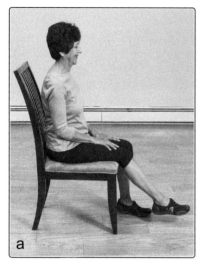 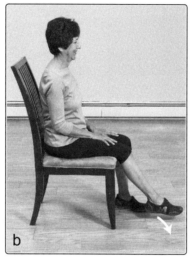 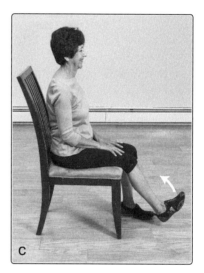

开始和结束的身体姿势

1. 好的坐姿。
2. 双手放在舒适的位置。
3. 向前尽量滑动一只脚。
4. 将同一只脚抬离地面 1~2 英寸（2.5~5 厘米）。

向下和向上的动作

5. 脚趾点地并屈曲踝关节。
6. 重复 3~8 次。
7. 对侧脚重复。

 安全小贴士

- 如果站立时做以上动作，找一个安全的支撑。
- 避免在站立位做以上练习时交叉支撑腿的膝关节。

变体和进阶动作

- 变易：做以上练习时可脚后跟着地。
- 变难：将脚抬离地面 3 英寸（7.5 厘米）或更高。
- 站立位脚趾点地和屈曲（涉及单足站立的练习）。
- 鹤立姿势（涉及单足站立的练习）。像鹤一样站立，建立平衡，然后做以上练习。
- 道具：在头上顶一个气球，以获得额外的平衡挑战。

坐位踝关节旋转练习
目标关节——踝关节

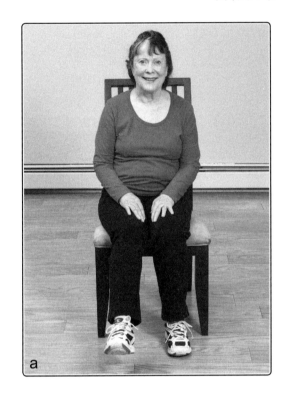

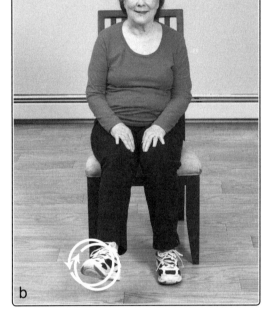

开始和结束的身体姿势

1. 好的坐姿。
2. 双手放在舒适的位置。
3. 将脚抬离地面 1~2 英寸（2.5~5 厘米）。

转圈动作

4. 用脚趾头朝一个方向转圈。向前、外、下及内侧。
5. 重复 3~8 次。
6. 朝相反方向重复。
7. 对侧脚趾重复。

！ 安全小贴士

- 找一个安全的支撑点，再做站立式脚踝旋转练习。

- 避免在站立位做以上练习时交叉支撑腿的膝关节。

变体和进阶动作

- 变易：坐位脚踝旋转时脚后跟着地。
- 变难：将脚抬离地面 3 英寸（7.5 cm）或更高。
- 变难：进展到更大的圈；灵活应对于圈的大小。
- 给脚趾列字母：用一只脚写 A、B、C 然后用另一只脚写其他字母（每只脚写 3 次）。当参与者准备好后增加 D，然后 E 等。用一些令人振奋的词语，例如微笑，或者让参与者挑选他们自己的词语。
- 站立位脚踝旋转练习（涉及单足站立的练习）。

坐位手臂摆动练习
目标关节——肩关节

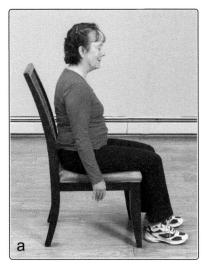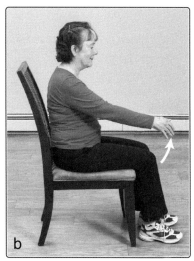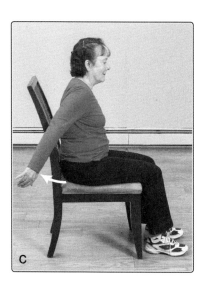

开始和结束的身体姿势

1. 好的坐姿。
2. 一只手抓住椅子的一边。
3. 向对侧倾斜。
4. 将空出来的手伸直。

向前和向后的动作

5. 将手向前和向后摆动。
6. 重复 3~8 次。
7. 对侧手臂重复练习。

！ 安全小贴士

- 摆动手臂时避免身体扭转。
- 在执行坐姿手臂摆动之前，轻轻摇动手臂以帮助缓解残余僵硬，以便手臂可以自由摆动。

变体和进阶动作

- 变易：不朝对侧倾斜，坐直。
- 手的位置：手心向前或向后而不是向内。
- 手指的位置：轻轻攥拳头而不是放开手。
- 变难：为了增强核心肌肉力量，如果对于参与者来说是安全时，不要抓着椅子的一边。
- 站立位手臂摆动。

上半身关节活动度练习图示

4.8

坐位蝴蝶展翅练习
目标关节——肩关节

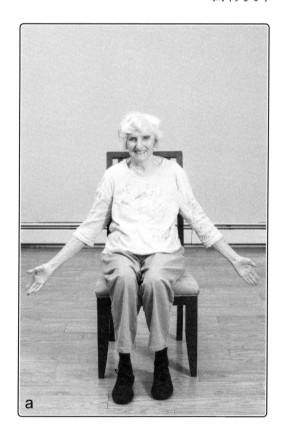

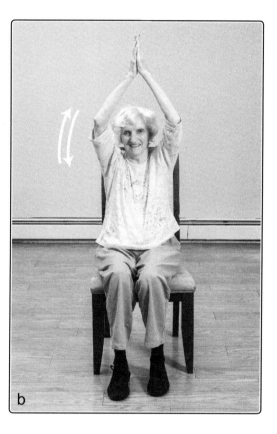

开始和结束的身体姿势

1. 好的坐姿。
2. 双手在两侧伸直，掌心向前。

向上和向下的动作

3. 向天花板方向举高双臂，以舒适为宜。
4. 慢慢将手臂放到初始位置。
5. 重复 3~8 次。

 安全小贴士

- 开始时，在站立位进行蝴蝶扇翅期间，一手握住支撑并抬起一只手臂。对于

那些没有平衡问题的人可以同时举起双臂。

变体和进阶动作

- 手的位置：手的位置有创造性。比如手臂向上时掌心向上，手臂向下时掌

心向下。
- 站立位蝴蝶翅膀。

坐位肩关节旋转练习
目标关节——肩关节

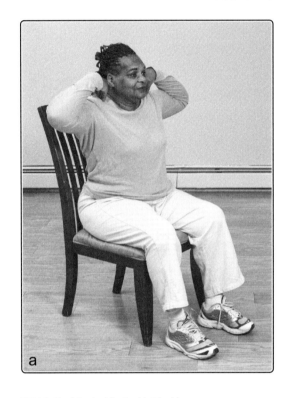

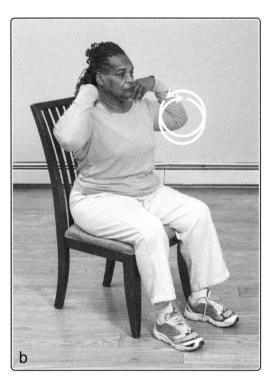

开始和结束的身体姿势

1. 好的坐姿。
2. 指尖放在肩膀上。
3. 肘部朝向外侧。

转圈动作

4. 用肘部转圈。
5. 重复 3~8 次。
6. 朝相反方向重复动作。

 安全小贴士

- 注意旋转肩关节时抬起并挺胸。
- 开始时，在站立位肩关节旋转期间，用一只手专注安全的支撑，另一只手转圈。那些没有平衡问题的人可以同时旋转双臂。

变体和进阶动作

- 更简单的做法：肩关节旋转时手臂伸直。
- 手臂的位置：在不同水平旋转伸直的手臂，比如轻微放低肩的水平。
- 圈的大小：灵活应对圈的大小。
- 站立位肩关节旋转。

坐位"搅拌汤锅"练习
目标关节——肩关节

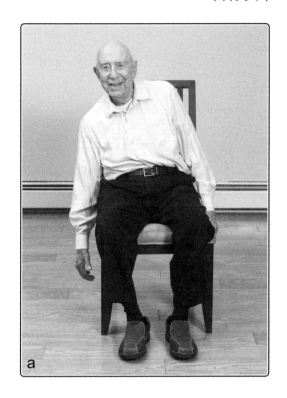

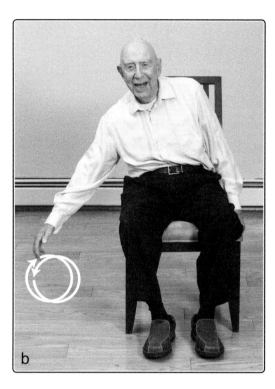

开始和结束的身体姿势

1. 好的坐姿。
2. 一只手抓住椅子一边。
3. 向对侧倾斜。
4. 另一只手伸直。

转圈动作

5. 空闲的手臂朝一个圆圈摆动。
6. 重复 3~8 次。
7. 朝相反方向重复动作。
8. 对侧手臂重复动作。

 安全小贴士

- 握住椅座或扶手以防止在做坐位"搅拌汤锅"动作练习时摔倒。
- 在做坐位"搅拌汤锅"动作练习之前

轻轻摆动手臂，以帮助缓解僵硬，以便手臂可以自由摆动。

变体和进阶动作

- 圈的大小：灵活应对圈的大小。
- 按不同的模式搅拌：比如用数字、字

母或者单词。
- 站立位"搅拌汤锅"练习。

坐位耸肩练习
目标关节——肩关节

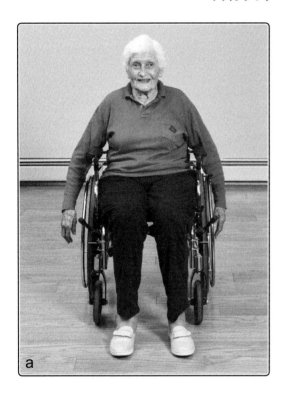 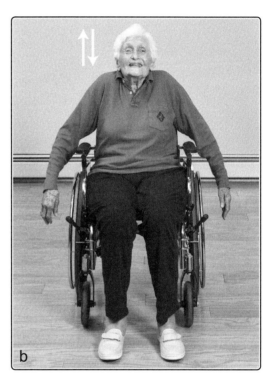

开始和结束的身体姿势	向上和向下的动作

开始和结束的身体姿势

  1. 好的坐姿。

  2. 双手在椅子两侧伸直，手心朝内。

向上和向下的动作

  3. 将双肩朝耳的方向升高。

  4. 慢慢回到开始的位置。

  5. 重复 3~8 次。

 安全小贴士

- 将肩关节平稳地放下。

变体和进阶动作

- 更简单的做法：开始时将肩关节仅提高 1 英寸（2.5 厘米）；然后慢慢举高。

- 组合（呼吸）：进行步骤 3 时吸气，进行步骤 4 时呼气。

- 站立位耸肩练习。

坐位划船练习
目标关节——肩肘关节

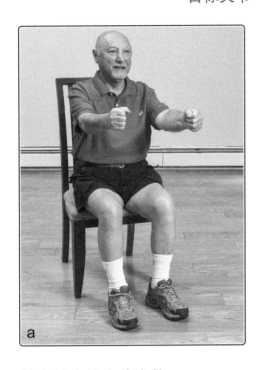
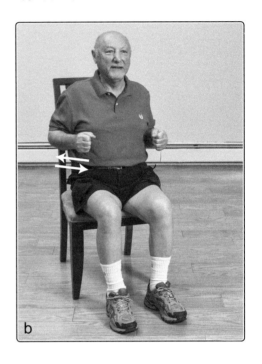

开始和结束的身体姿势

1. 好的坐姿。
2. 双臂朝前伸直，轻微低于肩水平。
3. 手心朝内。

向前和向后的动作

4. 做划船运动将手臂往后摆。
5. 一起挤压肩胛骨。
6. 重复 3~8 次。

 安全小贴士

- 将肩关节放下。
- 将肘关节朝后，而不是偏向外侧。
- 在向后的划船动作中，通过背后双肘靠拢轻轻地拉肩胛骨。

- 在参加者熟练掌握 4.21 骨盆倾斜和弓背练习之前，应用 4.12 划船练习或 4.13 关窗户练习来给背部热身，然后转身或向一侧弯曲躯干。

变体和进阶动作

- 更简单的做法：将手从大腿上滑过。
- 更简单的做法：手臂可以放得比图 a 低。
- 手的位置：划船时两手距离更近或更远。

- 坐姿：在安全的前提下坐在椅子的中间，让肘部不碰到椅背。
- 站立位划船练习。

坐位关窗户练习
目标关节——肩肘关节

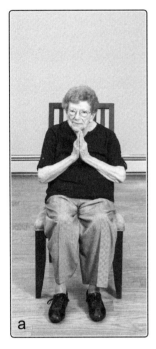 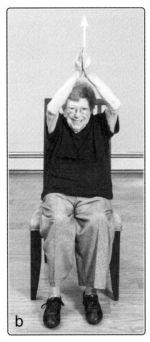 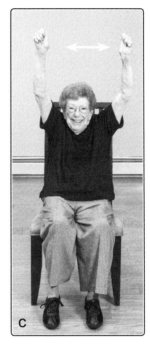 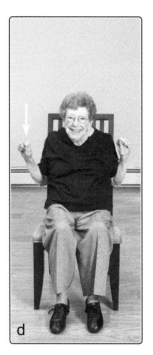

a b c d

开始和结束的身体姿势

1. 好的坐姿。
2. 双手呈祈祷者姿势（双手合掌放在胸前，手指朝上）。
3. 尽量把手举高。

向上和向下的动作

4. 把手打开紧握住想象窗户的架子。
5. 将窗户拉下来。
6. 回到开始的位置。
7. 重复 3~8 次。

！ 安全小贴士

- 脑卒中：处于脑卒中恢复期的参与者通常可以通过握住他们的双手而不是将他们的手掌压在一起，从而在受影响侧获得更大的关节活动度练习。

- 在参与者熟练掌握 4.21 骨盆倾斜和弓背练习之前，应用 4.12 划船练习或 4.13 关窗户练习来给背部热身，然后转身或向一侧弯曲躯干。

变体和进阶动作

- 更简单的做法：打开一个低的窗户。将手放在头下。随着时间逐渐提高手（在无压力和无痛的活动范围内）。

- 将肘关节背后：尽量将肘关节向后及向下伸。
- 站立位关窗户练习。

坐位腕关节屈伸练习
目标关节——腕关节

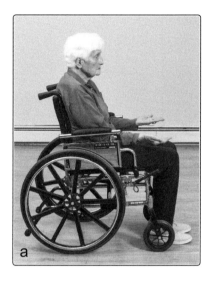 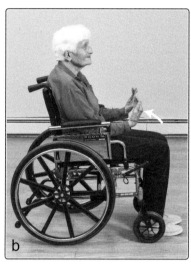 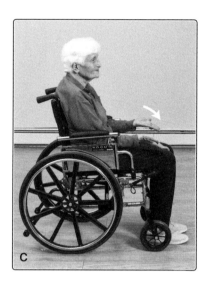

a   b   c

开始和结束的身体姿势

1. 好的坐姿。
2. 上臂放在两侧。
3. 前臂与大腿平行，掌心朝上。

向上和向下的动作

4. 屈曲腕关节。
5. 拉伸腕关节。
6. 重复 3~8 次。

！安全小贴士

- 如果双臂屈伸 90° 时感到疲劳，放低高度（减少角度）并继续屈曲和拉伸。

变体和进阶动作

- 手的位置：掌心朝下或对掌。
- 上臂的位置：把手臂放在不同位置，从正上方直到两侧。
- 站立位腕关节屈伸练习。

坐位腕关节旋转练习
目标关节——腕关节

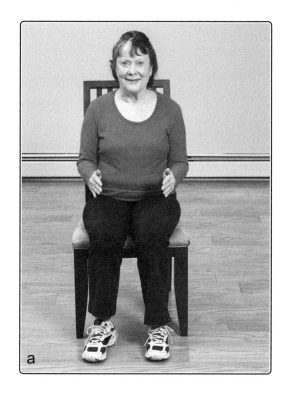

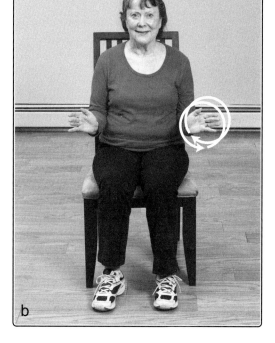

开始和结束的身体姿势

1. 好的坐姿。
2. 上臂放在两侧。
3. 前臂与大腿平行。
4. 掌心朝内。

转圈动作

5. 用腕关节朝一个方向转圈。使腕关节向上、外、下、内侧。
6. 重复 3~8 次。
7. 相反方向重复。

 安全小贴士

• 如果双臂对呈 90° 角感到疲劳，将手臂放在两侧休息位然后继续旋转。

变体和进阶动作

• 手的位置：掌心朝下或对掌。
• 上臂的位置：把手臂放在不同位置，从正上方直到两侧。
• 圈的大小：灵活应对圈的大小。
• 站立位腕关节旋转练习。

坐位开合手练习
目标关节——指关节

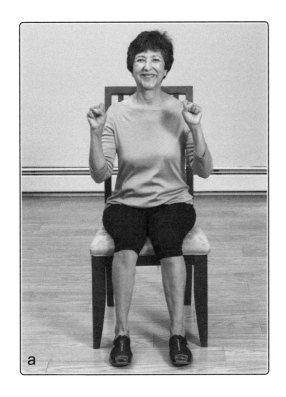

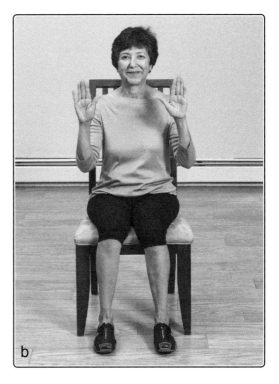

开始和结束的身体姿势

1. 好的坐姿。
2. 双臂做出"将纸贴在墙面上"的动作（掌心朝前，靠近肩膀），双肘放在两侧。
3. 攥拳。

向外和向内的动作

4. 打开拳头。
5. 攥起拳头。
6. 重复3~8次。

 安全小贴士

- 提醒那些移动手有困难的人，要按自己的步调前进，并保持在无压力和无痛的运动范围内。

变体和进阶动作

- 手的位置：在随机的位置开合手掌，就像烟花在天空中爆炸一样。

- 站立位双手开合练习。

坐位张开十指练习
目标关节——指关节

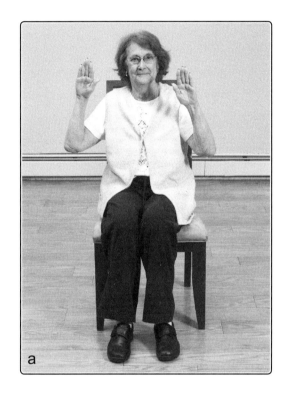 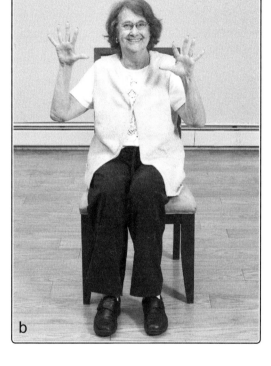

开始和结束的身体姿势

1. 好的坐姿。
2. 双臂做出"将纸贴在墙面上"的动作（掌心朝前，靠近肩膀），双肘放在两侧。
3. 手指靠拢。

向外和向内的动作

4. 将手指分开。
5. 然后将手指靠拢。
6. 重复 3~8 次。

！安全小贴士

• 提醒那些移动手有困难的人，要按自己的步调前进，并保持在无压力和无痛的运动范围内。

变体和进阶动作

• 手的位置：手指分开时将手向上或向下移动，就像朝阳和夕阳的光线。

• 站立位阳光普照练习。
• 创造性地想到其他形象，比如月光。

坐位弹钢琴练习
目标关节——指关节

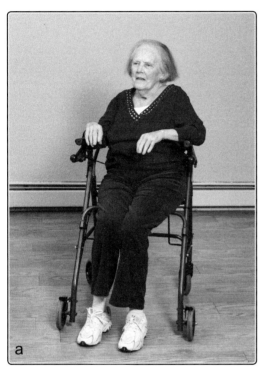

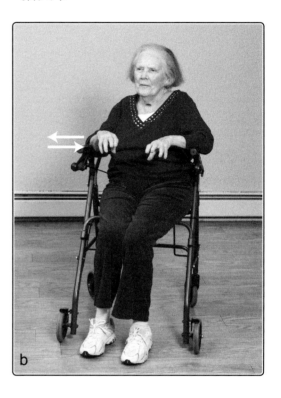

开始和结束的身体姿势

1. 好的坐姿。
2. 上臂放在两侧。
3. 前臂与大腿平行，掌心朝下。
4. 掌心朝内。

向外和向内的动作

4. 像弹钢琴一样移动手指和手臂。
5. 重复 3~8 次。

 安全小贴士

- 提醒那些手移动困难的人，要按自己的步调前进，并保持在无压力和无痛的运动范围内。

- 如果双臂对呈 90° 角感到疲劳，将手臂放在腿上休息然后继续弹钢琴动作。

变体和进阶动作

- 站立位弹钢琴练习。
- 当手从一侧移动到另一侧时想象有一个更大的键盘。

- 创造性地做出其他形象，比如雨滴（手向上和向下移动）。

坐位下巴贴胸（点头）练习
目标关节——颈椎（颈部）

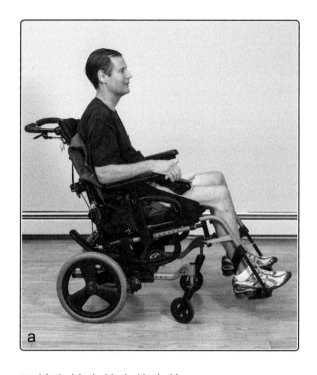

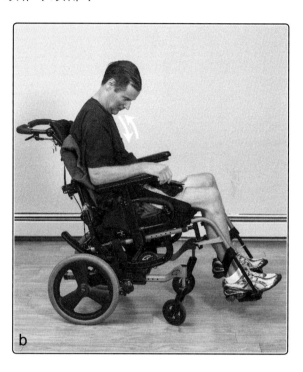

开始和结束的身体姿势

  1. 好的坐姿。

  2. 双手放在舒适的位置。

向下和向上的动作

  3. 朝胸的方向慢慢将下巴放低。

  4. 慢慢将头回到开始的位置。

  5. 重复 3~8 次。

安全小贴士

• 不要过度拉伸脖子；慢慢地移动头部。

变体和进阶动作

• 组合动作：将双臂伸直放在两侧，屈曲手掌，然后向下按压（如练习 7.2）。

• 组合动作（站立）：将手指放在背后并向下按压（如站立位练习 7.1）。

• 站立位下巴抵胸练习。

坐位下巴贴肩练习
目标关节——颈椎（颈部）

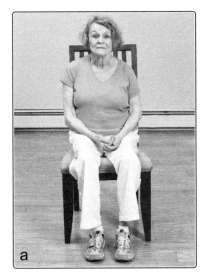 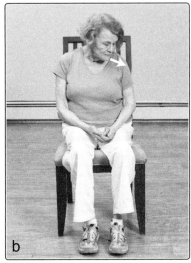 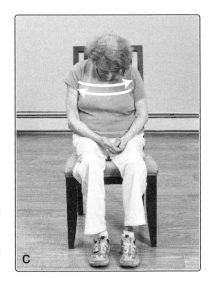

开始和结束的身体姿势

1. 好的坐姿。
2. 双手放在舒适的位置。

向下和向上的动作

3. 朝肩膀的方向将下巴放低。
4. 将下巴在胸前摆动。
5. 继续朝另一侧肩膀摆动。
6. 将下巴回到胸前。
7. 继续摆回到开始的肩膀。
8. 重复 3~8 次。

 安全小贴士

- 慢慢并平稳地移动头部。

变体和进阶动作

- 组合动作：将下巴抵肩的动作和将手指放在背后并向下按压的动作组合。
- 组合动作：将下巴抵肩的动作和向地面看并用肩关节在前面做半圆的动作组合。
- 站立位下巴抵肩练习。

坐位骨盆倾斜和弓背练习（挑战性练习）
目标关节——脊柱

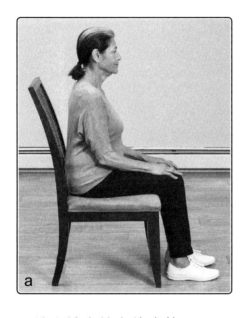 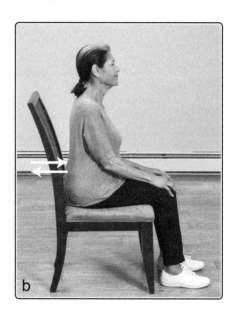

开始和结束的身体姿势

1. 好的坐姿。
2. 双手放在腿上或腰部。

向后和向前的动作

3. 将下腰部朝椅背上靠（使躯干坐直）。
4. 回到中立位。
5. 轻轻拱起背部。保持肩膀朝下，胸部张开。
6. 回到中立位。
7. 重复 3 ~ 8 次。

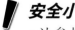 **安全小贴士**

- 让参与者复习脊柱的自然曲线（见图 4.2）。
- 骨质疏松症预防措施：将腰背部推向椅背时，需要避免躯干向前弯曲。所有老年人都建议采取这种预防措施。
- 背部拱起时不要使颈部过度拉伸，向前看，不是向上看。

变体和进阶动作

- 更简单的做法：首先，专注于做骨盆倾斜练习，将双手放在腰部及臀部，感受骨盆前后移动。当参与者逐渐适应骨盆倾斜练习时，将前倾延伸至头顶，形成一个柔和的后弓。将下巴保持与地板平行。
- 站立位骨盆倾斜和弓背练习。
- 想象头顶上的一根绳子被往上拉，将脊柱拉长，另一根从肚脐上伸出的绳子在轻轻拉动形成后拱。

117

坐位侧身够物练习
目标关节——脊柱

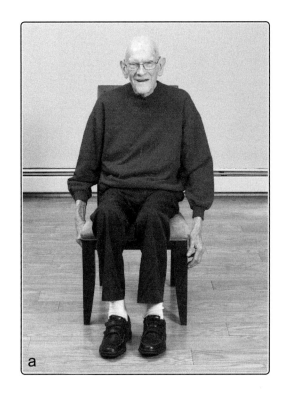

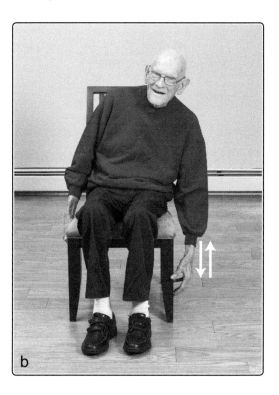

开始和结束的身体姿势

1. 好的坐姿。
2. 一只手抓住椅子一侧。
3. 对侧手伸直放在椅子另一侧，掌心朝着椅子。

向下和向上的动作

4. 将手朝地面方向慢慢放下。
5. 回到开始位置。
6. 重复 3~8 次。
7. 另一侧重复。

 安全小贴士

- 进行侧身练习前，先背部热身（如图示 4.21 坐位骨盆倾斜和弓背练习；图示 4.12 坐位划船练习；图示 4.13 坐位关窗户练习）。
- 在坐位侧伸练习中，需要抓住椅子的扶手或座椅以获得支撑。
- 不要弯曲脖子。保持颈部处于中立位。
- 骨质疏松症患者应避免扭曲动作，特别是与弯腰动作相结合时。

变体和进阶动作

- 手臂的位置：一侧手臂高于头。
- 变难：两侧手臂高于头。
- 站立侧身练习。

坐位躯干旋转练习
目标关节——脊柱

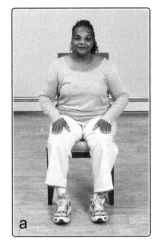 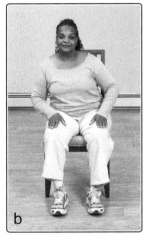 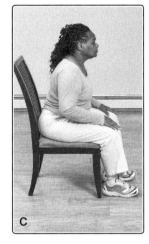 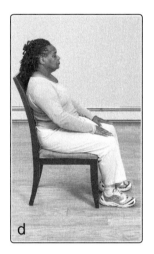

开始和结束的身体姿势　　转圈动作

1. 好的坐姿。
2. 双手放在腿上。

3. 向一侧倾斜。
4. 然后从臀部向前倾斜。
5. 然后朝另一侧倾斜（未显示）。
6. 然后从臀部轻微朝后倾斜。

7. 回到开始的位置。
8. 重复3~8次。
9. 另一个方向重复。

！ 安全小贴士

- 进行旋转练习前，先背部热身，（如图示4.21坐位骨盆倾斜和弓背练习；图示4.12坐位划船练习；图示4.13坐位关窗户练习）。
- 练习坐位转身动作时，向前倾斜时把手放在腿上休息。
- 作为一个整体移动头部、颈部和脊柱。

- 当背部向后靠时避免过伸（过度后弓）。
- 那些有髋关节骨折或置换史的人应该只进行小角度旋转（避免向前倾斜），以防止髋关节屈曲超过90°。
- 骨质疏松症患者应该避免扭曲动作，特别是与弯腰动作相结合时。

变体和进阶动作

- 转圈的大小：开始时转小圈，然后进展到大圈。灵活应对转圈的大小。
- 站立位躯干旋转练习。
- 重心意识：当参与者旋转躯干时，提示他们注意自己的重心。

- "注意当你离开直立位置（良好的坐姿）时，感受你的肌肉在前方、两侧和后方是如何收紧的。"
- 道具：手握一个球放在前方、侧面或头顶上，以获得额外的平衡挑战。

坐位扭转练习
目标关节——脊柱

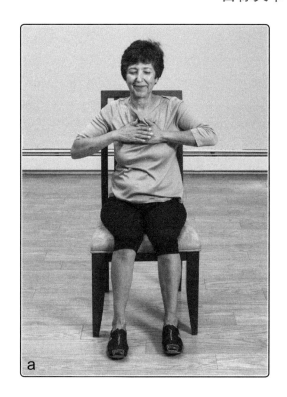

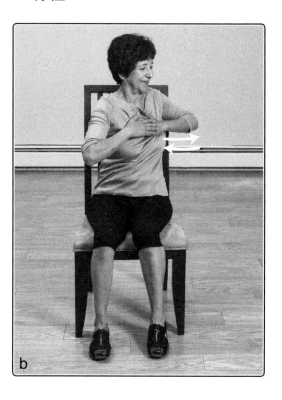

开始和结束的身体姿势

1. 好的坐姿。
2. 双手放在胸前，一手放在另一手的手背上。
3. 将肘部放在外侧。

扭转动作

4. 扭转躯干，一侧肘部向后，另一侧向前。
5. 将肩膀放低。
6. 回到开始的位置。
7. 重复 3~8 次。
8. 相反方向重复。

 安全小贴士

- 进行扭转练习前，先背部热身（如图示 4.21 坐位骨盆倾斜和弓背练习；图示 4.12 坐位划船练习；图示 4.13 坐位关窗户练习）。
- 如果椅背挡住动作，往前坐。
- 通过舒适的活动度缓慢并平稳地进行

练习。
- 不要扭动头部和颈部。保证下巴在胸骨正上方。
- 骨质疏松症患者应避免扭曲动作，特别是与弯腰动作相结合时。

变体和进阶动作

- 更简单的做法：如果肩关节或手臂疲劳，将肘部放低。
- 更简单的做法：对一些参与者而言交替进行会更简单。
- 手的位置：双手做祈祷模样，放在胸前休息。

- 站立位扭转练习。
- 想象"有一条金色的（或者让参与者选择他们的颜色）绳子系在你头上，轻轻地向上拉。你的躯干很容易伸展，形成良好的姿势。"

（龙绘斌 译 高嘉翔 刘 强 审校）

第**5**章

抗阻训练

我最近参加了一个健康水疗活动，他们的宣传标语写着"从过大的体重中解放自己"，于是我就试着参加了。

——Scott Wood

通过对本章的学习，将掌握以下技能：

- 解答一些抗阻训练常见的疑问，并知悉其优点。
- 如何安全有效地在运动课程中顺利完成个性化或标准化的抗阻训练内容。
- 通过 12 组抗阻训练动作设计一个创新的可进阶的课程，可个性化地调节、选择。
- 为指导抗阻训练的人员以及使用负重、抗阻训练带等设施的人提供保证生命安全的措施和指导。
- 为一期课程中有一种或多种需求的以及不同健康状况的学员提供个性化的坐位、站立位抗阻训练指导，并着重预防跌倒。

抗阻训练（也称为力量训练、阻力性训练或举重训练）指的是一种训练肌肉通过收缩抵抗所施加的力或重量的运动（ACSM, 2009b, 1511）。本章旨在讨论如何安全有效地教会体弱的老年人及有特殊需求的成年人进行抗阻训练。在解答了一些抗阻训练常见的疑问后，本章还会针对有各种各样特殊需求的人提供安全预防措施，以及为如何选择运动种类，如何确定动作顺序、强度、频度等细则提供指导。我们将会讨论基础的坐位、站立位抗阻训练课程。在本章的最后将会提供 12 种抗阻训练动作的图示——针对全身各大肌群的 5 组上肢、7 组下肢功能训练。

抗阻训练最大的益处在于可以预防甚至可以逆转常见的老年人肌肉质量、力量、功能减退（Heyward, 2010; Takeshima et al., 2007）。随着参加锻炼者肌肉力量的提升，他们可以更好地完成需要力量的日常活动，例如从椅子上站起、爬梯子、抱起婴儿等。本章所提供的全方位抗阻训练指导，是有指南证据支持的，只要常规地参加课程完成相关动作，就可以获益，例如改善姿态、平衡，以及改善一些健康参数指标（例如：血糖水平，胰岛素敏感性，血压等）（ACSM, 2011, 1342）。

可以有针对性地选择改善负责平衡的核心肌肉。坐位和站立位抗阻训练均可以通过提高肌肉力量和耐受力改善参与者平衡力（Heyward, 2010; Hess and Woollacott, 2005）。如果结合其他功能性平衡训练可以最大程度地改善平衡（Reid and Fielding, 2012; Bovre, 2010; Heyward, 2010, 309; Rose, 2010; Orr et al., 2008; Scott, 2008; Shigematsu et al., 2008; Takeshima et al., 2007）。这部分内容将在第 8 章继续详加讨论。

常见问题解答

在向学员推荐抗阻训练前，最好能先解答关于抗阻训练的常见疑问（表 5.1），并讨论其益处（请阅读表 5.3 中"有利于哪些动作"和附录 B1"老年人躯体活动的益处"）。集体的讨论交流可以发掘潜在的参与者加入课程，也可以防止已有的参与者脱组。参与者的热情及规律出席课程是成功的关键。可以引用表 5.1、表 5.3 和附录 B1 作为简易参考及宣传手册。

安全须知

如果认真参阅了运动指南及安全防护措施，抗阻训练对于所有体弱的老年人以及特殊成年人来说都是安全的。以下的安全防护措施总则及细则可以帮助参与者安全地进行抗阻训练，免于受伤。

以下的细则有助于安全有效地完成运动治疗课程。

表 5.1　关于抗阻训练的常见问题解答

疑问 / 误解	事实
我的身体必须状况良好	总体来说，一般状况越差越能从抗阻训练中获益
做了有氧运动就不需要做抗阻训练了	有氧运动对心血管健康大有益处，但是加入抗阻训练从而对肌肉力量及耐受力进行提高才能算是一个完整的运动课程
抗阻训练是为男性设计的	所有年龄段的女性同男性一样可以从抗阻训练中获益
女性担心会练出壮硕的肌肉	大多数女性天生的基因组成就可以避免其负重锻炼时长出壮硕的肌肉
抗阻训练需要特别的器械或者大重量的杠铃	较轻重量、较便宜的器械效果和大重量杠铃、特殊器械的效果一样好
没有痛苦，没有收获	尽力训练但不要超出自己的能力范围，在无明显疼痛下有所收获才是抗阻训练更明智的做法
抗阻训练对关节负担很大	合理的抗阻训练可以改善关节稳定性
会占用很多时间	一周最少两次的覆盖全身各大肌群的运动锻炼，在 8 ~ 10 组动作中每组重复 8 ~ 12 次
不会帮助我减掉多余的脂肪	肌肉质量的增加可以提高基础代谢率，会更容易实现减脂
担心自己意志力和自律性不足	抗阻训练的益处之一就是可以有更多的精力完成日常活动
我太老了，不适合再举重物了	即使是年近 9 旬，日常生活需要照顾的老人也可以安全地从抗阻训练中获益，显著增加肌肉力量

引自 E. Best-Martini and K.A. Jones-DiGenova, 2014, Exercise for frail elders, 2nd ed.（Champaign, IL: Human Kinetics）.

特殊人群的安全防护细则

该细则尤其针对于参与者的症状或疾病已非早期或较轻时。症状较轻的关节炎患者进行抗阻训练的禁忌较少。同时，参与者的表现及状态每天也可能不同。可参阅本书第 1 章了解一些特殊人群的共性。

抗阻训练安全防护措施总则明细

☐ 参与者要遵从医师的特别医嘱建议。见附录 A1。

☐ 抗阻训练前至少热身 10 分钟，训练后至少放松 10 分钟。

☐ 严格预防跌倒，在进行站立位运动锻炼时保证每位参与者正后方都有一把椅子以备不时之需，谨记每个参与者的平衡力每天都是有差异的，在进行坐位训练时确保每位参与者都安全地坐在椅子上。

☐ 重量计对于上肢稳定性及平衡力有损害的参与者有益（Rahl, 2010, 224）。

☐ 在演示每个抗阻训练动作时要缓慢、柔和、清晰。

☐ 切忌猛然发力或快速完成动作，那样容易导致运动损伤。

☐ 指导参与者不要在发力时屏气，因其会增加胸腔压力，减少回心血量导致血压显著增高。同理，屏气也会升高腹压引起疝气。

☐ 手持重物时切忌抓握过紧，最好轻轻握住。

☐ 在所有上肢抗阻训练中保持腕关节中立位。

☐ 在可以保持站稳、无任何不适的情况下尽量抬高上下肢，进行过髋关节置换的参与者应当避免髋关节屈曲超过 90°（大腿向上半身屈曲超过水平线）。

☐ 避免关节过伸，即勿将关节伸展超过正常活动度，特别是肘关节和膝关节。在站立位时保持关节放松，而不是呈屈曲状态。

☐ 如果参与者在锻炼负重过程中感觉关节周围或关节内疼痛，需暂停运动。具体详见第 8 章和图 2.4。

☐ 请勿过度锻炼，抗阻训练后几天肌肉轻度的酸痛是正常的，但是感到精疲力竭、关节酸痛则提示锻炼过度。

☐ 在进行上下肢抗阻训练时需保证双侧使用的重量一致，保证身体左右对称，除非有专业临床医师或职业理疗专家的特殊指示。

☐ 随意走动前请解除下肢负重，避免增加跌倒风险。

☐ 如果不使用重物，请将其放在参与者椅子下面，避免绊倒行人。

☐ 指导参与者在向前弯腰提起或放下重物时不要头低过水平线，避免可能发生的脑压升高及减小向前跌倒风险。

☐ 询问参与者上次课程后的感受以便调整下次课程，避免过度训练。

引自 E. Best-Martini and K.A. Jones-DiGenova, 2014, Exercise for frail elders, 2nd ed. (Champaign, IL: Human Kinetics).

阿尔茨海默病及相关痴呆

- 请勿使用过硬的重量器械（手持负重如哑铃、罐装食物），因其不慎掉落后可引起砸伤。可用简易自制的重物，例如 1 磅（ 0.45 kg ）装在袜子中的豆子。
- 有定向障碍的患者可能不能很好地衡量自己的疲劳程度，应对他们运动后的反应保持敏感。
- 有些参与者可能不能很好地预估自己的力量，对此类人群要特别警惕其受伤的可能性。
- 在带教抗阻训练时，如果一个动作需要两个方向交替进行时，需要缓慢连续地变换方向，例如要口头说出或动作上指示参与者换方向，在看到他们变换方向后要进行下一步相关指示，这样有助于那些记忆有缺陷的参与者意识到自己刚刚锻炼了哪一侧。

关节炎

- 相比长时间、低频率地锻炼，参与者更容易耐受短时间、更频繁的课程。例如，相比于每周一、三、五将抗阻训练与有氧运动结合的 1 小时课程，关节炎患者更喜欢每周一、四抗阻训练，每周二、三、五或周六进行有氧运动这样更频繁的组合。每周两次的抗阻训练比每周三次更容易让参与者长期坚持。如果频繁短时间的课程在实际情况下不允许，那么课程中间要给关节炎患者充足的时间去休息。
- 在参与者耐受阈值内，进行小重量抗阻训练，并逐渐增加重复次数至 8 ~ 10 次（关节炎基金会 , 2009 ）。在参与者适应重量后，参照第 8 章中"运动升级"逐渐增加难度。关节炎基金会在 2009 年提出要警惕抗阻训练中加倍重复次数引起的关节急性损伤。
- 在进行等张收缩抗阻锻炼（关节可活动状态下的抗阻运动）时，任何时候出现关节疼痛时均应减小负重，或调整姿势、规范动作、减慢速度。如果疼痛持续不缓解，需咨询临床医师或理疗师。
- 做低强度的等长收缩抗阻训练（指肌肉在静止状态收缩对抗阻力，关节不活动），可以使关节及其周围肌肉更强壮，同时避免炎症加重。等长收缩运动相比等张收缩抗阻训练相对不易引起关节炎症。
- 如果关节的炎症十分严重，则需减少课程强度，只保留等长收缩运动及轻柔的关节屈伸活动（ Rahl, 2010 ）。参与者应在无束缚、无痛的前提下不负重重复 1 ~ 3 次动作试验关节屈伸活动。在其他参与者重复 12 ~ 15 次动作的时间内，可以建议其进行可以轻松完成的动作。在符合适应证时轻柔的关节屈伸活动可能是更好的选择。
- 在关节急性炎症消退后，为了关节的健康要鼓励参与者慢慢恢复抗阻训练。良好的肌肉功能是维持关节稳定性及功能的关键，可以减少负重对关节带来的冲击。

脑血管意外（脑卒中）

- 该安全防护措施同样适用于有冠心病（心脏病）的参与者。
- 对于有脑卒中史的参与者来说对抗阻训练明确的指示和指导是非常重要的，如果参与者的右侧肢体瘫痪，那么指导的时候重在演示配合少量语言，如果参与者的左侧肢体瘫痪，那么要更依赖于语言指导，少用动作示范（ American Senior Fitness Association, 2012c ）。

慢性阻塞性肺疾病（COPD）

- 避免持续的等长收缩，避免长时间屏气及大重量的训练，同时要避免将任何重物举过头顶过长时间，防止对心血管及呼吸系统造成过大的负担。
- 在没有医嘱的情况下避免高强度的大重量抗阻训练，特别是长期应用糖皮质激素易造成肌肉及肌腱断裂的参与者。
- 另外，长期使用糖皮质激素还有减少骨密度和增加压缩性骨折的风险（AACVPR, 2011, 45; Biskobing, 2002）。在此情况下，要采取针对骨质疏松的特别安全预防措施。

冠心病（心脏病）

- 如果出现了以下情况的心脏病参与者应禁止抗阻训练：不稳定型心绞痛，控制不良的高血压，控制不良的心律失常，近期有过充血性心力衰竭病史（未评估或有效地治疗），严重心脏瓣膜病，或左心室流出道梗阻。（AACVPR, 2006, 86-87）
- 对于没有上述禁忌证的心脏病患者，轻到中度的抗阻训练不失为一种安全有效的提高肌肉力量及耐力的方法。
- 避免会明显升高血压的动作（参阅针对COPD及高血压的特殊安全防护措施）。
- 一旦出现过量锻炼或心脏相关并发症的征象立即停止锻炼，特别是出现不正常心律，不正常的气短，胸部不适感或眩晕。

抑郁

- 对于抑郁症患者来说举重物可能是一种有效的缓解方法，只有在以下情况我们才建议使用较重的重物（重于8磅，或3.6 kg）：医嘱声明、一对一或小班授课且举重物不会让参与者感到不适。
- 如果在两次连续的课程中参与者都能良好、动作标准地完成，在利于参与者且安全的情况下，可以少量地增加抗阻重量。如果对于增加重量有良好的正反馈，可以在能连续两次课程中轻松完成10组重复动作前提下再次增加重量。避免过重的重物，保证参与者在抗阻训练中最少能完成8组动作。

糖尿病

- 对于2型糖尿病患者我们建议抗阻训练频率应在每周3次（非连续日），使用中等或较重的重物可以最好地增加参与者的力量及胰岛素活性（ACSM and ADA, 2010, 2291）。
- 对于有糖尿病并发症的参与者需要做适当的调整，例如减小抗阻训练强度，减轻抓握重量，避免等长收缩，避免过度劳累（Rahl, 2010, 213; ACSM, 2010; ACSM and ADA, 2010）。

体弱

- 对于体弱的老年人，建议先进行4次低强度的抗阻训练（从不负重开始渐进到0.5磅/0.2 kg），当肌肉力量有所增加时，进行更多的训练，更大的负重。
- 踝关节和腕关节的负重更加适用于体弱的老年人。
- 先以每周3次的频率进行抗阻训练。

- 正常情况下，安全的抗阻训练是为了增加肌肉力量及耐力，同样适用于体弱的老年人，这对于恢复功能至关重要。鼓励老人定期参加课程并对于每一点进阶都进行正性反馈，使得老年人享受恢复身体功能健康的过程。
- 要特别注意其他特殊需求，例如骨质疏松。

髋关节骨折或置换

- 由临床医师的医嘱来决定何时参与者可以在术后开始接受含有抗阻训练的课程（参照附录 A1 中"运动医疗声明"）。
- 参与者可能需要和其外科医师配合去调整抗阻训练方案。
- 抗阻训练中避免进行涉及到内旋（大腿向内旋转），髋内收超过身体中线（跷二郎腿），屈髋超过 90°（例如大腿向上半身抬起超过水平线）等动作，以防髋关节脱位，除非有他（她）的主治医师医嘱声明以上动作并非禁忌。否则，在坐位屈髋训练中要求坐在椅子上的参与者膝关节应低于髋关节，对于可以遵从指示的参与者可要求其每次抬起一只脚不超过 1 英尺（2.5 厘米）。在进行改良椅子站起运动时要求参与者上半身尽可能直立（尽量不向前倾）。在进行站立位髋内收外展运动中，大腿不能超过身体中线（即不可交叉双腿）。

高血压

- 总体来说对于控制良好的高血压患者，中度的抗阻训练是有益的（Bryant and Green, 2009, 192）。
- 避免会显著升高血压的运动，例如举重物（RPE 评分 5 及以上、难度较大），持续的等长收缩运动，做过多手举过头顶的运动，过紧地抓握运动器械，用硬橡胶球做强力抓握运动，或屏气用力。
- 鼓励参与者逐步适应正常的有氧耐力运动课程，根据循证医学指南加入抗阻训练以便更好地降低血压。

多发性硬化和帕金森病

- 在安全且可耐受的情况下让帕金森病和（或）多发性硬化患者参与轻量级抗阻运动（0.5～3 磅，或 0.2～1.4 公斤）（Rahl, 2010, 228; ACSM, 2009a, 355）。
- 对于某些症状较轻的参与者，较重的负重反而是有益的。
- 美国国家体育活动及残疾中心（NCPAD）建议对于多发性硬化患者要评估其拮抗肌的力量，这同样适用于所有的参与者（对于拮抗肌请参阅本章中"上肢负重、阻力带、抗阻棒"）。
- 好的课程要在抗阻训练和有氧运动中找到平衡（Rahl, 2010, 232; NCPAD, 2009a）。

骨质疏松症

- 在外科医师同意下，可以从负担自身体重开始，不加负重地抬高上下肢，进而少量增加负重，例如低张力的阻力带或健身球。
- 在可能的情况下逐渐过渡到轻量级负重，0.5 磅（0.2 kg）或 1 磅（0.45 kg）的手持或腕关节（沙袋）负重，在可耐受的情况下缓慢谨慎地以 0.5～1 磅为增量增加负重。

- 有骨质疏松症风险的参与者，例如骨量减少（"低骨矿物质量"），可以从中到高强度的抗阻训练开始，以便维持甚至增加骨量。对于已经有骨质疏松症的参与者（特别是症状较轻的）可能适用于中度的抗阻训练，但是不要进行高强度运动，以免受伤（ACSM，2010, 257–258; Rahl, 2010, 195）。
- 如果负重引起疼痛或功能减退等症状，建议在恢复抗阻训练之前休息并进行医学评估。给参与者一份新的"运动医疗声明"（附录 A2），并写明具体要求：请给出负重锻炼建议。
- 尽量避免脊柱弯曲的抗阻训练，特别是有弯腰动作的训练，以防发生椎体骨折（ACSM，2009a, 275）。在进行椅子站起运动时，尽量保证脊柱的生理曲度，在运动时保持头、颈、脊柱位置相对固定。
- 让参与者想象有一条无形的绳子绑在头部轻柔地向上拉起可有助于他们保持正确的坐位或站立位。

感觉障碍

- 尽可能频繁地使用视觉上的提示，对于有听力障碍的参与者要示范抗阻训练的动作。
- 对于有视力障碍的参与者要准确、直接地描述抗阻训练动作。

！安全小贴士　要想安全、有效地进行老年人抗阻训练，必须要谨慎地参照安全防护措施，遵循循证医学指南。

运动指南

许多机构例如美国运动医学学院、美国运动治疗委员会、美国老年人体质协会、美国体力体质协会及美国健康和公共事业部等知名组织都针对如何安全、有效地运动锻炼提出了指南。

表 5.2 综合了适合于老年人的抗阻训练指南，本章所推荐的抗阻训练均基于这些有循证医学支持的指南，但其中还有些针对特殊人群需要的补充推荐。可以参照表 5.2 为参与者制作一个简易的宣教手册。

以下章节会阐述更多具体细节以便于最小化受伤可能，最大化抗阻训练的益处。

！安全小贴士　在有靠背的情况下，维持一个正确的坐位，然后基于个体化情况使参与者在没有靠背情况下尽量坐直，去训练核心力量或控制姿势的肌肉。

运动方式选择

良好的抗阻训练课程应包含起始的热身动作（见第 4 章），最少 8 组针对全身大肌群的抗阻训练，以及结束后的整理运动（见第 7 章）。本章包含 5 组上肢、7 组下肢核心大肌群的抗阻训练（见表 5.3）。参与者可以通过不靠椅背坐直这个动作去训练控制姿势、核心力量的肌肉等长收缩（包括腹肌）。但是，前提是参与者可以在有靠背支撑下保持正确的坐位去锻炼（见第 4 章指导）。逐步锻炼参与者在无靠背的情况下坐直。在站立位训练前先学会坐位基础训练（见第 4 章）。同理，对于如何训练坐位与站立位核心力量请参照第 2 章。

表 5.2 老年人抗阻训练指南大纲

运动方式选择	选择至少 8 种安全的、针对全身各大肌群的运动锻炼方式
运动顺序	在进行低强度抗阻训练时可按从头到脚或从脚到头的顺序进行。在进行高或低强度抗阻训练时，从大肌群到小肌群训练，最后是控制姿势的肌肉
强度（抗阻重量或负重）	开始的时候，参与者自述用力很轻或轻的程度（RPE 评分 1~2 分）重复 8 次相同动作，然后逐渐增加到 12~15 次。在参与者技术动作熟练后可以逐渐增加到稍稍费力的程度
频率	在进行全身抗阻训练时每周间隔锻炼 2~3 次
重复	每次动作中重复 8~15 次，以 8 次起始
关节活动度	在没有关节过伸的情况下进行全面、不疼、不劳累的活动
速度	缓慢、轻柔地运动，每个动作都要花 3 秒做到位，再花 3 秒复位
组数	每次锻炼分成 1~3 组进行
组间休息	每组重复 8~15 次动作之间都要至少休息 1~2 分钟
运动间休息	在大重量抗阻训练时休息间期最长可达 1 分钟，当参与者对运动锻炼的耐受性随着时间进阶后，小重量抗阻训练可以缩短或取消休息时间
课程间休息	在两次全身锻炼之间可充分休息 48~72 小时
进阶和维持	在参与者熟悉了 12 组不负重基本坐位抗阻训练动作之后，可缓慢增加重量，每次增加 1 磅或更少。将重复次数再次调整为 8 次然后再逐渐在新的负重下增加到 12~15 次。或者也可再增加另一组 8 次重复动作，慢慢增加到 15 次。当参与者从长期的抗阻训练中获益时鼓励他们终生坚持锻炼

引自 E. Best-Martini and K.A. Jones-DiGenova, 2014, Exercise for frail elders, 2nd ed. (Champaign, IL: Human Kinetics).

运动顺序

请遵照以下所指出的顺序进行运动锻炼，从全身大肌群到小肌群，可以为初学者进行密集、高强度的抗阻训练奠定一个良好的基础。可尝试先从上肢或下肢开始训练，再加入一些变化看哪种方式最合适。在刚刚引入抗阻训练时，可以先从上肢或下肢开始再逐渐过渡，同样也可以从 5 组上肢动作和 7 组下肢动作中选择其中一些最后逐渐过渡到全部 12 组动作。

强度

起始阶段抗阻训练可以不负担体重以外的重量，要鼓励参与者认识到即使是举起自己手臂或抬起腿这样自身的重量也是有益的，当参与者学会了运动锻炼的方法后，逐渐增加一些较轻的重量，例如 1 磅（0.45 kg）。在"基本坐位抗阻训练"部分，可以了解到如何带教不负重锻炼及增加负重的必要条件。

！安全小贴士 当参与者的锻炼动作已经很标准时，可以缓慢、安全地增加抗阻训练重量，但是不会引起疲劳脱力及疼痛。

表 5.3 基础抗阻或平衡锻炼：坐位或站立位

目标部位与肌肉	运动锻炼图示	躯体功能获益
上肢抗阻训练		
胸部（胸大肌） 上臂后方（肱三头肌） 肩部（三角肌）	*5.1 坐位胸前推举	推开一扇门，推进抽屉，从卧位坐起
背部（背阔肌、斜方肌） 上臂前方（肱二头肌） 肩部（三角肌）	*5.2 坐位双臂划船	拉开一扇门或抽屉
肩部（三角肌） 上臂后方（肱三头肌）	*5.3 坐位肩上推举	将重物向上举（特别是高过肩）
上臂前方（肱二头肌）	5.4 坐位屈肘	提东西
上臂后方（肱三头肌）	5.5 坐位头上屈肘（挑战性练习）	坐位或卧位上推、俯卧撑
下肢抗阻训练		
大腿及髋前方（髋屈肌）	*5.6 坐位屈髋	爬楼，改良静态或动态站立平衡
大腿及髋外侧（髋外展肌） 内侧（髋内收肌）	*5.7 坐位髋内收和外展	骨盆稳定、站立及步行，改良静态或动态站立平衡
大腿后方（股后肌群）	5.8 坐位屈膝	坐位站起，爬楼，光脚步行，改良静态或动态站立平衡
大腿前方（股四头肌）	5.9 坐位伸膝	坐位站起，爬楼、保持稳定步行，改良静态或动态站立平衡
小腿（胫前）	*5.10 坐位足趾抬起	步行
小腿（腓肠肌、比目鱼肌）	*5.11 坐位足跟抬起	步行，改良静态或动态站立平衡
大腿（股四头肌，股后肌群） 髋部（臀肌）	*5.12 站立训练（挑战性练习）	步行

* 每个坐位抗阻训练及平衡试验都有对应的站立位训练。请参照本章末的运动锻炼图示来进行改变调整动作。单腿站立等站立位平衡更有利于提高参与者平衡力。

* 打星号的 8 组动作建议用于短期课程（见表 8.8）

Adapted, by permission, from S. McKelvey, 2003, Functional fitness for older adults training manual (San Diego, CA: Aging and Independent Services), 7. © Kim A. Jones-DiGenova. From E. Best-Martini and K.A. Jones-DiGenova, 2014, Exercise for frail elders, 2nd ed. (Champaign, IL: Human Kinetics).

　　一个人能举起多大的重量主要取决于以下几点，例如有无特殊需求、目标、动力、对于运动锻炼的耐受性等。当开始使用重物时，先要求参与者以很轻的用力重复 8 ~ 15 次动作（RPE 评分 1 ~ 2 分）。可以参照 RPE 评分决定参与者合适的训练强度。当参与者的技术动作已经到位时，可以逐渐增加重量到 RPE 4 分（有些费力）。理想状态下，有些费力指的是有一定难度挑战但是不会引起疲劳及疼痛。

频率

我们建议在起始的一周在不连续的两天安排 2 次抗阻训练。过几个月后当参与者适应了抗阻训练的节奏，可以尝试一周 3 天。这种课程计划至少能保证参与者每周出席 2 次课程。特别要鼓励那些体弱老人和常坐不动生活状态的人一周参加 3 次课程，另外要对出席课程表示充分肯定（即使只是微笑表示欢迎）。在合适的时候鼓励坚持参加课程的参与者及支持他或她的人（例如其护工）。

重复次数

总体上对老年人每组抗阻训练动作建议重复 8 ~ 15 次。重复次数指的是一组动作反复进行的数量，每一次重复都是一个完整的动作。每一组动作都是课程中独立的一部分，例如 8 个重复动作组成一组。在起始阶段不负重的情况下熟悉了抗阻训练动作后，为每一位参与者挑选一个合适的重量使他们能够不费力轻松举起 8 次。谨慎地将每组动作重复次数提升到 12 ~ 15 次，当可以轻松完成 15 次动作时即可增加负重。当一个参与者可以轻松完成 12 ~ 15 次重复动作时即可增加负重，并将重复次数再次减至 8 次。如果有些参与者不如其他人重复次数多，必须要等待他人完成多余的次数。因此我们建议一个班内最大重复次数应为 12 次以减少重复次数少的人等待时间。当一对一授课或带教体弱、易受伤的老人时，应适当将重复次数增加（ 10 ~ 20 次），减轻负重（很低强度或低强度）（ ACSM, 2011, 1343; Evans, 1999 ）。

尽量使用积极的词汇例如"挑战一下""干得漂亮"等去鼓励参与者坚持。避免使用"精疲力竭"等有消极含义或不适用老年人的词汇。

活动度

当动作中包含完整的关节活动时，运动锻炼所体现的价值才是最大的，可以保持甚至提高关节活动度（ Baechle and Earle, 2008 ）。记得提醒参与者在不引起疲劳、疼痛且不发生关节过伸、绞索的范围内进行抗阻训练（不引起不适或疼痛的最大关节活动度）。要让参与者感受到锻炼的是肌肉而不是关节。

> **！安全小贴士**　记得提醒参与者在不引起疲劳、疼痛且不发生关节过伸、绞索的范围内进行抗阻训练（特别是膝关节和肘关节）。

速度

用 3 秒的时间来举起或推动负重或将抗阻阻力带拉伸到位，再花 3 秒钟抵抗重力的情况下慢慢放下负重或放松抗阻阻力带至起始位置。抗阻训练的口令要慢（例：1, 1, 1，起，1, 1, 1 放，2, 2, 2，起……）请参照第 3 章表 3.3 及其对计数口令的讨论，让参与者在进行抗阻训练时大声地喊出口令以保证他们动作慢且没有屏气。

组数

对于肌肉力量及耐受力的训练我们整体上建议 1～3 组，每组动作重复 8～15 次，以一组动作起始，对于中年或老年参与者开始抗阻训练时我们建议从一组而不是多组开始。单组课程（有询证医学证据支持）在提高肌肉力量和耐力上更有效，在缩短课程时间的同时受伤及酸痛的可能性更小（AACVPR，2006，87）。刚开始进行单组课程抗阻训练的参与者可能会显著地提高肌肉力量和体积（ACSM，2011，1336，1343）。在应用多组训练时，你可以运用不同的动作去锻炼相同的肌肉，或者重复同一组动作。当重复同一种动作时我们建议采用不同的变化形式去锻炼肌肉和关节，避免过度使用，这容易导致受伤，更使得课程变得索然无味（各种变化和升降级规则可参照第 4 至第 7 章中图示部分）。记住：欲速则不达，动作标准地完成一组动作要好于快速完成多组动作。

当你在课程中加快进度时，如果有人很难跟上节奏可以通过做新的一组不抗阻训练来取得进阶。

组间、运动间、课程间休息时间

在进行下一组重复 8～15 次的动作前让参与者休息 1～2 分钟。在组间休息时参与者可以进行针对其他肌群的抗阻训练。如果小组需要在抗阻训练后小憩片刻，试着进行三步深呼吸法（第 4 章），活动度锻炼（第 4 章），或拉伸锻炼（第 7 章）。总体来说，抗阻负重越大，组间休息时间越长，随着参与者对运动的耐受性提高，缩短或消除不同运动之间或较轻阻力训练的休息时间。最后，要合理规划每次全身锻炼的时间间隔，使参与者在两次锻炼中间有 48～72 小时的休息时间，以便于更好地刺激肌肉增生（肌肉体积增加）和肌力同步增长（ACSM，2011，1343）。理论上应该以课程间隔 72 小时安排抗阻训练（例如在周一和周四），或者每周三天、课程间隔 48 小时（例如周一、周三、周五或周六也可行）。

> **！安全小贴士** 为了从抗阻训练中恢复潜在的肌肉力量和耐力，建议安排每周 2~3 次课程，在每次全身锻炼后休息 48~72 小时。

进阶和维持

可以通过多种方式调整抗阻训练来提高肌肉力量和耐力。当参与者可以很好地适应 12 种基本坐位抗阻训练且动作标准时，可以通过以下几种方式慢慢提高难度，谨记每次只能增加一种变量。

- **站立位运动锻炼**：但凡能够安全站立的参与者可以慢慢地进行基本坐位抗阻训练的站立位变化。可在本章末参照其他变体和进阶动作。
- **频率**：每周的课程天数可以逐渐增加到一周 3 天，但是不能连续 2 天进行全身锻炼。或者，当参与者可以轻松地完成 12～15 次抗阻训练时，可以下列方式之进阶：
- **组数**：增加另一组 8 次重复动作的抗阻训练，再逐渐增加到 12～15 次，第二组可使用较轻的重量。变体和进阶动作的创意可参照运动图示 5.1～5.12。
- **强度**：慢慢增加负重量（理想是每次 1 磅 /0.45kg 或更少）并将重复次数重新减为 8 次。

并在更大的负重下缓慢增加至 12 ~ 15 次。

- **抗阻**：用"二对一"组合（一组使用两种不同的重量或阻力带）。使用第二重的重量或阻力带重复一到多次，一组内剩余的次数再用较低的阻力。逐渐进阶到一组完整的动作都使用较重的重量。
- **活动度**：每次增加负重的时候所有的动作都要从小活动度开始，再渐渐增加到完整的活动度，但是记住永远要在不引起疲劳和疼痛的范围内。
- **重复运动之间的休息**：每次重复动作间不要休息，先开始做几次动作再慢慢进阶到一套完整动作。在使用抗阻阻力带训练时，每次动作之间要保持阻力带上的张力。

在可能的情况下要和参与者的临床医师、理疗师或其他护理专家交流合作去设置和调整抗阻训练的目标以及可以进阶到何种程度。我们建议使用 1 ~ 10 磅（0.45 ~ 4.5 kg）的哑铃，每次增加 1 磅以内的重量。总体上来说对于体弱老人和有特殊需求的人群设置的课程，使用超过 10 磅的重量是不合适且不安全的。对于痴呆以及患严重骨质疏松症的参与者来说可能上下肢都使用 1 磅的重量是比较安全的目标。另外，做过髋关节置换的参与者可能下肢锻炼不能使用任何负重，但是上肢抗阻训练最终可以达到 10 磅的负重。

在某些情况下参与者可能会拒绝进一步增加难度而是保持现状，这取决于其长期目标、动机、身体和精神健康状况以及医师的建议、可使用的设备条件等。比较合理且重要的目标是达到可以完成日常活动的肌力和耐力（所谓的功能性体适能）。例如，如果一个参与者还没能达到每天 3 次在家中上下楼的目标，在参与者有条件时下肢抗阻训练的负重、重复次数、组数都可增加（谨慎地每次增加一项）。但是如果参与者已经达到了预期目标，可以更轻松地从轮椅或椅子中站起来，那么他们可能更愿意维持下肢抗阻训练的现有强度。

每当参与者完成了一个既定目标，再继续开始抗阻训练之前，要重新评估其肌力、耐力相关的功能性体适能。这也是鼓励参与者更进一步的好机会（在合适的时候）。个体化的抗阻训练目标要求保持一定的抗阻练习，相比于一对一训练，与其他人一起进阶，通常可以更容易达到目标。

抗阻训练成功的关键是记录参与者每一次出勤和进阶。你可以参照附表 B5 中的"锻炼日记"，可以帮助参与者记录每项抗阻训练的负重和重复次数。每个月至少要在开始或结束抗阻训练时评估每个参与者的记录表。同时要鼓励参与者（特别需要关注的）多交流，以便于更好地建议和调整训练计划。

其他训练技巧

如需进一步安排调整抗阻训练的计划如强度、频率、重复次数和组数，可参照以下指南：
- 在进行抗阻训练时一定要教参与者如何保持一个正确的坐位和站立位。
- 在进行训练之前，指导参与者稳定他们的肩关节，先向上耸肩再向后再向下，确保他们的肩关节在每个运动中都是放低的。
- 指导参与者专注于他们训练的主要肌肉。
- 鼓励参与者每次重复动作中要均匀地呼吸，用以下方法避免屏气：
  1. 让参与者大声地喊口号（特别是初学者或大班授课），说话时参与者是无法屏住呼吸的。
  2. 当参与者已经可以安全缓慢地进行抗阻训练时让参与者练习最佳呼吸。最佳呼吸指的是当推举重物或拉伸阻力带时呼气，当回归原位时吸气，当经过一段时间练习后这种呼吸方法可以养成习惯。

- 可以将姿势、呼吸、活动度、拉伸等动作整合在一起（参照第4章和第7章）穿插于抗阻训练中，当做拉伸放松运动时可以选择针对刚刚训练的肌肉。例如，当完成一组锻炼胸部和肩部的胸前推举后（图示5.1），试着做一组肩部旋转动作（图示4.9）去放松胸部和肩部。

！安全小贴士 为了提高抗阻训练的愉悦度且避免受伤，要学会接受身体的反馈并专注于正在训练的主要肌群。

- 抗阻训练后要放松每一组肌群，请参照第7章的拉伸运动。
- 当一个参与者长期缺席一段时间回归后，应从其之前强度的一半开始，再逐渐增加负重。

坐位抗阻训练

表5.3中的12组基本坐位抗阻训练是针对全身各大肌群的5组上肢和7组下肢功能训练。要先教参与者进行基本坐位训练，要了解参与者的力量及目前的极限以免跌倒损伤，进而再教参与者站立位训练。在参与者掌握了其他基本坐位训练后可以试着挑战这两组高难度动作图示5.5坐位头上伸肘、图示5.12站立训练（详见第8章）。改良椅子站起试验虽归类为坐位但却是预示着参与者有能力进阶到站立位训练的标志，当参与者可以较稳地站住之后可以考虑进行站立位基础训练及平衡训练。

一堂课所教授的抗阻训练以及顺序是可以按需变换的，最简单的方式就是按照图示5.1～5.12从上到下按顺序进行。变换顺序的话可以先进行下肢锻炼再进行上肢锻炼，或者按照想要的顺序随机调节上下肢运动，以便使体弱的老人和未经训练的参与者更加适应。表5.3中打星号的针对大肌群的8组运动是推荐在短期课程或为了过渡到完整12组动作或时间不足时进行的。若想缓慢过渡到抗阻训练，可以在15～20分钟的热身训练后进行1～2组抗阻训练，再逐渐拓展到完整的8组或12组动作。当抗阻训练的比重增加时，慢慢缩短热身至10分钟（见表8.5）。

参照表5.3指导参与者去集中注意感受所训练的身体部位，主要肌群以及每项抗阻训练的实际功能性益处。体弱的老人在得知这些运动能如何帮助其提高日常生活能力后会更加积极，另外，需要学习抗阻训练所针对的身体部位和主要肌群，可参照附录B2"人体肌肉"。这方面的知识有助于参与者集中注意感受特定身体部位和正在锻炼的肌肉，可以有效地避免受伤，提高抗阻训练的效果。

从无负重开始

许多老年人在开始抗阻训练前需要一个起始训练周期来进入状态。例如，初学且健康状况并不理想者（同样适用于因受伤或其他慢性疾病暂停课程后又再次恢复训练者）可以不负重进行上下肢的抗阻训练动作。这种方法叫做体重训练，锻炼时参与者自身上下肢的重量即可提供足够的阻力，特别是对那些过着久坐不动的生活方式的人。

不管一个参与者身材是不是已经走形，另一个要以无负重抗阻训练开始的原因是避免他们在学会正确的动作之前受伤。同样可以用下列一些抗阻训练开始，第一周单从下肢训练开始，当参与者适应了下肢运动后向他们示范上肢运动。从每组动作重复8次开始训练，提示参与者关注自己身体的感受，营造一种非竞争性、轻松的氛围，让参与者在没有达到既定目标时也能感到轻松自在。在参与者能以良好的动作完成 12 次重复前均建议无抗阻训练。

引入负重

在参与者学会基本坐位无负重抗阻训练后，可以开始使用负重（也称为手持负重），如 1 磅（0.45 kg）或更轻的重量以避免过度的酸痛、受伤（Bryant and Green，2009，193）。如何判断参与者是否准备好使用负重？

- 在无负重的情况下可以良好地完成技术动作。
- 每一次都能轻松地完成 12 组动作。

要让那些不能利用体重进行 12 次重复抗阻训练的参与者相信，他们会慢慢地但肯定能变得更强壮。健康状况较好的参与者可以更早地进行抗阻训练，但当其他参与者在几周内逐渐安全地进阶到较重负重时，有些参与者可能只能进阶到小重量负重（例如大班授课中的阿尔茨海默病患者）。确保任何使用抗阻训练器械的参与者都能很好地完成至少 8 次重复动作（非体重的任何形式抗阻训练），若不能则要减少重量直至能做到 8 次。8 ~ 15 次重复动作的抗阻训练课程着重于训练肌肉力量和耐力。

上肢负重，阻力带，阻力棒

当参与者准备好使用负重后，提供最好两对上肢负重器械，一轻一重。较轻的重量用于单关节抗阻训练（在整个阻力训练过程中，只有一个关节移动，比多关节训练使用的肌肉更少），例如图示 5.5 坐位头上伸肘、5.4 坐位屈肘。相对的，较重的负重用于多关节训练（两个或多个关节在阻力练习过程中移动，需要动用多个肌肉群 [ACSM，2011，1343]），例如图示 5.1 坐位胸前推举、5.2 坐位双臂划船、5.3 坐位肩上推举、5.12 站立训练等。表 5.4 可以为参与者选择两对负重，先选择较轻的一对负重，1 磅（0.45 kg）或更轻。当参与者适应后逐渐进阶到一对较重的负重：1 磅或 2 磅。为了避免肌肉不平衡，对立肌群的负重差异不要过大（使关节做相反方向运动的肌肉），例如胸部与背部，肱二头肌与肱三头肌。

请牢记，可能需要根据个体差异调整表 5.4 中所推荐的负重，每天所能举起的负重不同也是很常见的。例如，如果参与者课前一晚受失眠困扰，就可能无法举起之前的重量。另外，如果班级人数较多，或者没有助手辅助授课，或参与者弯腰去更换负重不安全的话，那么就让参与者整个上肢训练只使用一组负重或者改用阻力带或阻力棒。

图示 5.1 坐位胸前推举和图示 5.2 坐位双臂划船，在这两组最终需要较重负重的多关节抗阻运动中向参与者演示如何使用阻力带或阻力棒。当使用阻力带或阻力棒时，不会受重力或者身体姿势影响，这些运动可以使用张力较大的阻力带。尽管如此，在使用阻力带和阻力棒时也要遵从从轻到重的原则。

当为参与者选择抗阻训练设施时要考虑特殊需求或安全系数，例如，如果参与者不能很好地抓住哑铃可以选择腕部沙袋或带把手的重物。阻力带或者阻力棒对不能很好握住负重物的参与者是明智的选择。在坐位或站立位胸前推举和双臂划船动作中要比自由重物更安全。

下肢负重

在所有下肢抗阻训练中使用同样的重量。因为区分不同的重物是很耗费时间且不必要的，

表 5.4 上肢训练负重选择指南

每排较轻和较重负重提示了合理的选择范围，例如，如果运动中较轻的选择 3 磅，那么较重的应选择 5 磅（1 磅 =0.45 kg）。

较轻负重	较重负重	在以下运动中选择较轻负重	在以下运动中选择较重负重
1 磅	2 磅	负重胸前推举 [b]	阻力带或阻力棒胸前推
2 磅	3 磅	双臂负重划船 [b]	阻力带或阻力棒双臂划
3 磅	5 磅	头后臂屈伸	肩上推举
4 磅 [a]	6 磅 [a]	肱二头肌屈曲	椅子站起
5 磅	7 磅 [a]		
6 磅 [a]	9 磅 [a]		
7 磅 [a]	10 磅		
8 磅	10 或 12 磅		

[a] 铸铁负重物中无 4 磅、6 磅、7 磅、9 磅选择；

[b] 椅子站起训练时参与者可以挑战使用手持重物。

引自 E. Best-Martini and K. A. Jones-DiGenova, 2014, Exercise for frail elders, 2nd ed. (Champaign, IL: Human Kinetics). Adapted, by permission, from S. McKelvey, 2003, Functional fitness for older adults training manual (San Diego, CA: Aging and Independent Services), 17-18. © Kim A. Jones-DiGenova.

在参与者需要帮忙每次从腿上卸下负重换上新的负重时是很冗长且费力的。下肢的重物可以比上肢的更重，但是参与者也可以通过一个负重两腿更换使用来节省成本，但是这样会更耗费时间。当参与者做不到自己更换负重则需要双腿同时各一个重物。当一个班级的成员相对固定时，可以在重物上标明参与者姓名以便于检查每个参与者的负重情况。

站立位抗阻和平衡训练

所有在之前表 5.3 中所列举的动作——5 组上肢和 7 组下肢运动功能性锻炼均可以在站立位完成。在参与者学习坐位训练时了解参与者目前的力量和极限后可以引入 12 组基本坐位训练及相关变体和进阶动作（章末图示），充分了解参与者的能力可以减少跌倒风险。当参与者坐位训练的技术动作已经很标准后由你来决定其是否可以开始安全地进行站立位训练，应鼓励参与者进行站立位训练以取得更大的成效。如果参与者不能很好地站稳那么我们推荐其一直进行坐位训练。如果参与者有任何平衡力的问题那么我们建议其只进行可以空出一只手来握住安全设施的动作。

当做需要两只手同时进行的运动时，例如图示 5.1 坐位胸前推举、图示 5.2 坐位双臂划船，要求参与者能很好地站稳。

站立位上肢抗阻训练

站立位上肢抗阻训练可参见本章末的坐位上肢抗阻训练变化及进阶方式。5 组坐位上肢抗阻运动都可以站立位完成。但是这些运动都需要两只手握住负重、阻力带或阻力棒，我们建议有任何平衡问题的参与者都只坐着进行，尤其是在教室里。在带课甚至是进行一对一教学时，对于有平衡问题的参与者首先关注于力量提升和总体的健康水平，确保参与者先进行坐位的抗阻训练。

站立位下肢抗阻训练和平衡训练

站立位下肢抗阻训练可参见本章末的坐位下肢抗阻训练变化及进阶方式。7 组坐位下肢抗阻运动都可以站立位完成。相较于上肢训练，下肢抗阻训练较好的一点是两只手都可以去扶辅助设施，例如一个结实的椅子。因此我们建议在站立位上肢训练前先教参与者站立位下肢抗阻训练。在教授站立位训练动作时一定要让参与者紧紧地扶住一个安全设施，例如结实的椅背或栏杆。

指导参与者按照自己的节奏去按照步骤 1 ~ 6 训练平衡力（当参与者觉得轻松且安全时这些步骤除了适用于下肢抗阻练习外，还适用于适当的关节活动度练习、有氧运动和伸展运动）：

1. 用两只手紧紧地抓住一个安全的支撑；
2. 双手轻轻握住；
3. 一只手紧紧握住；
4. 一只手轻轻握住；
5. 用 4 只手指轻轻握住，再到 3 只手指、2 只手指、1 只手指。
6. 虚握，当参与者失去平衡时可以很快地再次抓住支撑物。

当参与者掌握良好的技术动作后开始从步骤 2 进行训练，因为手扶支撑物可以让参与者更好地学习站立位训练。那些准备好的参与者可以逐渐按照上述步骤进阶，步骤 6 只适用于可以自己站稳的参与者，让他们养成随时准备好去抓支撑物的好习惯。如果参与者在运动过程中站不稳，帮助他们去寻找支撑物，使他们可以感觉自己可以很稳地站在地上且轻松地进行抗阻运动。这些辅助措施除了适用于下肢抗阻练习外，还适用于适当的关节活动度练习、有氧运动和伸展运动。

变体和进阶动作

12 组基本坐位抗阻训练的变体和进阶动作（variations and progression options, VPOs）可以让课程变成更有创造性和进阶性的功能健身计划，以满足有一系列特殊需求的人群。参照本章末的图示，在参与者掌握了基础的坐位抗阻训练后向参与者引入 1 项或多项 VPOs，先从简单的开始。这些简单选项是基础训练的改良。

有些班级可能无法广泛地进行改良抗阻训练（例如长程大班授课没有辅助训练员时），但是在基本坐位训练中加些小变化可以增添趣味，这对整个班级是有益的。相反，其他班级如能够做到站立位抗阻锻炼则可以摆脱坐位练习。每一种基本坐位抗阻训练都有站立位变化方式，在参与者能够安全站立时也是不错的进阶方式。见第 8 章所示如何选择坐位还是站立位训练指南以及站立位训练的好处。有特殊图示的站立位训练涉及单腿站立且更加训练平衡力。

所教授的抗阻训练越多，对参与者力量和极限了解的越清楚，越可以熟练对他们的课程进行变换和进阶。例如，背部肌肉更容易萎缩，特别是随着年龄增长失用，这时进行一组基本坐位双臂划船训练是很有价值的。关于课程的变化和进阶的许多其他想法，请参阅第 8 章，包括"抗阻训练的持续时间"。

总　结

一个常见的误区是老年人不适合举重物。总体来说，体弱的老年人和有特殊需求的成年人可以从适当的抗阻训练中显著受益。本章提供了指导、安全保障措施以及如何带教抗阻训练课程的整体教学指令。

遵从安全防护措施指导可以使参与者在抗阻训练中免于受伤。例如，避免做过多的过顶运动、屏气、等长收缩运动以维持血压不飙升。

每周提供 2～3 次非连续的课程是指南所推荐的最佳选择，最少 8 组安全的针对全身大肌群的抗阻训练，每个动作 1～3 组，重复 8～15 次。从基本坐位无负重抗阻训练开始，当参与者掌握了良好的技术动作之后从轻重量开始慢慢加重。在你的课堂上规律进行抗阻训练的参与者在改善他们的健康、身体状况和日常工作的表现上可能会有惊人的结果。

图示说明

图示 5.1～5.5 是上肢抗阻训练，图示 5.6～5.12 是下肢抗阻训练，无特殊需求下运动的安全小贴士及变体和进阶动作同时适用于坐位和站立位训练。站立位训练和其他需要进一步解释的变体和进阶动作附有照片和描述。

正确的站立位及坐位

务必要参考第 4 章中关于正确的坐位和站立姿势的指导，并在每次练习中经常提醒参与者。

坐位胸前推举

目标肌肉——胸部（胸大肌），上臂后方（肱三头肌），肩部（三角肌）

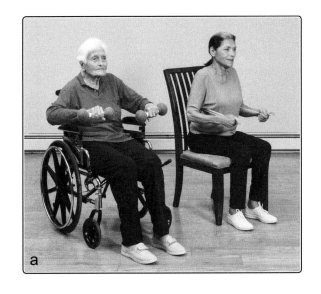 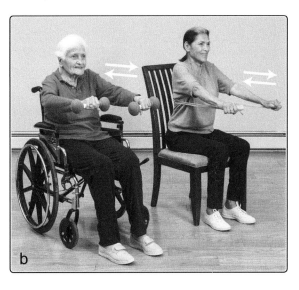

开始和结束的身体姿势

1. 正确的坐位。
2. 上肢放在身体两侧。
3. 在胸部稍下方，手掌向下抓住重物、阻力带或阻力棒。
4. 腕关节保持水平。

向外和向内运动

5. 在向外推时，数"1，2，3，推"，或呼气。
6. 在向内收时，数"1，2，3，收"，或吸气（回到起始位置）。
7. 只活动肘关节和肩关节。
8. 每个动作重复 8~15 次。

 安全小贴士

- 在开始之前稳定肩关节，保持肩关节下沉。
- 在进行所有上肢抗阻训练时保持腕关节中立位（伸直），特别是使用阻力带和阻力棒时。

变体和进阶动作

- 变易：在参与者感觉肩关节疲劳、疼痛、紧张或仅仅为了变换运动方式时可以让参与者的上臂水平放低。
- 手的位置可手背向上或者向内，手掌可以从一个位置开始慢慢旋转到另一个位置，例如从手掌向内旋转到向下（如右图所示）。
- 手臂位置：两只手要靠近，肩距要拉开，或者在活动过程中保持在此范围内。
- 进阶：站立位胸前推举。
- 使用阻力带或者阻力棒可以更有效地锻炼胸大肌和肱三头肌，参见附录 B4。

坐位双臂划船

目标肌肉——背部（背阔肌、斜方肌），上臂前方（肱二头肌），肩部（三角肌）

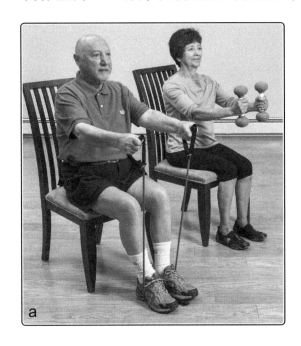

a

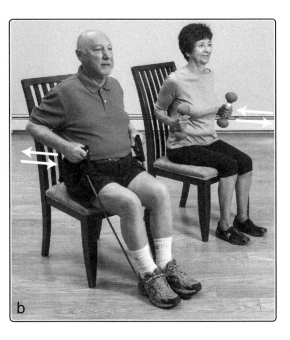

b

开始和结束的身体姿势

1. 保持正确的坐位。
2. 手臂向前伸直，稍稍低于肩关节水平。
3. 手掌向内握住重物、阻力带或阻力棒。

向内或向外运动

4. 在向外推时，数"1，2，3，推"，或呼气。
5. 在向内收时，数"1，2，3，收"，或吸气（回到起始位置）。
6. 只活动肘关节和肩关节。
7. 每个动作重复 8~15 次。

 安全小贴士

- 在开始之前稳定肩关节，保持肩关节下沉。
- 肘关节垂直向后运动，不要向两侧。
- 肩胛骨回缩（为了加强菱形肌）：在后退划船的动作上，如果椅子没有遮挡的话，轻轻内收肩胛骨在背后靠拢。

- 在进行所有上肢抗阻训练时保持腕关节中立位（伸直），特别是使用阻力带和阻力棒时。
- 在站立位双臂划船时，将椅子放在参与者的正后方，以防阻力带断裂或参与者失去平衡。

变体和进阶动作

- 变容易：沿着大腿滑动手臂。
- 变容易：手臂可以比 a 图所示的更低一些。
- 手的位置：手掌向上或手掌向下做划船动作。
- 手臂位置：手与手之间的距离较小或更长。

- 坐位：尽量坐在椅子中间，以便肘部后方无阻碍物，以加强锻炼菱形肌的力量。
- 站立位两臂划船（见图 c 和图 d 及说明）。
- 器械：使用阻力带或阻力棒来锻炼背部和二头肌。参见附录 B4。

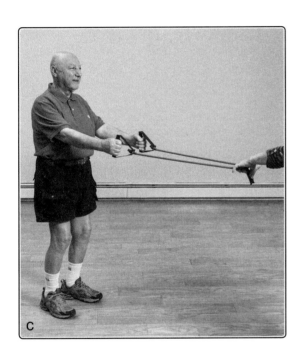

起始和结束体位

1. 正确的站立位。
2. 手臂向前伸直，肘关节稍低于肩关节。
3. 手掌（及阻力带）向内。

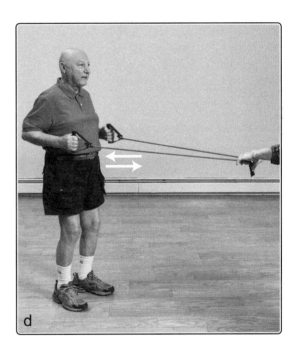

向内或向外运动

4. 其他同坐位双臂划船练习。

坐位肩上推举
目标肌肉——上臂后方（肱三头肌），肩部（三角肌）

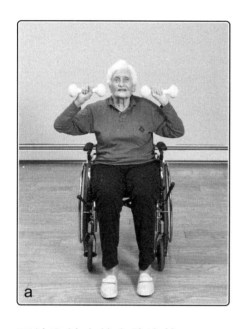

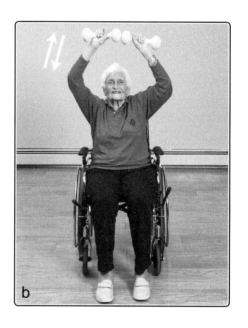

开始和结束的身体姿势

1. 保持正确的坐位。
2. 将重物举到与肩同高。
3. 手掌向前。

向内或向外运动

4. 在向上推时，数"1，2，3，推"，或呼气。
5. 在向下收时，数"1，2，3，收"，或吸气（回到起始位置）。
6. 只活动肘关节和肩关节。
7. 每个动作重复8~15次。

 安全小贴士

- 将重物向前向上举，就像把东西放在很高的书架上一样。
- 改良：如果参与者在肩上推举时感到肩关节疲劳或者疼痛，提示他们不必举得那么高。

变体和进阶动作

- 变易（头下推举）：指示参与者举起上臂的高度不超过地面水平，总是在无疲劳和无疼痛的范围内活动。
- 手的姿势：手掌向内或向后。
- 手臂姿势：手臂在躯干前面（手臂平行，手掌向内）而不是躯干两侧。
- 站立位肩上或头下推举。

坐位屈肘
目标肌肉——上臂前方（肱二头肌）

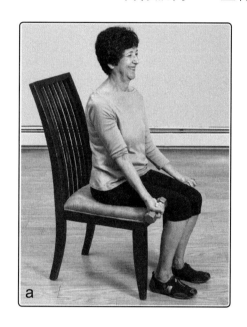

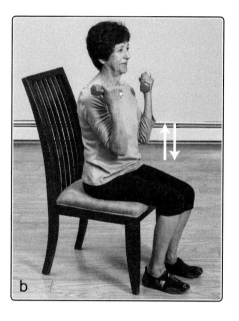

开始和结束的身体姿势

1. 正确的坐位。
2. 手臂放在身体两侧紧贴躯干。
3. 手掌向前握住重物。

向外和向内运动

4. 在向上举时，数"1，2，3，推"，或呼气。
5. 在向下放时，数"1，2，3，收"，或吸气（回到起始位置）。
6. 只活动肘关节。
7. 每个动作重复 8~15 次。

 安全小贴士

- 在开始之前稳定肩关节，保持肩关节下沉。
- 在进行单侧肱二头肌屈曲锻炼时避免身体向一侧偏斜。
- 改良：如果椅子有扶手，则可以让参与者向前移动坐在椅子的中间，并把肘关节放在椅子的扶手上。
- 检查参与者的姿势以确保他们不会向后倾斜，尤其是当他们坐在椅子的中间或站着的时候。

变体和进阶动作

- 变易：一次用一只手臂做肱二头肌屈曲。
- 手的姿势：在整个练习过程中，手掌相对（向内）做肱二头肌屈曲。
- 手的姿势：在整个练习过程中，手掌向后（在起始位置）及向下（在肘关节屈曲过程中）。
- 站立位肱二头肌屈曲。

坐位头上伸肘（挑战性练习）
目标肌肉——上臂后方（肱三头肌）

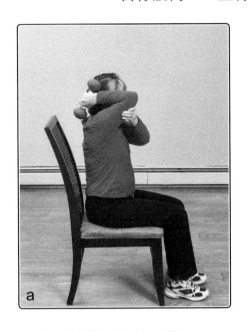

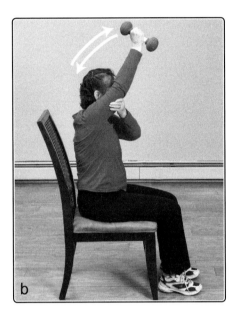

开始和结束的身体姿势

1. 正确的坐位。
2. 手掌向内握住重物。
3. 在舒适的情况下尽量抬高上臂。
4. 用对侧手帮忙扶稳上臂背侧。

向外和向内运动

5. 在向上推时，数"1，2，3，推"，或呼气。
6. 在向下收时，数"1，2，3，收"，或吸气（回到起始位置）。
7. 只活动肘关节。
8. 每个动作重复8~15次。
9. 另一侧重复上述动作。

 安全小贴士

- 在开始之前稳定肩关节，保持肩关节下沉。
- 锻炼侧的手臂在保持良好姿势的前提下尽量向上抬。
- 上臂（锻炼的一侧）在肱三头肌伸展时保持静止。
- 手掌向内保持重物远离头部。

变体和进阶动作

- 随着肱三头肌柔韧性的增加，参与者将能够将手臂举高，以便更舒适和更有效率地伸展肱三头肌。
- 站立位肱三头肌伸展。

坐位屈髋
目标肌肉——髋及大腿前方（屈髋肌）

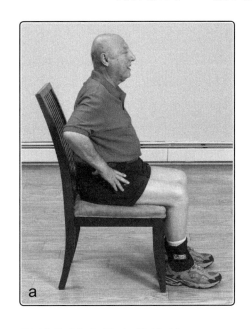

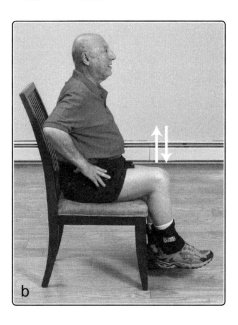

开始和结束的身体姿势

1. 正确的坐位。
2. 手放在髋关节上。

向外和向内运动

3. 在向上抬时，数"1，2，3，上抬"，或呼气。
4. 在向下踩时，数"1，2，3，下踩"，或吸气（回到起始位置）。
5. 只活动髋关节。
6. 每个动作重复8~15次。
7. 另一侧重复上述动作。

 安全小贴士

- 髋关节骨折或全髋关节置换术患者：在坐位和站立位时避免髋关节屈曲超过90°。

- 在保持直立姿势下尽可能抬高腿。
- 感受髋屈肌的收缩。

变体和进阶动作

- 变易：脚尖维持在地面上完成屈髋动作。
- 变易：在较窄的活动范围内做屈髋，或者在重复的时候一只脚不离开地面（以维持稳定）。

- 变难：在两次重复动作之间脚不要放在地上。先尝试几次再安全地过渡。
- 变难：腿抬得更高一点。先尝试几次再安全地过渡。
- 🚶 站立位髋屈曲（包括单腿站立）。

下肢抗阻训练图示
5.7

坐位髋内收和外展
目标肌肉——髋和大腿外侧（髋外展肌），内侧大腿（髋内收肌）

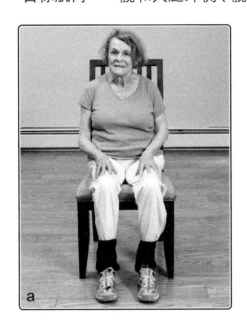 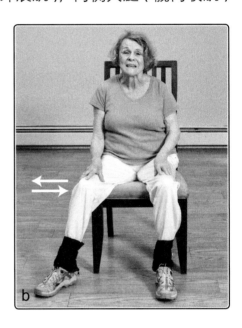

开始和结束的身体姿势

1. 正确的坐位。
2. 手自然放松摆放。

向外和向内运动

3. 在向外展时，数"1，2，3，外展"，或呼气。
4. 在向内收时，数"1，2，3，内收"，或吸气（回到起始位置）。
5. 只活动髋关节。
6. 每个动作重复 8~15 次。
7. 另一侧重复上述动作。

 安全小贴士

- 坐位时，脚保持在膝关节的正下方。站立时，保持移动脚的脚趾笔直向前。
- 当站立做收腿（向内移动）动作时，尽可能穿过身体的中线，保持身体的平稳。
- 那些髋关节骨折或置换的人应避免髋部超过 90°。在站立位变化方式中腿不要超过身体中线。

变体和进阶动作

- 变容易：部分或所有重复动作中脚放在地面上滑动。
- 功能性变换方式：坐位内收或外展髋时将腿抬高，类似于进出汽车提起腿的动作。
- 站立位髋关节外展和内收：包括单腿站立（见图 c、d 和说明）。

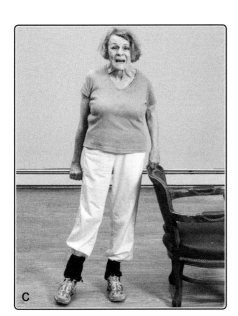

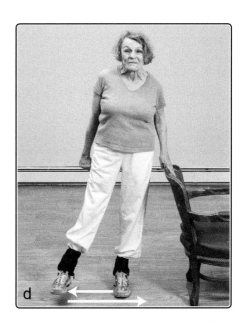

开始和结束的身体姿势

1. 正确的站立位。
2. 一只手扶稳安全支撑物。

向外和向内运动

3. 动作同坐位髋内收和外展动作。
4. 在向内移动时，运动的腿超过身体中线。

坐位屈膝

目标肌肉——大腿后方（股二头肌）

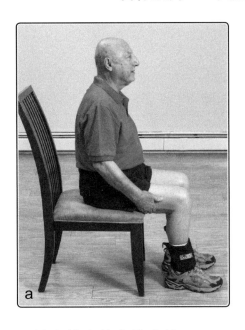 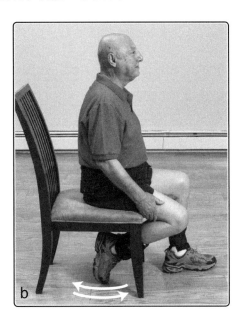

开始和结束的身体姿势

1. 正确的坐位。
2. 手放在大腿下。

向前和向后运动

3. 在向前时，数"1，2，3，前移"，或呼气。
4. 在向后时，数"1，2，3，后滑"，或吸气（回到起始位置）。
5. 专注于活动膝关节。
6. 每个动作重复 8~15 次。
7. 另一侧重复上述动作。

 安全小贴士

- 改良：如果椅子前腿之间的栏杆妨碍运动，在保证安全的前提下，指导参与者在座位上向前移动 10 ~ 15 厘米。指导他们在往前坐时抓住椅子的把手或两边。
- 在站立位屈膝时，保持骨盆水平。

变体和进阶动作

- 变易：在部分或全部重复动作中不要让小腿和脚抬高到同样的高度。

- 变易（站立位）：允许运动的膝关节与另一侧膝关节不对齐（如图 c、d 所示）。

- 变难：将脚跟抬得更高，但仍在一个无疲劳、无疼痛的运动范围内。

- 站立位膝关节屈曲：包括单腿站立（见图 c、d 及说明）。

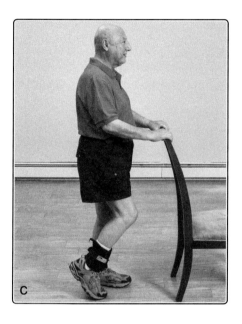 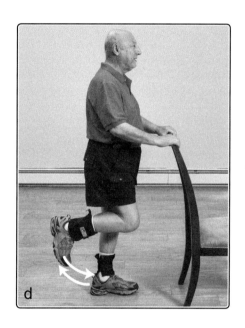

开始和结束的身体姿势

    1. 正确的站立位。

    2. 一只手扶稳安全支撑物。

    3. 膝关节尽量对齐。

向上和向下运动

    4. 动作同坐位屈膝。

坐位伸膝
目标肌肉——大腿前方（股四头肌）

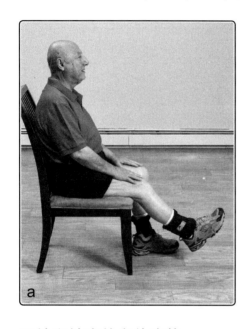

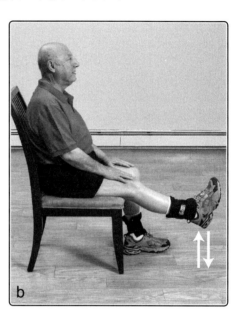

开始和结束的身体姿势

1. 正确的坐位。
2. 手放在大腿上。
3. 腿稍稍弯曲。

向上和向下运动

4. 在向上时，数"1，2，3，上"，或呼气。
5. 在向下时，数"1，2，3，下"，或吸气（回到起始位置）。
6. 只活动膝关节。
7. 每个动作重复8~15次。
8. 另一侧重复上述动作。

 安全小贴士

- 感受股四头肌发力。
- 当使用负重时避免伸膝至最大活动度，避免髌骨软骨退变。
- 随腿部力量不断增进，在放下时不把脚完全放至地面而是距地面15 cm或更低的位置。
- 把髋部一直靠到椅子的后面，以获得最大面积的背部支撑。
- 站立时，锻炼侧大腿可以抬高小于90°。

变体和进阶动作

- 变易：开始和结束每一次重复时，脚抬起 15 厘米或更小。
- 拉伸：在做站立位膝关节伸展之前，可做第 7 章中类似练习 7.8 的拉伸运动。

- 变难：每次膝关节伸直时背伸和跖屈踝关节。先尝试几次再安全地过渡
- 站立位膝关节伸展：包括单腿站立（见图 c、d 和说明）。

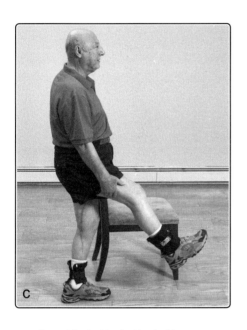

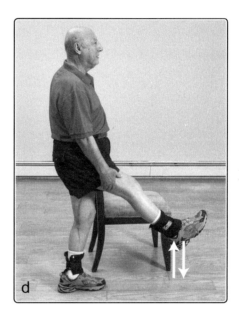

开始和结束的身体姿势

1. 正确的站立位。
2. 一只手扶稳安全支撑物。
3. 一条大腿屈曲 45°。
4. 该腿微微屈曲。
5. 手帮助提起大腿。

向上和向下运动

6. 动作同坐位伸膝运动。

坐位足趾抬起
目标肌肉——胫骨（胫前肌）

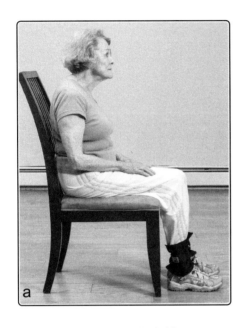 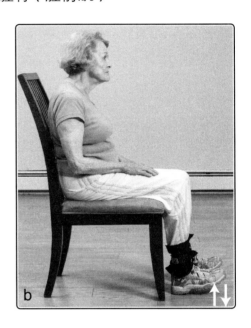

开始和结束的身体姿势

1. 正确的坐位。
2. 手放在自然的位置上。

向上和向下运动

3. 在向上时，数"1，2，3，上"，或呼气。
4. 在向下时，数"1，2，3，下"，或吸气（回到起始位置）。
5. 只活动踝关节。
6. 每个动作重复 8~15 次。

 安全小贴士

• 把脚放在一起，以确保它们是对称的。

• 指示参与者在抬起脚趾时不要摇晃全身。提示他们只注意踝关节的移动。

变体和进阶动作

• 变易：在重复动作时把脚放在地上。
• 变难：在重复动作时不要把脚放在地上。先尝试一下再安全地过渡。

• 脚尖抬高：同时两只脚抬起脚趾。
• 站立位提脚趾时用墙支撑上半身。

坐位足跟抬起
目标肌肉——小腿（腓肠肌、比目鱼肌）

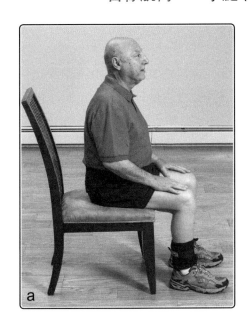

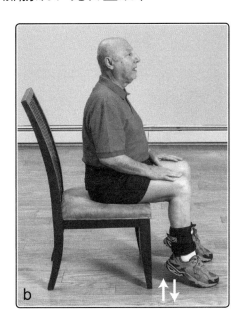

开始和结束的身体姿势

1. 正确的坐位。
2. 手放在自然的位置上。

向上和向下运动

3. 在向上时，数"1，2，3，上"，或呼气。
4. 在向下时，数"1，2，3，下"，或吸气（回到起始位置）。
5. 只活动踝关节。
6. 每个动作重复 8~15 次。

 安全小贴士

• 当脚后跟提起时，指示参与者将体重均匀地分布在前足。

变体和进阶动作

• 变易：在重复动作时把脚放在地上。
• 变难：在重复动作时不要把脚放在地上。先尝试一下再安全地过渡。
• 变难：单双脚交替进行。

• 站立位脚跟抬高：同时抬起两只脚脚跟。
• 站立位单腿提脚跟（包括单腿站立）。

站立训练（挑战性练习）

目标肌肉——大腿（股四头肌、股二头肌）和髋部（臀大肌）

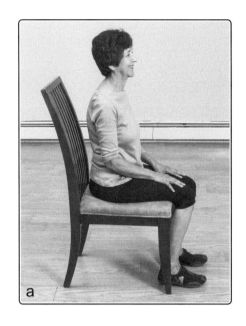
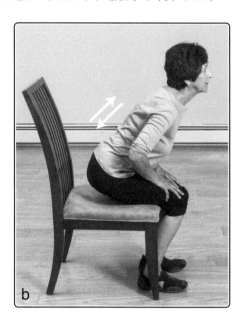

开始和结束的身体姿势

1. 正确的坐位。
2. 手放在大腿上。
3. 双足分开与肩同宽。

向上和向下运动

4. 在向上时，数"1，2，3，上"，或呼气。
5. 在向下时，数"1，2，3，下"，或吸气（回到起始位置）。
6. 只活动髋、膝、踝关节。
7. 每个动作重复 8~15 次。

 安全小贴士

- 保持脊柱呈中立位。将头部、颈部和脊柱作为一个整体移动。
- 注意对那些有平衡问题的人进行一对一授课。
- 在整个运动过程中保持肩关节放松。
- 屈髋前倾，站立时用手撑住大腿。
- 从椅子上抬起髋部约 2.5 厘米开始，然后慢慢地往后坐，重复 8 ~ 15 次。

- 在任何负重运动中，不要将膝关节突出在脚趾以外。
- 提醒有膝关节问题的人保持在无疲劳、无疼痛的运动范围活动，即使这个范围很小。
- 那些髋部骨折或髋关节置换的人应该尽可能保持躯干直立，以避免髋关节屈曲超过 90°。

变体和进阶动作

- 变易：每次重复动作之间坐在椅子上。
- 手臂位置：不负重，双臂放在舒适的位置，如交叉在胸前或体侧。
- 椅子站起（变难）：每次重复动作之间不要坐在椅子上。从几次开始尝试再

慢慢安全地过渡（见图 c、d 和说明）。

- 变难（有负重）：手持重物（见图 c、d）。
- 器械：手推椅子或轮椅、手杖或助步器的扶手或把手站起。

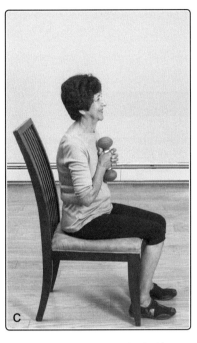 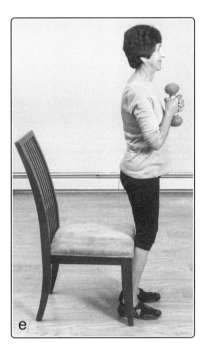

开始和结束的身体姿势

1. 正确的坐位。
2. 手掌朝向胸口，手持重物。
3. 手放胸前。
4. 双足分开与肩同宽。

向上和向下运动

5. 动作同"改良椅子站起"。

（陈逸凡 译　侯云飞 审校）

155

第6章

有氧运动和动态平衡训练

适当的有氧运动可以改善呼吸和循环系统功能，提高躯体功能水平和整体健康状况。

——Taylor and Johnson, 2008

学习目标

通过对本章的学习，将会掌握以下技能：
- 将动态平衡训练融入到运动项目。
- 明确有氧运动的定义，区分不能产生有氧锻炼效果的运动。
- 制订一项涵盖有氧锻炼五要素的运动计划。
- 根据个人能力选择适当的站立位或坐位的有氧运动。
- 将动态平衡训练融入到有氧运动。

有氧运动是人体在氧气供应充分的情况下进行的体育运动，运动时全身肌群有氧代谢产生能量。有氧运动常被用来改善心血管耐力即有氧能力（人体吸收、转运和利用氧气的能力）。有效的有氧训练可以显著改善心血管系统健康。

精心设计的有氧运动包含动态平衡训练，以提高躯体功能水平。平衡是身体在静止或移动过程中保持重心与支撑面之间相对稳定的过程（Rose，2010）。静态平衡是指相对静止的状态下，如静止站立时保持平衡的能力（Peterson，2004）；动态平衡则是指身体倾斜或移动过程中保持平衡的能力（Jone and Rose，2005）。静态平衡训练与有氧运动是难以兼容的，而动态平衡训练则可以。步行、踏步走或其他站立位的有氧运动均可以进行平衡训练。在确保安全的情况下，把大多数坐在椅子上的锻炼逐渐升级到站立位进行都会对参与者的平衡能力产生益处。

对于使用轮椅的人和只能坐在椅子上运动的人，想要在达到有氧训练要求的同时进行平衡训练是有一定难度的。但平衡能力对于这些人依然重要，特别是当他们在床、轮椅或坐便器之间移动的过程中。实际上，存在一些可行的方法可以让这些人在椅子上同时进行有氧和动态平衡训练。

这里首先澄清一些常见的误区。静态平衡并不意味着没有任何肌肉的运动，单纯站立也需要肌肉收缩（Rose，2010）。不是所有的动态平衡训练都能够达到有氧训练所需的强度。考虑到安全性和有效性，无论是站立位还是坐位，很多动态平衡训练的动作必须相对缓慢地进行。如果参与者的情况需要把有节律的、连续的肢体运动（特别是下肢）排除在外，那就不存在有氧运动的内容了。这种情况下，这些训练就应该整合在其他需要充分热身的运动里面。也就是说，对于刚开始训练的人而言，有必要通过穿插进行一些很低强度的、轻快的运动来引入有氧运动，直到其能进行持续的有氧运动。

在制订运动计划的过程中，应该抓住每一个可以加强平衡能力的机会。因此，本章将列举动态和静态有氧训练中加入动态平衡训练的切入点。本章中，有氧运动指导内容里涵盖了  动态平衡训练。因此，当"有氧"和"有氧运动"等字眼出现时，它们也包含本章所论及的动态平衡训练。

有氧训练的五个基本要素包括：个体化、组合有氧训练指标、纳入基本的运动阶段组成部分、安全意识和创新。本章节将对以上五个方面做出指导性论述。

●**个体化**。老年参与者在健康状况、运动技能水平和训练耐受性等方面存在个体差异。本章将探讨如何帮助有氧运动参与者进行有效自我调动以及如何针对个体需求进行运动计划的调整。

●**组合有氧运动指标**。设定有氧运动指标时应将强度、频率和持续时间等指标以可持续进阶的方式进行组合。本章将从基本坐位训练中的下半身运动开始，探讨如何安全地加入上半身运动，帮助特定个体进行基本站立位有氧运动。将坐位和站立位运动同时进行论述，以便在运动课程中纳入不同运动能力的人。

●**纳入基本的运动阶段组成部分**。有氧运动课程应包括 3 个阶段：开始的热身运动阶段，如低强度运动和伸展运动（详见第 4 章）；有氧运动阶段；冷身锻炼阶段，如低强度运动和后续的拉伸运动（详见第 7 章）。表 6.1 对此进行了概括。如果想加入抗阻训练，可以在完成以上 3 个阶段之后进行抗阻训练，并追加一个冷身锻炼阶段。热身运动和冷身锻炼也包含了利用有氧呼吸产生能量的运动。因此这些运动常常与有氧运动阶段有所重叠，但是后者应该强度更大、持续时间更长（Clark，2005）。

●**安全意识**。对体弱的老人或有特殊需求的成人，功能训练中没有什么比安全更加重要。本章内容能够帮你确保自己运动课程中的参与者免受伤害。在日常训练中，要时刻牢记："老年人更加脆弱，更容易发生骨折和潜在的心血管问题。因此，有氧运动应该强调低 - 中强度，低冲击，缓慢开始，在持续时间和频率上逐渐升级"（Swart. Pollock and Brechue，1996，9）。

表 6.1　老年人有氧运动阶段组成部分

组成部分	包括的运动	持续时间
热身（详见第 4 章）	姿势准备 深呼吸 关节活动度锻炼 易于放慢速度的运动，如慢走 轻柔的伸展运动	10 ~ 15 分钟
有氧运动	大肌肉群低 - 中强度的节律性运动	从安全允许的范围起，逐渐增加到 30 ~ 60 分钟（视强度而定）
冷身（详见第 7 章）	低强度有氧运动 关节活动度锻炼 持续拉伸 放松	10 ~ 15 分钟

• **创新**。运动计划的设定标准体现了有氧运动的科学性。而创新则体现了有氧运动的"艺术性"。有氧运动中"动"的属性为参与者提供了一个在积极向上的环境中随音乐而动的绝佳机会，这会提高运动的持续性。本章将提供更多关于如何在运动课程中发挥音乐、运动多样性和趣味性的建议。

安全须知

如果采用恰当的训练指南和安全措施，老年人是可以安全地进行有氧训练的。下文所述的通用安全措施和针对特定个体的特殊安全措施清单能够帮助你安全地开展有氧训练，确保参与者免受伤害。

有氧运动和动态平衡训练的通用安全措施清单

- ☐ 针对体弱老人开展有氧训练的指导人员应取得心肺复苏和急救培训认证资格。
- ☐ 在开始有氧训练前，认真阅读医生出具的体检报告上"应当"和"禁止"的特殊内容。
- ☐ 参加有氧训练的人，应穿着能提供足够的足弓支撑和缓冲的鞋。
- ☐ 坐轮椅的人要能够安全地靠在座椅或轮椅背上，同时双脚平放在地上。如果不能，用枕头或者垫板来纠正他们的坐姿。
- ☐ 提醒坐位和站立训练的人保持良好的体态姿势。
- ☐ 参与者应目视前方（不要低头看）以保持良好的姿势和平衡。
- ☐ 盲人、极度体弱的人或者有平衡障碍容易摔倒的人，只能坐位进行有氧训练。
- ☐ 尽管在有氧运动时可以使用平衡支撑设备，但本章中提到的所有站立位运动只适用于能够自主站立而不使用拐杖、助行器、栏杆、座椅靠背或其他设施的人。即便如此，也需要对参与者严密看护，甚至需要为训练师配备助手。一旦参与者开始出现头晕、动作笨拙、体弱、过度疲劳或者呼吸短促、动作迟缓等现象，应立即让其坐到椅子上，继续进行缓慢轻柔的运动直到其恢复为止；必要时让其中止运动，短暂休息。
- ☐ 上述自主站立原则的一个例外是，参与者在私人训练场训练，具备有经验的看护人。或者在上课场所，在有经验的人看护辅助下训练，并且不干扰参加训练的其他人。
- ☐ 只进行低强度的运动（不会有明显关节活动的运动）。
- ☐ 以可控的方式、中等速度来示范所有的有氧运动。
- ☐ 在有氧训练中不要用体重作为阻力或者使用其他抗阻设备。可以使用无阻力物件，如围巾。
- ☐ 避免肢体的抖动或者投掷动作。鼓励平缓的、有节律的运动。
- ☐ 不要过量。有氧运动的目的是调动参与者的活力，而不是让其疲劳。例如，如果手臂或者腿抬到一定高度运动时会出现疲劳，则应降低到舒适的高度。
- ☐ 提醒参与者放慢速度。
- ☐ 提醒参与者在运动过程中不要屏住呼吸。他们需要稳定的氧供来产生持续运动所需的能量。可以让参与者随着熟悉的旋律唱歌。大声数数也是一个好办法。如果长时间重复一个动作，可以在过程中问他们开放性的问题，因为说话过程中是无法屏住呼吸的。
- ☐ 除了使用自我感知运动强度评分之外，严密看护你的参与者。如出现呼吸困难等表现时，一定要警觉。

☐ 有氧训练对于热身和冷身锻炼的要求比其他形式的运动更加严格，尤其对于老年人。大多数心脏并发症出现在运动开始或者结束阶段。热身之所以重要是因为心脏和血液循环系统需要一定的时间来适应有氧运动时氧供需求的增加。冷身锻炼则可以预防因血液分布于下肢而出现的危险，降低心律失常（异常心脏节律）的风险。在有氧训练中，热身和冷身运动应至少进行 10 ~ 15 分钟。从低强度轻柔的运动开始热身，过渡到轻柔的健美操和其他节奏轻快的运动，如慢走，同时配合以温和的伸展运动。从低强度有氧运动开始冷身，逐渐过渡到轻柔的运动，配以持续的拉伸运动（美国老年人健身协会，2012c）。

☐ 对于老年人的有氧运动课程，要保持一种没有竞争的氛围。

☐ 由于有氧运动会引起出汗，要让参与者适时补充水分。在训练前、训练中和训练后都要保证饮水量。

☐ 体温升高时不应进行有氧运动。只有在体温恢复正常 24 小时之后方能逐渐恢复运动。

☐ 如果是中断后重新开始，参与者应该从自我感知运动强度评分 3 分或以下的强度开始运动，逐渐恢复到 3 ~ 4 分的水平。

引自 E. Best-Martini and K.A. Jones-DiGenova, 2014, Exercise for frail elders, 2nd ed.(Champaign, IL: Human Kinetics).

针对特定个体的特殊安全措施

对于体弱的老人和有特殊需求的成人，切记有氧运动不仅涉及心血管系统，还涉及呼吸系统、神经系统和骨骼肌肉系统。在有氧训练过程中，对那些有特殊需求的人要采取针对性的安全措施。但这些安全措施不一定适用于特定疾病早期或中期的人。

阿尔茨海默病及相关痴呆

• 有认知功能障碍的参与者在学习各种舞蹈动作时可能表现较差；以走路为主的有氧运动训练可能对这些人格外有益（美国老年人健身协会，2012a）。

• 参与者由于无法可靠地评价自己的疲劳程度时，你应当给予持续严密看护。

关节炎

• 彻底的热身和冷身锻炼对于关节炎患者尤为重要。他们的关节往往需要更多的时间做好持续运动的准备，以及从中恢复。

• 如果参与者在运动过程中关节炎症状加重，应适当调整或停止运动，但是只要时机成熟，应尽早恢复有氧训练（必要时应以渐进的方式进行）（Clark，2012a）。

脑血管意外（脑卒中）

• 参见冠心病（心脏病）患者的安全措施。

• 清晰明确的指导对罹患过脑卒中的有氧运动参与者来说至关重要。如果参与者右侧偏瘫，教学时多使用身体示范，少用语言。如果参与者左侧偏瘫，则多使用语言，少用身体示范（美国老年人健身协会，2012c）。

慢性阻塞性肺疾病

- 彻底的热身和冷身锻炼对于慢性阻塞性肺疾病患者十分重要。他们的肺和心血管系统需要更多的时间来适应运动的需要。
- 所有老年人只能进行适当的手臂举过头顶的运动，对于慢性阻塞性肺疾病患者，对此类运动的限制应该更加严格，因为过多的这类动作会导致肺部通气需求增加（吸入氧气和排出二氧化碳所需的呼吸气量）。
- 以下 3 种方法可以帮助预防有氧训练中出现呼吸困难：
  1. 按照难易程度交叉进行训练（AACVPR，2011）。例如，轻快节奏 5 分钟，柔缓节奏 5 分钟，不断交替。必要时延长柔缓运动的时间。
  2. 用少量多次的方式达到目标持续时间（参见本章后续的"持续时间"部分）。
  3. 强度控制在要求低限（自我感知运动强度评分 3 分，而不是 3～4 分），但持续时间可以适当延长（美国老年人健身协会，2012c）。
- 参与者应按照医生指示使用吸入剂来预防或减少运动诱发的哮喘。

冠心病（心脏病）

- 彻底的热身和冷身锻炼对于心脏病患者十分重要。他们的心血管系统需要更多的时间来适应运动的需要。
- 所有老年人只能进行适当的手臂举过头顶的运动，对于心脏病患者，此类运动的限制应该更加严格，因为过多的这类动作会导致血压升高。
- 应当在运动前和运动后监测血压和脉搏。

抑郁

- 有氧运动能促进大脑释放激素，产生一种健康的自我感觉。因此，有氧运动可能成为对抗抑郁的有力工具。
- 在你的课程里，尽量增加一些参与者喜欢和期待的内容。规律训练可以显著减轻抑郁症状。

糖尿病

- 切记很多糖尿病患者同时合并有心脏病。参见冠心病患者的安全措施。
- 减重可以帮助控制糖尿病，因此恰当的长期有氧训练对这类患者有一定价值。
- 警惕糖尿病急症的相关症状。随手准备可以迅速吸收的糖类，如糖、糖果或者果汁。
- 确保糖尿病参与者穿着合适的鞋和袜子。特别注意足部的保护。对于糖尿病患者而言，微小的损伤也可能快速进展并引起并发症，特别是当存在周围神经损伤或者微循环障碍时。一旦出现足部问题（例如小的伤口），立即寻求医疗服务（美国老年人健身协会，2012c）。

体弱

- 常规的安全的动作，例如坐位低强度有氧运动，对于体弱老人恢复功能是必不可少的。

应鼓励他们规律参加训练课程和进行居家行走（如果可以，寻求护理人员的帮助）。即使他们只能偶尔来参加训练、完成很有限的运动，只要有小的进步，也应给予赞扬。

- 重视体弱老人的其他需求，比如患骨质疏松时。

髋部骨折或髋关节置换

- 除非参与者有医生出具的证明，提示其髋关节活动不受限制，为了预防髋关节脱位，应避免髋关节内旋（下肢向前内方移动）、内收（交叉腿）、过度屈曲（脚过度抬离地面、大腿抬起超过水平面）的动作，例如图示 6.4 坐位原地踏步；图示 6.11 坐位交替抬膝；图示 6.12 坐位交替双次抬膝。对于图示 6.3 坐位原地迈步，要求大腿抬起的角度不超过水平面。

高血压

- 参见冠心病患者的安全措施。
- "规律的有氧训练对老年人有降低血压的功能"（ACSM，2004a，539）。鼓励根据循证医学指南进行循序渐进的、个体化的有氧训练进阶，本章将在后面论及。
- 减重可以帮助控制血压，因此恰当的长期有氧训练对高血压患者有一定的价值。

多发性硬化和帕金森病

- 帕金森病或者多发性硬化患者在维持良好身体姿态方面可能需要额外的指导和鼓励。
- 很多帕金森病或者多发性硬化患者的跌倒风险较高。可就患者是否需要一直坐在轮椅上进行训练的问题向医生咨询。

骨质疏松症

- 对于症状不明显的患者，走路或者低冲击的有氧运动是可以耐受的，且有益于疾病控制。
- 门诊患者可以在一次有氧训练课程中把坐位和站立位运动结合起来。
- 如果骨质疏松症较重，站立位运动可能增加跌倒和骨折风险。这种情况下，患者只能进行坐位训练。

感觉丧失

- 有视觉障碍的人应坐在轮椅上进行有氧训练。站立位随音乐进行的一些舞蹈动作对于这些人而言不仅有趣，而且有益。站立位随音乐运动可以增加娱乐性、体现创造性和改善活动范围，但是用于有氧训练则不太安全。
- 对有视觉障碍的人要给予清晰而有效的语音提示。
- 对听力丧失的人要给予清晰而有效的动作示范。肢体语言能够促进参与者更好地遵循口头指示。
- 可以使用音乐替代口头语言，这样更容易使听力丧失的人遵循指导（美国老年人健身协会，2012a；Clark，2012a）。

！安全小贴士　为了使老年参与者安全而有效地进行有氧训练，要认真采取安全措施并遵循下面的循证医学指南。

运动指南

几个主要学术机构就安全而有效的有氧训练都制定了指南，包括美国老年人健身协会（2012a，b，c）、美国运动医学协会和美国心脏协会（ACSM 和 AHA，2007）、美国运动医学协会（ACSM，2010，2009a，b）和美国卫生与公共服务部（USDHHS，2008b）。表 6.2 对这些指南进行了简要的概括，美国老年人健身协会为体弱老人对以上指南进行了针对性的调整。本章中所论述的基本的坐位和站立位有氧运动都基于这些经过研究证实的指南。你可以复印表 6.2 以便于参考。

表 6.2　老年人有氧训练指南

运动选择	至少一种安全的、低冲击的、使用大肌肉群的运动（例如行走），或者一组这样的运动（例如本章中所述的有氧运动）
运动顺序	任意组合，兼顾耐受性
训练强度	自我感知运动强度评分 3～4 分（"中等"或"比较费力"）
训练频率	每周 3～5 天
持续时间	从安全允许的范围起，逐渐增加到连续 30 分钟的低强度到中等强度运动，或者最高 60 分钟的单纯低强度运动。必要时用少量多次的方式达到目标持续时间
活动度训练	除非有控制强度的需要，否则，进行无劳损、无疼痛的全范围关节运动，不要超伸（过伸）
运动速度	中等速度，有节律的、可控的、大范围的运动
重复次数	任意设定，兼顾耐受性
休息间期	按需设定休息间期，以持续的或者简单轻柔的运动方式进行休息，而不是完全停止运动
进阶和保持	循序渐进地增加频率和持续时间（以及强度，要更为保守）；在达到健康目标之后，持续进行长期训练

引自 E. Best-Martini and K.A. Jones-DiGenova, 2014, Exercise for frail elders, 2nd ed. (Champaign, IL: Human Kinetics).

有氧训练对于医学许可的要求比其他形式的运动更加严格。Michael L. Pollock 医生是一位伟大的运动医学先驱，他认为老年人个体化有氧训练方案的制订（频率、强度、持续时间和运动方式）应建立在运动测试结果的基础上，同时要考虑到骨骼肌肉系统和其他健康相关的问题（Swart, Pollock and Brechue, 1996）。在体检过程中，参与者的医生应熟悉运动功能查体，并且可以进行任何必要的实验室检查。一旦通过体检，参与者就可以在一系列指南的指导下安全有效地进行一些有氧运动，前提是这些运动是被证明能够良好耐受的（Clark, 2012b）。

以下部分是适用于体弱老人和有特殊需求成人的可以预防损伤和优化效果的有氧训练和动态平衡训练指南。

运动选择

本章中包括 12 个基本的旨在改善心血管健康和耐受力的有氧和动态平衡训练动作。这些运动是安全的，适用于通过体检的体弱老人和有特殊需求的成人。首先应教授坐位下肢运动，然后逐渐增加上肢的协调运动。如果参与者能够安全完成以上动作，则进阶到站立位有氧运动。

也可以进行其他低冲击的有氧运动，如踩单车、划船、跑步机步行和水上运动。各种运动方式交替进行可以调动不同肌肉群，降低过劳损伤的风险。任何时候安全都是第一位的，因此必须提前预估和防范风险（Garber et al., 2011; Swart、Pollock and Brechue，1996）。

运动顺序

只要在有氧训练之前进行了适当的热身运动，本章中提到的有氧运动就可以任意排序。但需要考虑以下两点：

1. 许多人的运动效果在有氧运动能量消耗呈现钟形曲线分布时达到最佳。因此应从简单轻柔的动作尝试，然后逐渐增加强度和难度。当达到顶峰后（消耗能量最大时），逐渐降低强度和难度，直到恢复到简单轻柔的动作。
2. 有必要通过在有氧运动中穿插简单轻柔的动作来使参与者放慢速度，这取决于参与者对能量消耗钟形曲线分布的耐受度。在团队训练中要经常鼓励参与者按需放慢速度。

强度

应当严格控制有氧运动强度（运动的费力程度），这是因为以下两点原因：

1. 强度过高可能导致心血管并发症（ACSM 和 AHA，2007）和骨骼肌肉系统损伤。
2. 强度不足则不能使训练达到效果（Garber et al., 2011; Swart、Pollock and Brechue，1996）。

如何帮助参与者找到既安全又有效的运动强度呢？一个实用的监测运动强度的工具是自我感知运动强度评分（Rating of Perceived Exertion, RPE）（表 6.3）。这一评分基于参与者的疲劳感，就他们对运动的反应提供一个主观评价。美国运动委员会（2011）、克利夫兰诊所（2011）和密歇根大学健康服务中心（2011）以及医药网（2011）等诸多机构给出了可靠的满分 10 分的 RPE 评分表。通常情况下，3 ~ 4 分（"中等"或"比较费力"）对于老年人是合理的范围。

在使用 RPE 评分时，需要考虑到参与者对于疲劳的总体感觉。例如，应当鼓励参与者记录呼吸短促发作的次数和腿部的疲劳程度。同样的 3 ~ 4 分，体弱老人往往不及健康成人那样活跃。你可以张贴 RPE 评分表来协助参与者进行评分。用卡通表情来代表强度的 RPE 评分表可能会更有帮助。在有氧训练过程中让参与者频繁地进行评分。对于体弱老人，尤其是初练者，每隔几分钟评分一次也不无裨益。

在有氧训练的整个过程中，应让参与者以一个能维持其自然呼吸、不出现呼吸短促的速度来运动。在任何时候，他们都应当能够正常地交谈。否则提示强度过高，需要降低。在对体弱老人进行有氧训练时，安全而有效的运动强度是贯穿始终的目标。

！安全小贴士　强度过高可以导致心血管并发症。使用 RPE 评分表（表 6.3）监测运动强度。

表 6.3　自我感知运动强度评分（RPE）

分值	呼吸频率 / 能否交谈	运动强度
1	静息状态	非常轻度
2	轻松交谈	轻度
3	轻松交谈	中度
4	可以交谈，但是稍有费力	比较费力
5	可以交谈，但是较为费力	高强度
6	呼吸较为费力 / 不想说话	高强度
7	呼吸费力 / 不想说话	非常高强度
8	更加喘不过气来 / 说话困难	非常高强度
9	更加喘不过气来 / 说话困难	非常非常高强度
10	这种强度不能长时间维持	最大强度

Reprinted, by permission, from K. Austin and B. Seebohar, 2011, *Performance nutrition: Applying the science of nutrient timing* (Champaign, IL: Human Kinetics), 30.

频率

初始阶段应设定有氧训练的频率为每周 3 次（如果可能的话，不要连续训练）。在参与者反应良好的几个月之后，增加到每周 4 次或 5 次。这样的频率设置可以促使参与者每周至少参加 3 次训练。鼓励初练者从每周 3 次开始，逐渐增加到每周 5 次。

持续时间

初始阶段设定有氧运动持续时间为 10～15 分钟（之前和之后均为 10～15 分钟的轻柔运动和伸展训练）是较为稳妥的。之后每 4 周增加 5 分钟，直到参与者可以完成持续 30 分钟或更久的有氧运动（Clark，2012b；Swart、Pollock 和 Brechue，1996）。鼓励初练者必要时放慢速度，循序渐进地完成整个训练。

持续时间取决于参与者的耐受力，特别是在初始阶段。这种情况下，可以通过少量多次的方式达到目标持续时间。目标持续时间可以一次性完成，也可以分 3 次、每次 10 分钟来完成（ACSM，2011，1339；Rahl，2010，125；Bryant、Green，2009，533；ACSM，2009b，1511；USDHHS，2008b）。如果是分次完成，要注意进行充分的热身和冷身锻炼。这种间断的有氧训练可以产生与持续运动相似的训练效果（Clark，2012a；Coleman 等，1999；Swart、Pollock and Brechue，1996）。

如果时间有限，你无法安排长达 30 分钟的有氧训练课程，那么 15～20 分钟也是合理可行的选择，但延长到 30 分钟对于体弱老人是更佳的选择。因为一定总量的运动，强度和持续时间是成反比的。也就是说，更低强度更长时间的运动所带来的效果与更高强度更短时间的运动是相似的。由于低 - 中强度更适合体弱老人，所以 30 分钟的持续时间有助于训练效果的最大化。实际上，那些只能耐受很低强度运动的人，训练 60 分钟也可以获益（Clark，2012a；Swart、Pollock 和 Brechue，1996）。

关节活动度

运动强度可能随关节活动度增加而增大（如肢体抬起的高度），反之亦然。增加关节活动度有助于保持活动能力。在有氧训练中，随着疲劳度逐渐增加，参与者可能需要减少关节活动度以保持 RPE 评分在 3～4 分（"中等"或"比较费力"，而非"费力"或"十分费力"）。其他情况下，鼓励参与者进行无劳损、无疼痛的全范围关节运动，不要超伸（Clark，2012a）。

运动速度

有氧运动如果速度过快，容易导致强度过高，引起骨骼肌肉系统损伤。设置一个有节律的运动速度，以进行可控的、大范围的运动。如果参与者开始甩动肢体或者动作变形（例如，你在教授完全伸展运动时，参与者只有一部分手臂可以完全伸展），就应该降低速度。提醒参与者，关节活动度因人而异，要保持在无劳损、无疼痛的活动范围进行运动。精心选择的音乐有助于保持适当的运动速度。选择参与者喜欢而且容易记忆的音乐。以下是一些较好的音乐风格：乡村音乐、福音、流行的交响乐序曲、流行轻音乐、舒缓悦耳的音乐等。

注意音乐的音量要适中，以免引起参与者的不适感。

许多训练指导员发现通过特定节拍频率（Beats Per Minute, BPM）的音乐来引领运动速度是较为方便的。运动音乐的商人能够提供标有节拍频率的录音带、光盘和 MP3 下载服务。对于有活动能力的、独立生活的老年人，120～140 次 / 分的节拍频率在有氧训练中是可行的。对于体弱老人，可尝试 110～130 次 / 分或者更低的节拍频率（美国老年人健身协会，2012b）。

无论是否根据节拍频率来选择音乐，请记住音乐的节拍是为了以下 3 个目的：

1. 有节律性的运动
2. 可控的运动
3. 大活动范围的运动

> **⚠ 安全小贴士**　有氧运动如果速度过快，容易导致强度过高，引起骨骼肌肉系统损伤。设定运动节奏和速度以便在较大关节活动度内进行无劳损、无疼痛的运动。

重复次数

在有氧训练中，没有绝对的规则用来决定何时从一个动作切换到下一个动作。实际上，只要按照推荐的强度和持续时间完成有氧训练（如步行、踩单车或者划船），参与者就能够从中获益。因此，何时切换下一个动作取决于你的动作组合的特点。但需要考虑以下几点：

1. 切换动作过快可能会导致老年人运动负担过重，尤其对于初练者。参与者应该重复足够的次数，以便能够熟练地掌握动作，增强信心。确保参与者能够跟上你的指导，提升他们的训练参与度。
2. 随着参与者动作越来越娴熟，你可以增加动作切换的频率。变化有氧训练动作会有以下的好处：
   - 降低过劳损伤的风险

- 以不同角度调动关节和肌肉，达到更好的效果
- 改善协调性和平衡能力
- 产生精神刺激，有助于认知健康
- 减少枯燥感，增加趣味性

3. 可以进行一个特定的动作，在切换到一系列其他动作之后，再重复之前的动作或者与其相似的动作。实际上，在一次训练课上，参与者可以反复进行某个最喜欢的动作。

休息间期

要教会并时常提醒老年参与者在需要的时候放慢速度。有时候，参与者（尤其是初练者）会感觉需要完全停止运动。但随着他们逐渐变得强壮，可以鼓励他们在感觉疲劳时放慢速度或者切换为更简单轻柔的动作。以这种方式持续运动可以帮助他们增强耐力。

切记有些体弱老人对于单次较短时间（5～10分钟）的运动耐受性最好，只要能够在一天中重复几次而达到推荐的总持续时间，这也是无妨的。

变体和进阶

进阶可以通过逐渐地、相对保守地增加频率和持续时间来实现（强度要更为保守）。每次进阶只能对一个方面作出调整。对于体弱老人而言，进阶需要在几个月、一年甚至更长的时间内缓慢进行。如果参与者耐受良好，频率可以一个课程周期为单位完成进阶，从3次/周到5次/周。在耐受良好的情况下，持续时间可以一次增加几分钟，从每次课约10分钟增加到30分钟或者更长时间。当RPE评分降到3分以下时，可以增加强度，要以小剂量为单位增加。更多关于如何增加有氧训练的强度的内容，参见本章后面的"变体和进阶"部分。如果参与者可以安全地站立，则可以从坐位训练缓慢进阶到站立位训练（参见本章末关于变体和进阶的图示说明）。

参与者可能会在某个时间点停止进阶而开始保持在现有训练水平，这取决于其训练目标、动机、身心条件和医生的建议。有意义的目标应是达到满足参与者日常生活需要的心血管耐力（即功能健康）。例如，如果一个人尚不能达到一口气走完一个街区而不需要坐下休息的目标，那就应当在适当时机对其有氧训练的持续时间或者频率（切记！每次只能调整一个方面）进阶。当参与者达到了其训练目标，要重新评估其心血管耐力相关的功能健康指标，然后决定是否保持现有的训练水平。按照本章所提出的有氧训练指南，这时可能是更上一层楼（如果合理的话）的好机会。

！安全小贴士 逐渐地、相对保守地增加频率和持续时间（强度要更为保守）来完成进阶。每次进阶只能对一个方面作出调整。

其他训练相关的技巧

下面将论述如何运用本章所提到的动作来开始你的有氧训练课程：

1. 首先，遵循给定的动作顺序。整个训练过程持续一半的目标时长，把一半的时间分配到每个动作。例如，对于一个目标时长 24 分钟、包括 12 个动作的训练课程，每个动作进行 1 分钟，这样总时长是 12 分钟。

2. 然后，打乱动作顺序，每个动作的持续时间不变。这样做可以使得每次训练的中段达到较高强度，而在训练开始和结束时强度较低。随着实践经验积累，你会逐渐得心应手地在保证整个训练适当强度的同时调整动作顺序。

3. 如果上面的例子对于你而言时间过长，你可以选择少一些动作，参照以上建议来做。例如，选择 6 个或 10 个动作，分别组成一个 12 ~ 20 分钟的课程。注意初练者可能在开始时需要时间较短的课程，日后逐渐增加课程时长。

参照下面的方法来设计运动方式和组合：

1. 把两个动作合二为一。例如，4 次脚尖向前探地（图示 6.5）加上 4 次脚跟向前探地（图示 6.6），然后重复这一组合。

2. 如果参与者掌握了第一个组合，就可以教他们新的组合。例如，4 次脚尖侧向探地（图示 6.7）加上 4 次脚跟侧向探地（图示 6.8），然后重复这一组合。

3. 如果参与者掌握了以上 2 个组合，则把这 2 个组合合二为一：4 次脚尖向前探地，加上 4 次脚跟向前探地，加上 4 次脚尖侧向探地，再加上 4 次脚跟侧向探地。重复这一新的组合。

如果每个动作同时配合上肢的运动，以上的组合就会产生一种具有吸引力的舞蹈氛围，特别是在配以音乐的时候。创造一些不同的组合会使你的训练课程变得丰富多彩且气氛活跃。此外，你可以让参与者随着不同的音乐来重复他们最喜欢的动作组合。

在本章中所提到的训练动作的基础上，补充适合参与者运动能力的动作。通过对基本的下半身运动和上半身运动进行排列组合，创建你自己的新动作。参见下文"创建新的有氧训练动作"。进一步把你的动作和上面提到的动作组合起来。训练课程的多样性取决于你的创造力。

在切换训练动作之前，要提前给予参与者清晰明确的提示和指导。开始时，在你示范下一个动作的同时让参与者原地迈步（或者最简单的交替抬脚跟）。这种方法可以让他们在整个训练过程中都保持运动的状态。在你更善于给予指导和参与者更熟悉动作之后，他们就可以直接从一个动作切换到另一个动作了。

基本坐位有氧训练

在了解参与者的力量和健康问题之后，让他们从基本的坐位有氧训练动作开始练起。坐位训练可以避免跌倒的风险，但也需要确保参与者的坐姿安全。开始这部分之前，建议你通篇阅读本章节来强化对有氧训练和动态平衡训练的理解。

基础的有氧训练和动态平衡训练动作是 12 个下半身运动。表 6.4 列出了这些动作，可以在坐位或者站立位完成。本章末给出了这 12 个动作的图示说明。训练课程中应首先教授这些下半身运动。当参与者准备好进阶以及享受多样化运动带来的乐趣时，加入与之相配合的本章末图示说明部分所列举的上半身运动。更多的动作和组合花样请参见前文的论述。你可以复印表 6.4 和"创建新的有氧训练动作"作为参考和参与者的手册。

有些老年参与者可以进阶到站立位训练。其他人则需要一直进行坐位训练，包括那些跌倒高风险的、无法行走的、视觉障碍和有平衡问题的人，以及高骨折风险的体弱老人（尤其是骨质疏松的人）。

表 6.4 基本的有氧训练和动态平衡训练动作：坐位或站立位 [a]

动作
图示 6.1 坐位重心交替转移
图示 6.2 坐位交替抬脚跟
图示 6.3 坐位原地迈步
图示 6.4 坐位原地踏步
图示 6.5 坐位脚尖交替向前探地
图示 6.6 坐位脚跟交替向前探地
图示 6.7 坐位脚尖交替侧向探地
图示 6.8 坐位脚跟交替侧向探地
图示 6.9 坐位交替侧向迈步
图示 6.10 坐位交替踢腿
图示 6.11 坐位交替抬膝
图示 6.12 坐位交替双次抬膝

[a] 所有图示坐位训练动作都可以改编为站立位动作。参见本章末关于变体和进阶的图示说明。

引自 E. Best-Martini and K.A. Jones-DiGenova, 2014, Exercise for frail elders, 2nd ed. (Champaign, IL: Human Kinetics).

创建新的有氧训练动作

通过把上肢动作与下肢动作 6.1 ~ 6.12（坐位或站立位）排列组合来创建新的动作。所有的上肢动作都可以与动作 6.3（原地迈步）进行搭配。在课程之余尝试一下其他组合方法，然后把可行的组合交给你课程中的参与者。

交替打响指，然后鼓掌；

交替轻拍大腿，然后鼓掌；

双臂同时向任意方向伸展（向上、向下、向前或者两侧）；

双臂交替向一个方向伸展，然后向另一个方向伸展（例如，先向上再向两侧）；

双臂同时向任意方向出拳（向上、向下、向前或者两侧）；

双臂交替向一个方向出拳，然后向另一个方向出拳（例如，先向上再向下）；

双手同时向任意方向推出（向上、向下、向前或者两侧）；

双手交替向一个方向推出，然后向另一个方向推出（例如，先向上再向前）；

模仿鸟飞行的动作（轻轻地模仿鸟扇动翅膀的动作）；

电影评论家手势（交替竖起和倒立大拇指）；

搭车手势（向一个方向伸出胳膊竖起大拇指，然后向另一个方向伸出胳膊竖起大拇指）；

开车姿势（模仿双手握持方向盘的动作）；

敬军礼（双手交替敬军礼）；

马戏团动作（模仿变戏法的动作）；

玩球：
1. 首先，两只胳膊分别模仿投球的姿势。手掌向上或向下轻轻做投掷动作。持续时间自定。
2. 然后，做挥棒击球的姿势，左右手轮流进行。

游泳：
1. 模仿自由泳划水的姿势。持续时间自定。
2. 模仿蛙泳划水（向后或者向侧方）的姿势。持续时间自定。

演奏音乐：
1. 模仿演奏各种乐器，例如钢琴、长号、小提琴、竖琴、手风琴、大鼓。持续时间自定。
2. 然后模仿乐队指挥，挥动双臂引领节奏。

基本站立位有氧训练

坐位训练动作可以改编为站立位动作。尽管动态平衡训练通常是在站立位进行的，但只能进行坐位训练的人也可以进行动态平衡训练。与坐位训练相一致，要先教授下半身运动。当参与者准备好进阶以及享受多样化运动带来的乐趣时，加入与之相配合的本章末图示说明部分所列举的上半身运动。更多的动作和组合花样请参见前文关于"其他训练相关的技巧"的论述和"创建新的有氧训练动作"部分。

当参与者能够娴熟掌握坐位训练动作时，可以用站立位训练取代坐位训练。在课程中，一部分人进行坐位训练，另一部分人进行站立位训练。此外，一次课程中参与者可以既进行坐位训练，又进行站立位训练。对站立位训练耐受良好的人，进行越多的站立位训练，效果越好（Clark，2005）。更多关于如何应用站立位训练、站立位训练的好处、何时优先选择坐位训练以及同时教授坐位和站立位训练的优势等内容，请参见第 8 章。

变体和进阶动作

本章末的有氧训练图示说明给出了每一个基本训练动作的变体和进阶方法，可以用于已经掌握了基本动作的参与者。如前所述，进行不同的训练动作有助于调动更多肌肉群、降低过劳伤风险以及使课程变得丰富多彩进而提高参与者的参与度。要依照前文"其他训练相关的技巧"的指导来构建自己的训练模式和动作组合，参照前文"创建新的有氧训练动作"来创建新的训练动作。

随着时间推移，逐渐增加训练强度、频率和持续时间可以让参与者进阶。

随着参与者力量增加，可以在有限范围内逐渐增加强度。下面是一些增加强度的方法：
• 在下半身运动的基础上加入上半身的协调运动；
• 加快运动速度（但要注意以可控的方式进行）；
• 加大活动幅度和范围（腿抬得更高、胳膊伸得更远、动作幅度更大）；

- 从坐位训练进阶到站立位训练。注意动作前面的这个符号，它表示这个动作可以同时改善平衡能力。

在给体弱老人增加强度时，切记 RPE 评分不要超过 4 分。对于体弱老人而言，大多数时候进阶是通过缓慢增加频率和持续时间来完成的。渐渐地，经过几个月的时间，训练频率可以从 3 次 / 周增加到 5 次 / 周。同样地，持续时间可以逐渐从每次课 10 分钟增加到 30 分钟或者更长。

老年参与者可能要经过 1 年的时间才能达到维持阶段，即能够达到健康目标的训练水平。实际来讲，大多数体弱老人在能够耐受 30 分钟、强度为 RPE 评分 3～4 分、每周 3～5 次的持续的有氧训练的时候，就可以进入维持阶段。进入这个阶段之后，重点就从进阶转移到了长期持续的训练（详见第 8 章）。

总　结

老年参与者可以从精心设计的有氧训练课程中获益匪浅。他们的身体健康是最重要的，因此要切记安全第一。遵循本章给出的指南，你可以在采取必要安全措施的同时，做到不妨碍有氧训练课程的完整性，而且不影响趣味性和参与者的热情。规律训练可以帮助他们改善运动能力和身心健康。此外，这样的训练也是社交生活的一部分，对于你和参与者都有好处!

图示说明

图示 6.1～6.12 是有氧运动和动态平衡的坐位和站立位训练动作。除非特殊说明，本文所述的动作和安全要点、变体和进阶方法等，对于坐位和站立位训练均适用。

良好的坐姿和站姿

请参照第 4 章关于良好的坐姿和站姿的相关说明，提醒参与者要时刻注意保持良好的坐姿或站姿。

有氧运动图示

6.1

坐位重心交替转移

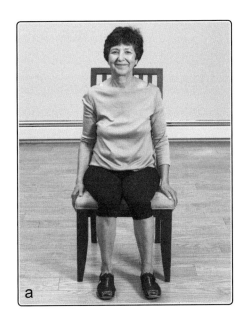 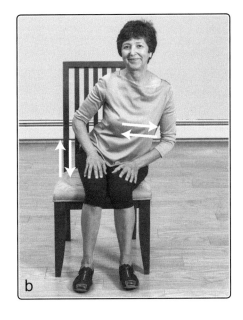

开始和结束的身体姿势
1. 良好的坐姿。
2. 双手放在腿上或者座椅扶手上。
3. 双脚平放在地上。

重心左右移动
4. 一侧臀部抬离椅面。
5. 恢复坐姿。
6. 另一侧臀部抬离椅面。
7. 恢复坐姿。

 安全小贴士

- 重心转移的动作是刻意的，以中等速度进行。
- 身体轻轻摇摆使臀部在椅子上左右滚动来移动重心。
- 参与者要保持良好的坐姿。特别是有些坐轮椅的参与者，在动作过程中可能会摔下来。
- 如果是站立位训练，重心则是在双腿之间进行转换。双脚分开与肩同宽，双膝放松（稍稍弯曲，不要绷紧伸直）。
- 当按照"变体和进阶"方法来加入上肢运动时，如果参与者手臂抬到胸部的高度而出现疲劳感，应注意降低到舒适的高度。

变体和进阶动作

- 在重心转移的同时旋转手臂。

- 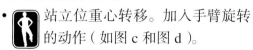 坐位或者站立位时，学习过程中要保持双脚平放在地上。可以通过抬起非负重侧足跟的方式来进阶。

- 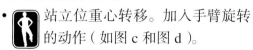 随着时间推移，个别参与者可以进阶到下一个水平：非负重侧的脚完全抬离地面。

- 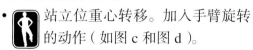 站立位重心转移。加入手臂旋转的动作（如图 c 和图 d）。

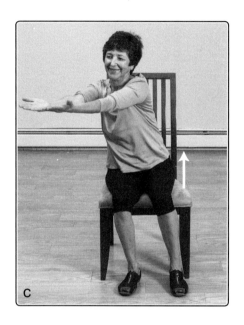

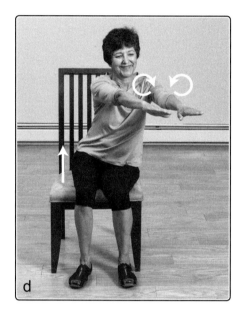

开始和结束的身体姿势

1. 双脚平放在地上。
2. 双臂向前伸出，抬到胸部的高度。
3. 手掌向上。

运动阶段

4. 开始重心转移的动作。
5. 在重心转移到一侧的同时，向内旋转手臂使掌心向下。
6. 在重心转移到另一侧的同时，向外旋转手臂使掌心向上。

坐位交替抬脚跟

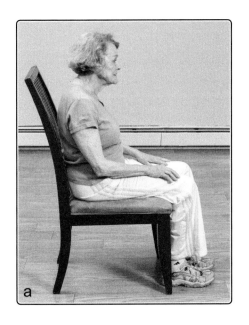 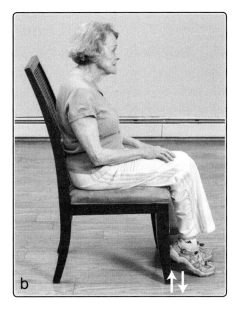

开始和结束的身体姿势　　　　脚跟上下运动

1. 良好的坐姿。
2. 双手放在腿上或者座椅扶手上。
3. 双脚平放在地上。

4. 一侧脚跟抬离地面。
5. 放回地面。
6. 另一侧脚跟抬离地面。
7. 放回地面。

 安全小贴士

- 如果脚离椅子过远，脚跟抬起的高度可能不够。
- 脚跟轻触地面以防擦伤。
- 为了优化效果，在安全的前提下尽量快速地抬起脚跟。
- 如果出现疲劳，可以放慢速度。
- 即使参与者不能随着音乐节拍运动

（也包括其他动作在内），也不必担心。只要鼓励他们尽量跟着节拍做即可，并且享受这个过程。

- 站立位训练时，特别要注意保持良好的站姿；在脚跟抬起时身体向前倾可能会干扰平衡。

- 在进行下半身运动的同时，缓慢地举起放下双臂，同时摇晃手指（查理斯顿舞步）（如图 c 和图 d）。

- 🚶 在坐位训练时，不要做手臂动作，将双手放在大腿上。但是，在安全的前提下，尽量快速地做抬脚跟运动。与此同时，身体先缓慢地向

前倾（髋关节屈曲，保持腰部挺直）并保持片刻，然后慢慢恢复到挺直的坐姿。还可以向对角线或者向后倾斜。髋关节置换术后在做这个动作之前，应该征得医生的同意。

- 🚶 站立位抬脚跟。加上查理斯顿舞步。

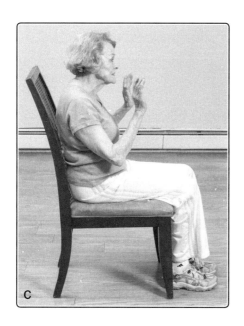 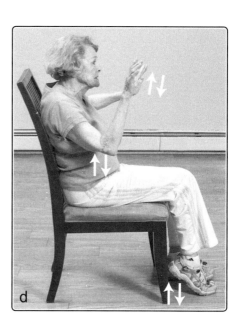

开始和结束的身体姿势

1. 双脚平放在地上。
2. 屈曲双侧肘关节。
3. 双手展开。
4. 掌心向前。
5. 手指向上。

运动阶段

6. 双脚交替抬脚跟。
7. 快速摇晃手指，从一侧到另一侧。
8. 手臂缓慢地上下移动。

坐位原地迈步

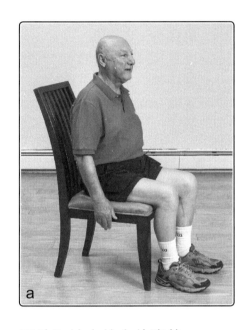

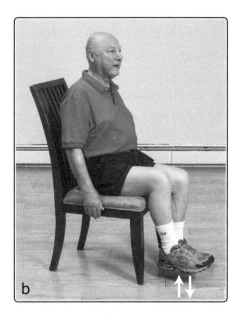

开始和结束的身体姿势
1. 良好的坐姿。
2. 双手放在两侧。
3. 双脚平放在地上。

上下运动
4. 原地迈步。

 安全小贴士

- 每次迈步后要脚跟着地，脚尖着地并没有明显地吸收冲击力的效果。
- 脚跟着地要轻，以避免受伤。
- 如果出现疲劳，可以改做抬脚跟的动作，或者站立位变为坐位训练。

- 在加入手臂动作时，要放松手掌和手指以促进血液循环。
- 在加入手臂动作时，摆臂要有力，方能优化训练效果。

变体和进阶动作

- 原地迈步的同时摆臂，从顺手的一侧开始（见下页图 c 和图 d ）。

- 坐位训练时，不要做手臂动作，把双手放在大腿上。坐直，迈步的同时臀部向前探，向一侧转身回看肩膀。保持片刻，慢慢转身回来。在另一侧重复这一动作。

- 有些人可能喜欢偶尔起身走动几下，而不是一直原地迈步。起身走动（走圆圈）适合于室内训练。此外，也可以向一个方向走一定步数，之后再走回来。但是记住，倒走可能影响平衡，因此最好给他们足够的时间转身，然后正走回来。

- ⬛ 站立位参与者可以尝试踮脚尖走路；坐位参与者可以原地踮脚尖迈步。

- ⬛ 站立位参与者可以尝试用脚跟走路；坐位参与者可以用脚跟原地迈步。

- ⬛ 在课程开始前用粉笔或者胶带在地上标记一条直线。站立位参与者可以沿直线向前走。如前所述，要目视前方而不要低头看。必要时让参与者放慢步行速度。确保每个人有足够的空间来使用手臂保持平衡。

- ⬛ 让站立位参与者尝试脚跟对脚尖迈步，每一步都是一只脚脚跟对上另一只脚脚尖（脚跟和脚尖轻触即可）。安全要点同上一个动作。

- ⬛ 两人或者几个人一组，一边走圆圈一边交谈。

- ⬛ 起身走动的参与者可以尝试增大步幅和手臂摆幅。

- ⬛ 站立位原地迈步。摆动双臂。

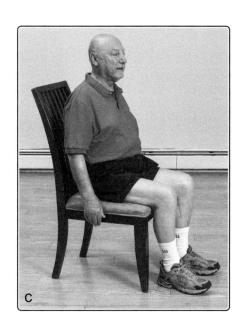

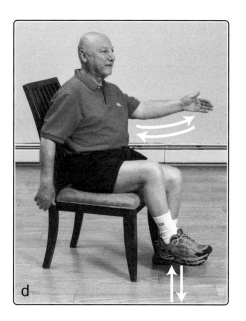

开始和结束的身体姿势
1. 双脚平放在地上。
2. 双臂伸展下垂。
3. 放松手臂、手掌和手指。

运动阶段
4. 原地迈步。
5. 交替摆臂。
6. 每迈一步，摆臂一次。
7. 自然地前后摆臂。

坐位原地踏步

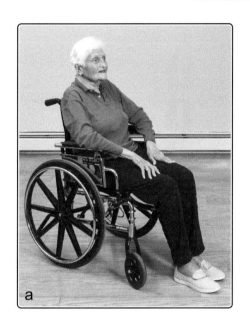
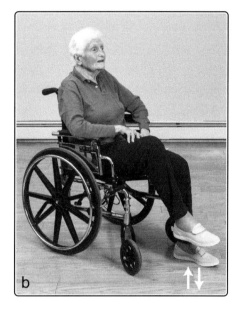

开始和结束的身体姿势

1. 良好的坐姿。
2. 双手放在腿上或者座椅扶手上。
3. 双脚平放在地上。

上下运动

4. 原地踏步

 安全小贴士

- 每次踏步后要脚跟着地，脚尖着地并没有明显地吸收冲击力的效果。
- 脚跟着地要轻，以避免受伤。
- 如果出现疲劳，可以改做原地迈步的动作，或者站立位变为坐位训练。
- 在加入手臂动作时，要放松手掌和手指以促进血液循环。
- 在加入手臂动作时，摆臂要有力，方能优化训练效果。

变体和进阶动作

- 原地踏步的同时摆臂，从顺手的一侧开始（见下页图 c 和图 d ）。
- 坐位训练时，不要做手臂动作，把双手放在大腿上。坐直，踏步的同时把一侧手臂抬到肩膀的高度，保持片刻，慢慢放下来。在另一侧重复这一动作。先一侧手臂，再进行双侧手臂同时抬高的练习。
- 坐位或站立位时，先双脚分开踏步 8 次，再双脚靠拢踏步 8 次。重复次数自定。随着时间推移，可以进阶到每踏步 4 次就改变双脚之间的距离，甚至是每踏步 2 次就改变（建议使用以下提示语："宽、宽、窄、窄"）。如果参与者掌握良好，可以转而在原地迈步时进行这一调整。

- 有些人可能喜欢偶尔起身走动几下，而不是一直原地踏步。迈步和踏步交叉进行（走圆圈）适合于室内训练。此外，也可以向一个方向走一定步数，之后再走回来。但是记住，倒着踏步可能影响平衡，因此最好给他们足够的时间转身，然后正着走回来。

- 让参与者想象他们在进行阅兵式。从屋子一头踏步到另一头。给他们足够的时间转身，然后再踏步回来。随着时间推移，教他们听你的口令而停止踏步。在踏步过程中不定时地发出这样的停止口令，然后再快速开始踏步。

- 起身踏步的参与者可以尝试增大步幅和手臂摆幅。

- 站立位原地踏步。摆动双臂。

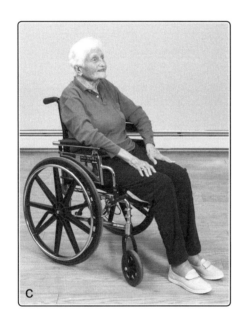

开始和结束的身体姿势
1. 双脚平放在地上。
2. 双肘弯曲。

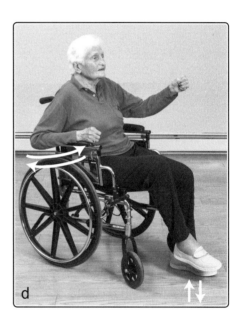

运动阶段
3. 原地踏步。
4. 交替摆臂。
5. 每踏一步，摆臂一次。

有氧运动图示

6.5

坐位脚尖交替向前探地

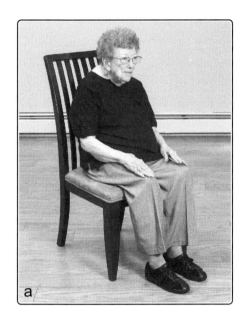 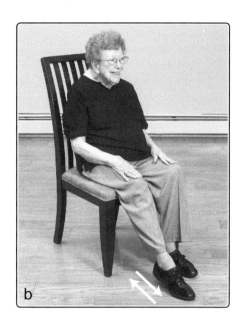

开始和结束的身体姿势

1. 良好的坐姿。
2. 双手放在大腿上。
3. 双脚平放在地上。

前后运动

4. 一只脚脚尖向前探地。
5. 回到原地。
6. 另一只脚脚尖向前探地。
7. 回到原地。

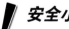 **安全小贴士**

- 如果出现疲劳，可以改做抬脚跟（图示 6.2）或者原地迈步（图示 6.3），站立位参与者可以改为坐位训练。
- 在加入手臂动作时，手臂不要向外举。要控制动作以保护肩关节和肘关节。

- 在加入手臂动作时，有手关节炎的人只要轻轻合上双手即可，不要击掌。
- 站立位训练时，一只脚要始终在地面上，以保护关节免受过度的冲击。切不可尝试或进行跳跃的动作。

变体和进阶动作

- 在进行下半身运动时，交替拍手和分开双臂（见下页图 c 和图 d）。

- 站立位脚尖交替向前探地。加入拍手动作。

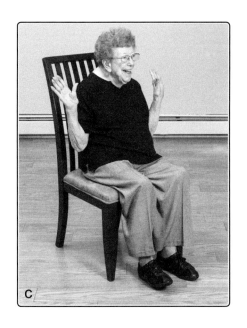 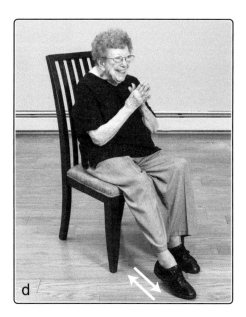

开始和结束的身体姿势

1. 双脚平放在地上。
2. 双肘弯曲。
3. 掌心相向。

运动阶段

4. 双脚交替脚尖向前探地。
5. 在脚尖向前探地的同时拍手。
6. 脚尖放回原地的同时双臂分开。

坐位脚跟交替向前探地

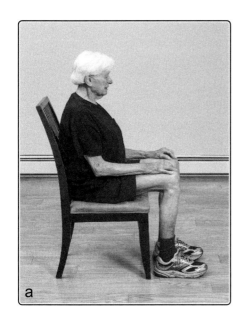

a

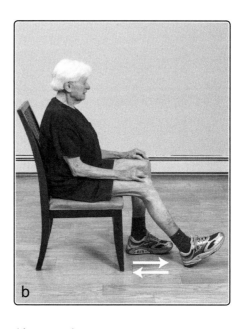

b

开始和结束的身体姿势
1. 良好的坐姿。
2. 双手放在大腿上。
3. 双脚平放在地上。

前后运动
4. 一只脚脚跟向前探地。
5. 回到原地。
6. 另一只脚脚跟向前探地。
7. 回到原地。

 安全小贴士

- 脚跟轻触地面以防擦伤。
- 如果出现疲劳，可以改做抬脚跟（图示 6.2）或者原地迈步（图示 6.3），站立位参与者可以改为坐位训练。

- 在加入手臂动作时，手指自然伸展。
- 站立位训练时，一只脚要始终在地面上，以保护关节免受过度的冲击。切不可尝试进行跳跃的动作。

变体和进阶动作

- 在进行下半身运动时，交替向前伸出对侧手臂（见下页图 c 和图 d）。
- 这个动作为后面的图示 6.7 和图示 6.8 的进阶做准备。在学习这个动作时，坐位时双手放在大腿上，站立位时双手叉腰。先做 2 次脚尖交替向前探地，然后做 2 次脚跟交替向

前探地。不断重复。
- 随着时间推移，可以加入手臂动作。最简单的方法是在脚尖和脚跟着地时双手向前推出。未来可以根据参与者的掌握程度而选择更难的手臂动作。
- 站立位脚跟交替向前探地。加入手臂交替向前推的动作。

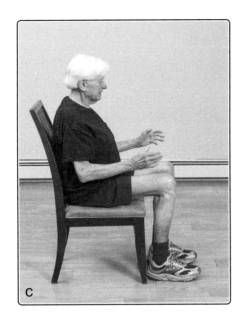 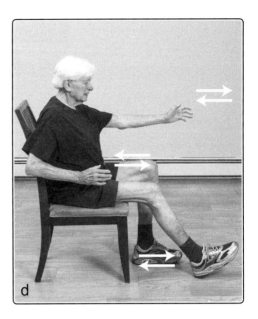

开始和结束的身体姿势

1. 双脚平放在地上。

2. 双肘弯曲。

3. 手掌和手指放松。

运动阶段

4. 双脚脚跟交替向前探地。

5. 脚跟着地的同时，对侧手臂向前推出。

6. 脚放回原地时，双肘呈弯曲状态。

6.7

坐位脚尖交替侧向探地

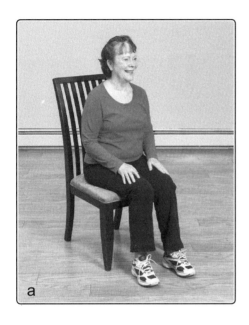

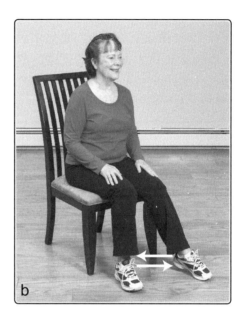

开始和结束的身体姿势

1. 良好的坐姿。
2. 双手放在大腿上。
3. 双脚平放在地上。

内外运动

4. 一只脚脚尖向侧方探地。
5. 回到原地。
6. 另一只脚脚尖向侧方探地。
7. 回到原地。

 安全小贴士 ━━━━━━━━━━

• 如果出现疲劳，坐位参与者可以改做抬脚跟（图示 6.2）、原地迈步（图示 6.3）或者原地踏步（图示 6.4），站立位参与者可以改为坐位训练。

• 在加入手臂动作时，如果手臂抬高时不舒服，或者无法抬高，则不要强求，舒适自然即可。

• 站立位训练时，一只脚要始终在地面上，以保护关节免受过度的冲击。切不可尝试进行跳跃的动作。

变体和进阶动作

- 在进行下半身运动时，加上手臂举起放下的动作。脚尖伸出的同时高举双手，脚尖回来时双手放下（见图 c 和图 d ）。
- 🚶 在学习这个动作时，坐位时双手放在大腿上，站立位时双手叉腰。先做 2 次脚尖交替向前探地，然后做 2 次脚跟交替向侧方探地。不断

重复。随着时间推移，可以加入手臂动作。最简单的方法是在脚尖向前探地时双手向前推出，脚尖向侧方探地时双手向两侧推出。未来可以根据参与者的掌握程度而选择更难的手臂动作。

- 🚶 站立位脚尖交替侧向探地。加入手臂动作。

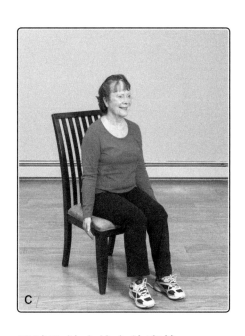 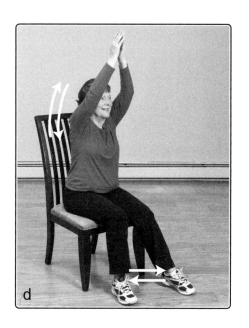

开始和结束的身体姿势

    1. 双脚平放在地上。

    2. 双臂在两侧展开。

运动阶段

    3. 双脚脚尖交替向侧方探地。

    4. 在脚尖伸出的同时，举起双臂。

    5. 脚尖放回时收回双臂。

坐位脚跟交替侧向探地

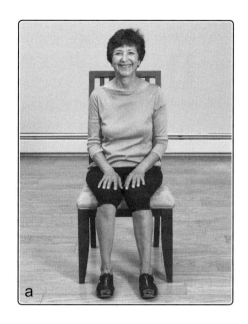

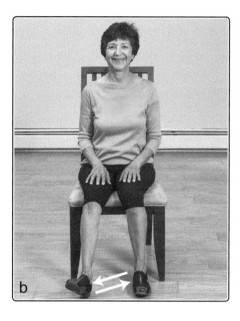

开始和结束的身体姿势

1. 良好的坐姿。
2. 双手放在大腿上。
3. 双脚平放在地上。

内外运动

4. 一只脚脚跟向侧方探地。
5. 回到原地。
6. 另一只脚脚跟向侧方探地。
7. 回到原地。

 安全小贴士

- 脚跟轻触地面以防擦伤。
- 如果出现疲劳，可以改做抬脚跟（图示 6.2）、原地迈步（图示 6.3）或者原地踏步（图示 6.4），站立位参与者可以改为坐位训练。
- 站立位训练时，一只脚要始终在地面上，以保护关节免受过度冲击。切不可尝试进行跳跃的动作。

- 站立位一侧脚跟伸出时，轻轻弯曲对侧膝关节以增加活动范围，便于动作完成。
- 站立位时，脚跟伸出的同时稍稍转身向侧方看，可以增强趣味性和训练效果。但如果转头引起不适或者头晕，则要在伸出脚跟时保持躯干和头部面向前方。

- 在进行下半身运动时，加上手臂向侧方推出的动作。脚跟伸出的同时双臂同方向推出（见图 c 和图 d）。

- 🚶 这个动作可以为后面动作的进阶做准备。在学习这个动作时，坐位时双手放在大腿上，站立位时双手叉腰。先做 2 次脚尖交替向侧方探地（每只脚做 1 次），然后做 2 次脚跟交替向侧方探地。不断重复。随着时间推移，可以加入手臂动作。最简单的方法是在脚尖和脚跟探地时双手同方向推出。未来可以根据参与者的掌握程度而选择更难的手臂动作。

- 🚶 在学习这个动作时，坐位时双手放在大腿上，站立位时双手叉腰。要实现更大幅度的动作和重心转移，可以先做 2 次脚跟交替向前探地（每只脚做 1 次），然后做 2 次脚跟交替向侧方探地。不断重复。随着时间推移，可以加入手臂动作。最简单的方法是在脚跟向前探地时双手向前推出，然后在脚跟向侧方探地时双手同方向推出。未来可以根据参与者的掌握程度而选择更难的手臂动作。

- 🚶 除了做 2 次脚尖交替向前探地（每只脚做 1 次），然后做 2 次脚跟交替向侧方探地的训练（手臂推出的方向分别为向前和向侧方），其他时间参照前文给出的进阶方法。

- 🚶 除了做 2 次脚跟交替向前探地（每只脚做 1 次），然后做 2 次脚尖交替向侧方探地的训练（手臂推出的方向分别为向前和向侧方），其他时间参照前文给出的进阶方法。

- 🚶 站立位脚跟交替侧向探地。加入手臂向侧方推出的动作。

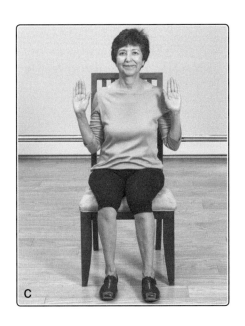

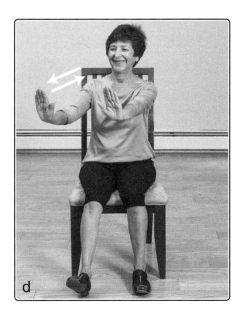

开始和结束的身体姿势

1. 双脚平放在地上。
2. 双臂做"合起来"的姿势（掌心向前，靠近肩膀），双肘弯曲。
3. 手指向上。

运动阶段

4. 双脚脚跟交替向侧方探地。
5. 在脚跟伸出的同时，双臂向同方向推出。
6. 脚跟放回时双肘弯曲。

坐位交替侧向迈步

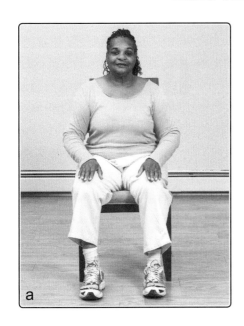

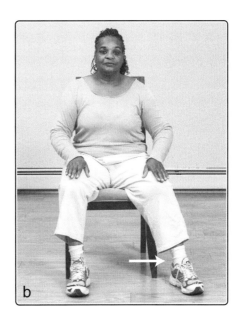

开始和结束的身体姿势

1. 良好的坐姿。
2. 双手放在大腿上。
3. 双脚平放在地上。

侧向运动

4. 第一只脚向侧方迈出一步，平放在地上。
5. 第二只脚靠近第一只脚，在其旁边脚尖轻轻点地。
6. 第二只脚向另一侧迈出一步，平放在地上。
7. 第一只脚靠近第二只脚，在其旁边脚尖轻轻点地。
8. 重复步骤 4~7。

 安全小贴士

- 如果出现疲劳，可以改做抬脚跟（图示 6.2）、原地迈步（图示 6.3）或者原地踏步（图示 6.4），站立位参与者可以改为坐位训练。

- 在做动作时，迈出去的脚是负重侧，而点地的脚不负重，在指导训练时要注意这一点。站立位时这一点尤为重要。

变体和进阶动作

- 在加入手臂动作而要增加强度时，增加肘部抬起的高度（但不要超过肩膀），双臂要更加伸展（见图 c 和图 d）。

- 🧍 在站立位时，增加肩部动作。

- 🧍 可以通过向侧方迈出 2 步的方式来进阶。第一只脚向侧方迈出一步，第二只脚在其旁边脚尖轻轻点地。第一只脚再向侧方迈出一步，第二只脚在其旁边脚尖轻轻点地。重复次数自定。

- 🧍 逐渐进阶到向侧方迈出更多步，方法同前。如果站立位训练时，向侧方迈出的步数要取决于空间大小和参与者的能力。坐位训练时则可以减小迈步幅度以便于增加迈步次数。

- 🧍 站立位训练时，个别人（能够向后迈步而不影响平衡的人）既可以前后迈步，又可以向侧方迈步。双脚交替做动作。

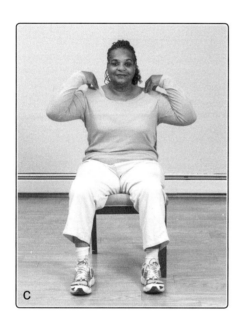

c

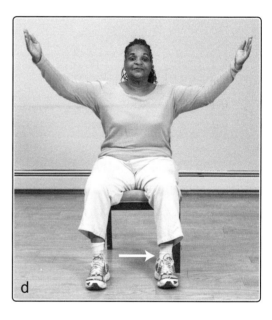

d

开始和结束的身体姿势

1. 双脚平放在地上。
2. 双肘弯曲，肘部抬起至略低于肩部。
3. 手指搭肩。

运动阶段

4. 交替侧向迈步。
5. 迈步的同时，双臂向两侧张开。
6. 脚尖点地的同时，手指搭肩。

坐位交替踢腿

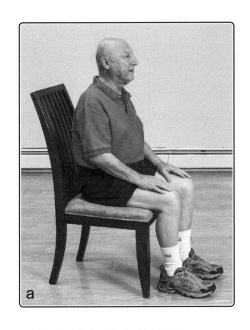

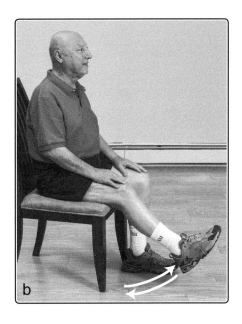

开始和结束的身体姿势

1. 良好的坐姿。
2. 双手放在大腿上。
3. 双脚平放在地上。

上下运动

4. 腿伸直。
5. 回到原地。
6. 另一条腿伸直。
7. 回到原地。

安全小贴士

- 如果出现疲劳，可以改做抬脚跟（图示 6.2）、原地迈步（图示 6.3）或者原地踏步（图示 6.4），站立位参与者可以改为坐位训练。
- 腿伸直的过程中不要甩出去。要控制动作来保护膝关节（站立位时则是保护髋关节）。
- 站立位训练时，一只脚要始终在地面

上，以保护关节免受过度冲击。切不可尝试进行跳跃的动作。
- 站立位训练时，尽管抬起的腿要伸展，但不要完全伸直（绷紧伸直），否则关节承受的压力太大。
- 站立位训练时，腿抬到中等高度即可，太高容易摔倒。

变体和进阶动作

- 交替踢腿的同时，双臂在身前前后摆动（见下页图 c 和图 d）。

- 站立位交替踢腿。加入双臂在身前前后摆动的动作。

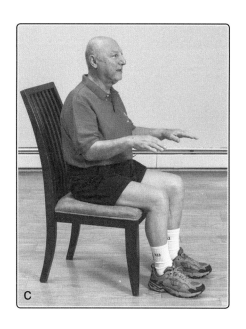
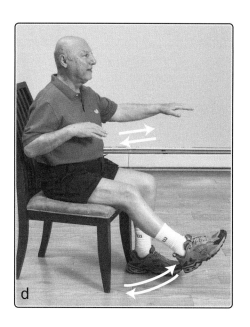

开始和结束的身体姿势

1. 双脚平放在地上。

2. 双肘弯曲。

3. 双手轻轻抬起。

4. 手指伸展。

5. 掌心向下。

运动阶段

6. 交替踢腿。

7. 在伸展腿的同时，摆动手臂到对侧。

8. 腿收回的同时收回手臂。

坐位交替抬膝

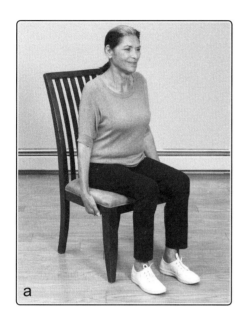
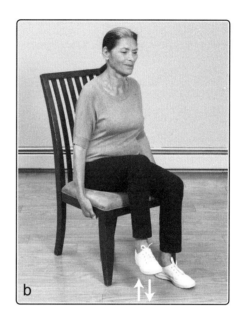

开始和结束的身体姿势
1. 良好的坐姿。
2. 手把在椅子边上。
3. 双脚平放在地上。

上下运动
4. 向前抬起一侧膝关节。
5. 放回原地。
6. 向前抬起另一侧膝关节。
7. 放回原地。

！安全小贴士

- 为了避免受伤，不要跺脚。
- 如果出现疲劳，可以改做抬脚跟（图示 6.2）、原地迈步（图示 6.3）或者原地踏步（图示 6.4），站立位参与者可以改为坐位训练。
- 在加入手臂动作时，要轻轻攥拳，不要紧握。
- 为了优化训练效果，站立位训练时在安全的前提下尽量抬高膝关节，但不要太高以免影响平衡或者躯干姿势（保持上身挺直）。

变体和进阶动作

- 在交替抬膝的同时，加入对侧手臂交替向前出拳的动作（见下页图 c 和图 d）。
- 站立位交替抬膝。加入交替出拳动作。
- 无论是坐位还是站立位，在安全的前提下，膝关节抬得越高，核心肌群的锻炼效果越好。

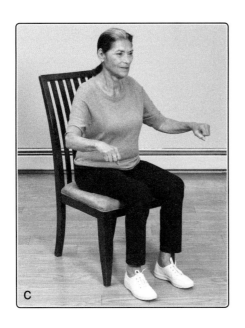 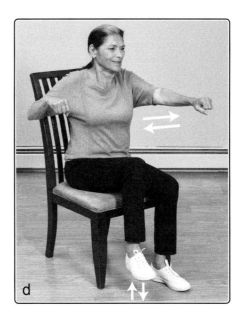

开始和结束的身体姿势

1. 双脚平放在地上。
2. 双肘弯曲。
3. 双手轻轻攥拳。
4. 掌心向下。

运动阶段

5. 交替抬膝。
6. 抬膝的同时对侧手臂向前出拳。
7. 腿放下的同时弯曲肘关节。

坐位交替双次抬膝

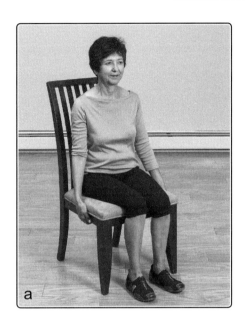 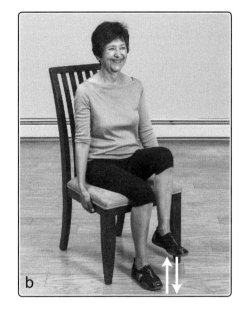

开始和结束的身体姿势

1. 良好的坐姿。
2. 手把在椅子边上。
3. 双脚平放在地上。

上下运动

4. 向前抬起一侧膝关节。
5. 放回原地。
6. 再次抬起。
7. 放回原地。
8. 换另一条腿，向前抬起膝关节。
9. 放回原地。
10. 再次抬起。
11. 放回原地。

 安全小贴士

- 为了避免受伤，不要跺脚。
- 如果双次抬膝难以完成的话，可以改做单次抬膝（图示 5.9）。
- 在加入手臂动作时，如果手臂抬过头顶不舒服，或者无法抬过头顶，则不要强求，舒适自然即可。
- 为了优化有氧训练效果，站立位训练时在安全的前提下尽量抬高膝关节，但不要太高以免影响平衡或者躯干姿势（保持上身挺直）。

变体和进阶动作

- 在交替抬膝的同时，双臂上举（见图c 和图 d ）。
- 下半身调整的一个简单办法是降低抬膝的高度。
- 上半身调整的一个简单办法是降低"合起来"的高度。

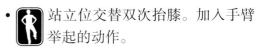

站立位交替双次抬膝。加入手臂举起的动作。

- 无论是坐位还是站立位，在安全的前提下，膝关节抬得越高，核心肌群的锻炼效果越好。

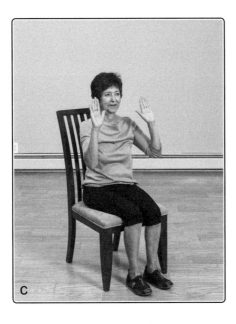

c

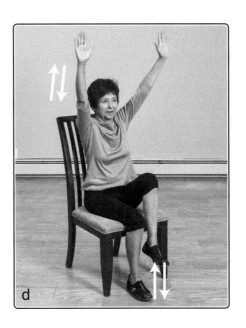

d

开始和结束的身体姿势

1. 双脚平放在地上。
2. 双臂做"合起来"的姿势（掌心向上，靠近肩膀），双肘弯曲。

运动阶段

3. 交替双次抬膝。
4. 抬膝的同时双臂上举。

（刘　强 译　张立毅 审校）

第 **7** 章

冷身：拉伸和放松运动

太多的人将自己的运动局限于扭曲真相，大把花钱，逃避责任，
归于运气，快速得出（否定）结论等情况。

——Anonymous

学习目标

通过对本章的学习，将掌握以下技能：
- 教导体弱老年人和有特殊需求的成年人安全有效的冷身锻炼方法。
- 用冷身锻炼、12 种功能性拉伸锻炼及其变体和进阶动作等，设计出有新意和进阶性的运动课程。
- 引导冷身锻炼时注重安全预防措施和指导原则。
- 对于你课程当中不同健康水平和有一种及以上特殊需求的参与者，你能制定相应的坐位和站立位冷身锻炼方法，避免他们摔倒。

冷身锻炼是整个运动治疗的最后一部分。本章为安全有效地进行冷身锻炼提供注意事项以及具体的教学指导。务必让参与运动的老年人做冷身锻炼，这让他们能劳逸结合，让充分活动过的肌肉得到完全的休息和放松。对于那些有哮喘和支气管炎的参与者，突然停止运动会增加心律失常、眩晕、昏厥、咳嗽和喘息的风险。有氧运动后的冷身锻炼主要是指逐渐放慢节奏的运动，从而使得心率下降（低强度有氧运动，第 6 章），可包括关节活动度锻炼（第 4 章）。锻炼后的冷身时间是集中注意力的关键时刻。本章着重于拉伸锻炼，包括对于体弱或有特殊需求的老年人的合适的冷身锻炼。

参与者从基本的坐位拉伸和平衡锻炼开始，能够安全站稳的参与者可以小心地逐渐进行基本的站立位拉伸和平衡锻炼。坐位和站立位的锻炼最好同时教授，因为有的参与者能够进行站立位锻炼，而那些不能或者不愿意站立位的人可以进行坐位拉伸锻炼。请记住，在本章中，当谈到坐位和站立位的拉伸锻炼时，即使没有明确说明，平衡的概念也是隐含在其中的。提高平衡能力对增加关节的灵活性和活动度有积极的作用（ACSM，2011，1344）。

安全须知

如果有适当的指导方针和安全措施，身体虚弱的老年人和有特殊需求的成年人可以安全地进行冷身锻炼。以下是一般安全预防措施和对于有特殊需求的人员的特殊安全预防措施。

它们可以帮助你安全地组织冷身锻炼，避免参与者受伤。为便于参考，你可以复印一份下面的"拉伸锻炼的一般安全预防措施检查表"和第 2 章的一般锻炼的"安全指南清单"。

拉伸锻炼的一般安全预防措施检查表

☐ 遵循"运动医疗声明"（附录 A1）中医师对每位参与者的特殊建议和意见，并提醒参与者记得遵循。

☐ 在课程结束时，至少进行 10 分钟的冷身锻炼，使参与者安全恢复到休息状态，降低心血管并发症的发生率，促进关节灵活性和提高放松的效果（ACSM，2010; Bryantand Green，2009, 532）。

☐ 注意预防跌倒。在进行站立位运动的时候，所有参与者的背后都要有一把椅子，让他们在需要的时候可以坐下来。注意，参与者的平衡能力可能每天都会有变化。对于那些有平衡问题的人来说，如果他们要进行站立位下肢锻炼，需要在面前或两边各放一个椅子。当参与者坐下时，确保他们安全地坐在椅子上。

☐ 不要让关节活动度大到引起疼痛、活动受限等情况。

☐ 避免过伸或交锁任何关节，尤其是膝关节和肘关节。

☐ 避免拉伸关节超过人体正常的活动范围。过度拉伸会损害关节，并增加受伤风险（Picone 2000）。

☐ 保证一只脚站稳后再拉伸另一条腿，避免腰部扭伤。

☐ 提醒参与者如果站立时感到乏力或头晕，停止深呼吸并坐下。

☐ 不断鼓励参与者保持良好的姿势，并在锻炼全程尽力呼吸。告诉他们不要屏住呼吸，因为这会升高血压，并且减少锻炼的乐趣。

☐ 时刻谨记：安全第一。

引自 E. Best-Martini and K. A. Jones-DiGenova, 2014, Exercise for frail elders, 2nd ed. (Champaign, IL: Human Kinetics).

有特殊需求人员的特殊安全预防措施

　　以下是针对有特殊需求人员，特别是那些年纪比较大的参与者，进行冷身锻炼时的一些特殊的安全预防措施。这些预防措施可能不适用于每个有特殊需求的人。例如，症状轻微的帕金森病患者可能在进行拉伸锻炼时没有限制，而症状严重的参与者可能会难以进行所有拉伸锻炼。此外，请记住，一个人的状态可能会每天都有所不同。请参阅第 1 章以了解更多常见的有特殊需求的人群。

　　这些针对老年人的一般拉伸安全措施也适用于有特殊需求的人群。但是，对有特殊需求的人群，以下具体的安全预防措施将会进一步提高你的锻炼计划的安全性和有效性。

阿尔茨海默病及相关病呆

• 某些冷身锻炼需要指导人员对那些有方向认知障碍，或者模仿能力有限的参与者保持警惕。指导人员需要让这些参与者坐在身边。如有其他特殊需求，确保参与者遵守相应的特殊的安全措施。

- 在引导参与者拉伸的时候，如果先进行一侧拉伸，再进行另一侧拉伸，应注意转换的时候不能操之过急。先给出一个视觉或口头的提示，比如说"换另一侧"，然后当你看到他们换到另一侧之后，继续相关的提示。这个流程也可以帮助那些有记忆力问题的人记住他们刚刚拉伸的是哪一侧身体。

关节炎

- 对于有关节炎的人来说，尤其是经过了长时间的运动之后，充分的冷身锻炼是非常重要的。关节可能需要额外的时间从运动中恢复。
- 对骨关节炎（最常见的关节炎类型）患者来说，进行低强度和有限的灵活性锻炼（拉伸和屈伸锻炼）通常不会增加症状或疼痛。
- 即使在急性发作期间，我们也建议一天进行一次甚至几次轻柔的静态拉伸。鼓励有能力的人在家里进行锻炼。

脑血管意外

- 安全预防措施部分参见冠心病患者的安全预防措施。
- 提供清晰的冷身锻炼指导对于有脑卒中史的参与者来说非常重要。如果参与者右侧瘫痪，则主要通过示范来引导锻炼，使用少量口头指示。如果参与者左侧瘫痪，更多地依靠口头指示，更少地使用手势（美国老年人健身协会，2012c）。
- 美国老年人健身协会（2012a）建议有脑卒中病史的人颈部拉伸不要超过 2～3 秒。对于一般的老年人，建议不超过 5 秒。
- 一定要确保参与者在向前弯腰时保持头部高于心脏，如果头部的水平高度低于心脏，会使脑内血管压力增加，增加脑卒中的风险。我们在这本书中已经删除了头部水平高度低于心脏的拉伸锻炼。我们建议脑卒中患者，有脑卒中风险的患者，患有未控制的增生性视网膜病变（参见"糖尿病"部分）和青光眼的患者等，在弯腰系鞋带或从地面拿起重物时特别注意保持头部高于心脏。

慢性阻塞性肺疾病（COPD）

- 彻底的冷身锻炼对 COPD 患者至关重要，因为 COPD 患者的肺和心血管系统需要额外的时间来适应劳累水平的变化。对于这些参与者，冷身锻炼能降低支气管痉挛、心律失常、直立性低血压（从卧位或坐位时到站立位时血压降低到正常水平以下）和晕厥发作的风险（ACSM，2010；AACVPR，2011，43）。
- 参与者应避免在拉伸锻炼时屏住呼吸，防止呼吸系统和心血管系统的负荷增加。

冠心病

- 小心的冷身锻炼对心脏病患者至关重要，心血管系统需要额外的时间来适应劳累水平的变化。对于这些参与者来说，冷身锻炼有助于避免"因突然停止体力活动而发生的脏器血量减少"（ACSM and AHA，2007，893）。

抑郁

- 在课堂上观察参与者的面部表情和情绪，关注他们对锻炼的兴趣变化。
- 用一句鼓舞人心的评语（比如真心实意地感谢来参加锻炼的各位），或讲一个有趣的笑话、说一句励志的名言警句来结束你的课程。
- 建立融洽关系后，鼓励参与者每天锻炼。你可能希望得到护理人员或其他支持人员的支持，以便在课后帮助鼓励参与者。

糖尿病

- 指导患有糖尿病引起的周围血管疾病（导致腿部和脚部循环不良）的参与者做拉伸锻炼时，避免做如图示 7.11 中那样的两腿交叉的动作。
- 指导控制不良的增殖性糖尿病视网膜病变的参与者，避免增加眼内压和出血风险的活动（如让头部处于心脏水平以下）（ACSM 和 ADA，2010，2286）。

体弱

- 定期安全地进行拉伸锻炼以提高灵活性和关节活动度，这可以成为帮助体弱者尽可能恢复体力的关键因素。鼓励体弱者定期上课，如果可能的话，招募照顾者协助其在家进行拉伸锻炼。体弱者可以灵活地选择时间上课，以尽可能多地参加课程。即使只上课几分钟，也是向前迈出一小步。
- 不同的体弱者会有不同的特殊需求，例如有的体弱者有骨质疏松症，可参考第 1 章"什么是体弱"。

髋部骨折或髋关节置换

- 避免如下拉伸锻炼，包括大腿内旋（向内旋转大腿）、大腿内收（跷二郎腿）和髋关节屈曲（通过向前弯腰或向上抬大腿）超过 90°，以防止髋关节脱位。除非参与者已经从医生那里得到书面许可，表明这些动作不是禁忌，见图示 7.8 坐位或站立位摸小腿运动，以及图示 7.11 坐位或站立位大腿外侧拉伸。

高血压

- 高血压患者可能容易出现反跳性低血压（运动后不久出现血压突然下降），可能导致头晕和昏厥。因此，锻炼后的逐渐冷身锻炼至关重要（Williamson，2011，239）。
- 避免头部过低的静态拉伸锻炼（本书中没有提供这类拉伸锻炼）和持续用力地拉伸（Bryant and Green，2009，193），让参与者能够舒适地完成他们的拉伸动作。
- 指导参与者进行静态拉伸时缓慢地换边（Bryant and Green，2009，193）。
- 指导参与者不要屏气（包括控制呼吸的锻炼），这样做可能会让血压升高。

多发性硬化和帕金森病

- 每周推荐 7 次拉伸（NCPAD，2009a，b）。为那些有能力的人提供一个家庭锻炼计划，让他们能够在你没有安排课程的那几天里，进行包括拉伸锻炼在内的锻炼。

- 当一对一指导协调性和灵活性障碍的参与者时，应考虑兼顾功能和灵活性运动，例如使用固定式自行车。特别是在锻炼早期，这样的锻炼可能比标准拉伸更好。带有风扇的运动器材，可能对怕热的多发性硬化患者更有帮助（Rahl，2010，232）。
- 任何颈部运动有症状的参与者都应尽量避免颈部的拉伸锻炼，因为这会增加颈部受伤的风险。

骨质疏松症

- 每周拉伸锻炼 5~7 次。
- 为那些能够在家锻炼的人提供锻炼计划，让他们能够在你没有安排课程的那几天里，进行拉伸锻炼等。
- 避免涉及脊柱屈曲的拉伸锻炼，例如图示 7.8 摸小腿运动，特别是与弯腰相结合时，这会增加脊柱骨折的风险。指导那些不能很好完成动作的参与者进行不弯腰的坐位锻炼。对于能够完成锻炼动作的参与者来说，强调"髋部向前弯曲"和"在整个拉伸过程中保持脊柱中立位"。
- 特别是在弯腰的时候，避免脊柱弯曲（图示 7.6）、旋转（图示 7.7）（Minne and Pfeifer，2005，11），除非患者骨质疏松症不严重，有相关的医疗文书证明参与者能做这些动作。

感官障碍

- 对于听力下降的参与者，通过示范指导他们进行冷身锻炼。
- 对于视力下降的参与者，通过详细的描述指导他们进行冷身锻炼。

！安全小贴士 为了让老年人安全有效地进行冷身锻炼，请小心遵守下列安全预防措施和循证指南。

运动指南

"拉伸锻炼指南"和"冷身锻炼指南"将帮助你理解在课堂结束前至少要有 10 分钟的让身体逐渐平静下来的时间的重要性。表 7.1 列出了 10~15 分钟冷身锻炼时间中各部分的持续时间。请注意，冷身锻炼时间中的有氧运动包括低水平的有氧运动——渐进式慢节奏的运动——使呼吸频率、心率和血压逐渐恢复到静息状态。参见第 6 章，学习可以以较低的强度缓慢进行的有氧运动。抗阻锻炼后的冷身锻炼以关节活动度锻炼作为开始（见第 4 章），并主要进行拉伸锻炼。当需要逐渐降低呼吸频率、心率和血压的时候，缓慢进行关节活动度锻炼，这可以让参与者逐渐从抗阻锻炼（特别是密集锻炼）到拉伸锻炼过渡。在抗阻锻炼之后进行冷身锻炼也是可行的，或者将上述两种锻炼结合也可以。冷身锻炼，如深呼吸，可以适时地与拉伸锻炼相结合。当然，如果参与者感兴趣，也可以安排更多的时间进行冷身锻炼。

以下拉伸和冷身锻炼指南适用于坐位和站立位锻炼，旨在最大限度地减少受伤并最大限度地从冷身锻炼中获益。请参阅上一节"有特殊需求人员的特殊安全预防措施"，以调整这些一般准则从而满足参与者的特殊需求。

表 7.1　持续时间 10 ~ 15 分钟的过渡运动各部分时间分配 [a]

从运动状态到静息状态的过渡运动	抗阻锻炼之后	有氧运动和动态平衡锻炼之后
低强度的有氧运动	不需要	5 分钟
关节活动度锻炼	2 ~ 3 分钟	0[b] ~ 1 分钟
拉伸锻炼	8 ~ 10 分钟	5 ~ 8 分钟
冷身锻炼	0[b] ~ 2 分钟	0[b] ~ 1 分钟

[a] 表中运动受到指南推荐。
[b] 关节活动度锻炼或冷身锻炼都是可行的，它们可以加强从运动状态到静息状态的过渡的效果。

拉伸锻炼指南

　　一个全面的拉伸计划可以防止甚至逆转老年人灵活性的下降，改善他们的姿势、平衡和自理能力。随着参与者的灵活性提高，他们可以更容易地完成需要灵活性的日常活动，如洗澡、美容、穿衣和脱衣、运动等。一些知名组织制定了拉伸锻炼指南，其中包括美国运动医学协会（2011, 2009b）、美国运动理事会（Bryant and Green, 2010）、美国老年人健身协会（2012a, b, c）、美国体能协会（Baechle and Earle, 2008）以及美国卫生与公共服务部（USDHHS, 2008b）。表 7.2 综合了适合老年人的拉伸锻炼指南。本章拉伸锻炼的推荐意见是基于这些循证医学支持的指南形成的，尽管其中一些针对有特殊需求的人群的推荐意见会更加保守。可以制作表 7.2 的副本，以便参考，也可以将其作为参与者的教育讲义。

表 7.2　老年人拉伸锻炼指南

在运动过程中什么时候进行拉伸锻炼最好	在热身运动末、正式运动之前和结束的时候进行拉伸锻炼。如果同时进行抗阻锻炼和有氧运动，在两次运动之间也可以简单地进行拉伸锻炼
频率	每周拉伸 2 ~ 7 次
选择哪种拉伸锻炼	拉伸身体的核心肌群
拉伸锻炼的模式	静态拉伸比弹震拉伸要好
拉伸程度	拉伸至紧张或中度的紧绷感即可，不要拉伸至疼痛乃至扭伤
持续时间	10 ~ 30 秒，颈部拉伸锻炼少于 5 秒
重复次数	1 ~ 4 次
拉伸速度	缓慢
每组拉伸锻炼间的休息时间	几秒钟，如果之后拉伸另一侧肢体则无须休息
不同拉伸锻炼间的休息时间	不需要，如果姿势锻炼、呼吸锻炼或关节活动度锻炼（参与者十分熟悉上述运动）被整合到拉伸锻炼当中，休息几秒钟
进阶锻炼	当参与者很好地学会 12 种基本坐位拉伸锻炼后，可以通过增加拉伸锻炼的频率、持续时间或重复次数，通过减少休息时间，或通过进行站立位拉伸锻炼（一次只增加一个）来逐渐进阶。当参与者运动水平达到长期保持关节灵活的目标时，鼓励他们终生保持

引自 E. Best-Martini and K.A. Jones-DiGenova, 2014, Exercise for frail elders, 2nd ed. (Champaign, IL: Human Kinetics).

在运动过程中什么时候进行拉伸锻炼最好？

提高参与者长期的灵活性的最佳时机是锻炼结束时，此时肌肉温暖且柔韧。"通过轻至中度心肺或肌肉耐力运动提高肌肉温度，此时进行灵活性锻炼最为有效"（ACSM，2011，1345）。在抗阻锻炼或有氧运动之后，至少进行 10 分钟的使身体平静的锻炼。这是课程当中的最后一个部分。参见表 7.1 了解在抗阻锻炼或有氧运动或动态平衡运动之后，从运动到静息状态的过渡运动的各部分的时间分配。从运动到静息状态的过渡运动的四个阶段是：（1）低强度有氧运动，（2）关节活动度锻炼，（3）拉伸锻炼，（4）冷身锻炼。

在整个锻炼课程中尽量整合短时间的轻度拉伸锻炼以实现最佳功能性健身计划，例如：

1. 在热身运动之后、抗阻锻炼或有氧运动之前进行 1~3 分钟的轻度的拉伸锻炼。

2. 如果你在同一次课程中进行抗阻锻炼和有氧运动，或在抗阻锻炼之前进行有氧运动，则在结束的时候可以进行几分钟腿部的低强度有氧运动。在进行抗阻锻炼之前，参见表 4.3，做简化的拉伸练习。

3. 如果在有氧运动前进行抗阻锻炼，结束抗阻锻炼后最少进行 5 种拉伸锻炼，然后在开始有氧运动前进行几分钟的有节奏的运动（如缓慢行走或低强度有氧腿部运动）。在有氧运动后，首先降低有氧运动的强度，然后进行关节活动度锻炼和更长时间的拉伸和冷身锻炼（见表 7.1）。

4. 抗阻锻炼之间，做一个拉伸锻炼会让参与者感觉更好。例如，在锻炼小腿肌肉的提脚跟锻炼（图示 5.11）之后，进行小腿后侧拉伸锻炼（图示 7.12），拉伸这些肌肉可以让参与者感觉更好。如果你有足够的时间进行最后的冷身拉伸锻炼，重复小腿拉伸锻炼，能增加踝关节的活动度，可以改善步态和平衡。

运动选择

拉伸锻炼的组成内容可以从热身结束时的 5 种（见表 4.3）和冷身锻炼期间的 8 种（见表 4.4）中选出。拉伸的课程包括轻度运动的起始热身阶段（参见第 4 章关节活动度锻炼和第 6 章低强度有氧运动）、拉伸锻炼和最后放松阶段。本章提出的综合性拉伸锻炼包括 7 个上肢和 5 个下肢基本拉伸动作，针对身体的主要肌肉群，具有多种变体和进阶动作（如表 7.3 所示）。这些锻炼对于有特殊需求的体弱老年人和成年人来说是安全和适宜的。

如果要做一组较短的拉伸锻炼，参见第 4 章表 4.3 简化的 5 种拉伸练习，或第 4 章表 4.4 简化的 8 种拉伸练习。这些较短的拉伸锻炼组合来自于 12 个全面的拉伸锻炼。对于大多数老年人而言，这些重要部位的僵硬可能会危及健康的体位，损害平衡并降低功能。无论你教了多少拉伸动作，在进行进阶和综合锻炼之前，先从基本的坐位拉伸锻炼开始，在本章末尾有图示部分。能站稳的参与者可以进行基本的站立位拉伸锻炼。

拉伸方式

静态（或持续）拉伸，只要不拉伸得太过分，是一种简单、有效和安全的方式。相反，不推荐弹震拉伸——强力、短时弹跳，猛拉或摆动肌肉——因为它不如静态拉伸有效并且伤害肌肉和结缔组织的风险更高。本文中首选使用的是静态拉伸，它的动作缓慢而且恒定。它维持拉伸位置——将肌肉拉伸到最大长度的位置保持不动——时间通常是 10~30 秒。请参阅本章后面的"静态拉伸的 AEIOUs"。

强度

指导参与者只能拉伸到感到肌肉紧张的程度，或有轻度到中度的拉扯感，而不是拉伤或造成疼痛。教他们尽可能慢地拉伸到这个最终位置。每一次拉伸，提醒参与者呼吸，放松，并专注于拉伸牵涉到的肌肉。应该在肌肉而不是关节处感觉到舒展。最大限度地减少不进行拉伸的身体部位的运动。

如何能知道参与者有效地进行了拉伸呢？

- 如果他们没有拉抻的感觉，那么他们拉伸得还不够。
- 如果他们觉得有轻中度的紧绷感，那么他们拉伸得正合适。
- 如果他们觉得扭伤或者疼痛，那么他们拉伸得过了头，应减小拉伸的幅度，感受合适的拉伸范围。如果减小拉伸的幅度后仍然觉得疼痛，可以换一种拉伸锻炼的方式。

以下的 A 到 E 的缩写将帮助你轻松地记住如何进行一个合适的拉伸锻炼（请参阅第 8 章了解更多）：

- A（adjust 调整）：调整动作的速度和幅度（缓慢平滑地拉伸）。
- B（body position 身体位置）：确定姿势正确，肢体位置合适。
- C（consult 咨询）：向医师或物理治疗师咨询。
- D（decrease 减小）：当需要减小运动量时，可以缩短拉伸锻炼的时间，减少重复的次数，休息更长的时间，或者进行坐位拉伸而不是站立位拉伸锻炼。
- E（exercise technique 运动技巧）：注意安全和有效性，如控制呼吸，逐渐拉伸到稍感紧张的程度。参考运动和安全的注意事项，参考图示进行进阶和变体动作，选择合适的拉伸锻炼方式。比如，一些拉伸锻炼有一些更简易的动作。

当向参与者描述一个拉伸锻炼应该感觉如何时，应使用积极的话语，如当描述拉伸终点时应使用"愉快的拉伸感"，而不是"轻微的不适"或其他负面含义的词语。短语如"疼痛则一无所获""锻炼，不要紧张""不痛才能起效"，可以成为有趣的教育工具。现在可以回顾在第 2 章中的"运动课中的良好感觉和不好的感觉（疼痛）"。

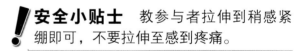 **安全小贴士**　教参与者拉伸到稍感紧绷即可，不要拉伸至感到疼痛。

锻炼的频率

由于灵活性和自由活动的能力通常随着年龄的增长而下降，因此老年人可以从定期的拉伸锻炼中获益良多。每周 7 天中 2～3 天进行拉伸练习可以作为维持关节灵活性的方案。为了增加灵活性和关节自由度，建议每周进行 5～7 天的拉伸。"每天的灵活性锻炼会使关节活动度有更大的提高"（ACSM，2011，1345）。在你不提供拉伸锻炼课程的日子里，鼓励参与者在了解了课程后自行进行拉伸锻炼。简化的 5 种拉伸练习（见表 4.3）以及简化的 8 种拉伸练习（见表 4.4），是推荐的简单的运动组合。理想情况下，鼓励参与者独立进行表 7.3 中的 12 个拉伸锻炼。特别是如果他们的关节活动度和灵活性不足时，鼓励他们进行坐位或站立位锻炼，或是任何适合一个人完成的锻炼。

锻炼的持续时间

一般建议的拉伸持续时间为 10 ~ 30 秒，这取决于被拉伸的肌肉或肌肉群、人的耐受性和课堂的时间。然而，颈部拉伸应该保持在 5 秒或更短的时间（美国老年人健身协会，2012a）。当进行 2 ~ 4 次重复拉伸时，根据个人的情况，通过对每次的时间和重复次数调整，来实现每组拉伸总拉伸时间 60 秒。例如，为了达到每组拉伸 60 秒，可以两次 30 秒，三次 20 秒，一次 30 秒和两次 15 秒等（ACSM，2011; Decoster et al.，2005）。在教授以拉伸为重点的课程时，尝试性地进行 30 ~ 60 秒的较长时间的锻炼，这可能会使关节活动度有更大的提高（ACSM，2011, 1344; Feland et al.，2001）。

鼓励参与者只要感觉舒适就可以保持拉伸一段时间。换句话说，每个参与者当其感到疲倦或不舒服时都应该停下来，然后在其觉得已经准备好的时候再进行拉伸锻炼，而不管班上其他人在做什么。理想情况下，结束拉伸时舒一口气（放松下来，类似于"啊……"的感觉），使接下来的拉伸锻炼更易被耐受。为了在一个更安静、更轻松的环境下锻炼，通过时钟或秒表计数，而不是大声数数。

重复

一般来说，一组拉伸锻炼包含 1 ~ 4 次拉伸。对于身体虚弱、身体状况不太好或新手参与者，首先应引导一个拉伸动作，并在适当的时候逐步帮助他们重复。此外，如果你在课程结束的时候剩余时间不足，请集中注意力将每个拉伸动作缓慢地做一遍。如果在课程结束时安排足够的时间来进行拉伸锻炼，每个动作至少 2 次，也可以重复 3 ~ 4 次以获得最佳的灵活性提升。

当重复拉伸时，尽可能在各个位置拉伸肌肉。例如，在天鹅样拉伸练习（图示 7.3）中，在手臂从平行于地面到垂至身体两侧的过程中，让手臂在不同的高度暂停一会儿。

！安全小贴士　如果你在课程结束的时候时间不足，请集中注意力每个拉伸动作缓慢地做一遍。

在不同的位置拉伸，形成了一个更完整的肌肉拉伸过程，可以改善关节的活动范围。

速度

指导参与者为了安全起见缓慢而平稳地开始和结束一次拉伸锻炼，并且在拉伸时尽可能地放松。当他们在重复每个拉伸动作的间歇、缓缓地从一个拉伸动作转换到另一个不同的拉伸的时候，教他们充足地呼吸。关注于身体和呼吸的精神锻炼可以适用于所有的锻炼以及日常生活。

休息时间

休息时间可能是体弱的老年人或身体状况差的参与者所必需的，特别是在重复拉伸锻炼之间。理想的休息可以是一个简短的姿势、呼吸或关节活动度运动（见第 4 章），轻轻抖动被拉伸的手臂或腿，或喝一杯水。每一个拉伸动作只重复一次，有利于在没有休息时间的情况下，从一个拉伸动作过渡到另一个拉伸动作。另外，只有拉伸锻炼的课程需要延长休息时间。根据参与者的需求和兴趣，在更具挑战性的拉伸锻炼之间进行没有简化的姿势锻炼、呼吸锻炼或关节活动度锻炼。

通常不需要在不同侧的同一种拉伸锻炼之间进行休息，此外，对于那些记忆力有问题的人，我们建议逐渐地从一侧躯体拉伸过渡到另一侧躯体拉伸，以尽量避免忘记刚刚拉伸过哪一侧身体。

进阶锻炼

有很多拉伸锻炼的组合方法可以提高关节的活动度和灵活性。参与者学习好基础动作，对 12 个基本坐位的拉伸锻炼感到舒适后，就可以进阶锻炼了。通过减少休息时间，或进行站立位拉伸锻炼，或增加拉伸锻炼的频率、持续时间或重复的次数帮助参与者逐渐进步。在进行抗阻锻炼和有氧运动的时候，一次只增加一个变量。

- **站立位锻炼**。能够站稳的参与者可以逐渐从坐位拉伸锻炼过渡到站立位拉伸锻炼。
- **频率**。逐步增加锻炼频率时，每次多增加 1 天，直到 1 周 7 天都锻炼为止。鼓励那些能够单独完成拉伸锻炼的参与者在自己家里进行锻炼，尤其是在他们没有安排课程的那几天里。
- **持续时间**。逐渐延长拉伸的持续时间，推荐的时间是 10 ~ 30 秒，但仍然保持颈部拉伸时间为 5 秒或更短。你会发现某些拉伸锻炼比其他的更容易持续更长时间。例如，天鹅样拉伸练习（图示 7.3）需要举起手臂抵抗重力，自然而然会比那些依靠重力拉伸的运动——比如图示 7.6 坐位躯干侧弯练习——持续更短的时间。
- **重复次数**。当参与者进行某种拉伸锻炼比较困难时，可以多重复一遍。例如，天鹅样拉伸练习对于大多数老年人来说较难完成，这种紧绷的感觉可能会影响参与者的平衡感，降低身体的反应能力，进而影响正确的体位。如果可以的话，在教授一门仅有拉伸锻炼的课程时，可以将这个动作缓慢地重复 4 次。
- **休息时间**。如果可以的话，若你在同一拉伸锻炼之间或不同拉伸锻炼之间插入休息时间，请缩短休息时间，最后逐渐取消休息时间。

> ⚠ **安全小贴士** 务必缓慢地开始和结束拉伸锻炼，这样可以加强放松的情绪，避免可能导致受伤的突然、快速的动作。

在某些时候，参与者可能会到达某个灵活度和关节活动度的水平并止步不前。这取决于其目标、动机、身体能力和意志力、医师的建议、协助拉伸的设备等因素。一个有价值的锻炼目标是达到对于参与者来说重要的日常生活活动（称为功能适应性）所需的灵活性水平。例如，如果一个脑卒中恢复期的人没有达到其目标，即不能用患侧肢体向前走然后抓住桌子上的物体，那么应集中进行上半身的拉伸锻炼。相反，如果另外一个人在没有旁人或工具协助的情况下能够将物体从地上捡起来，其可能会对目前的下半身拉伸锻炼感到满意。

当参与者达到目标时，在开始维持性拉伸锻炼之前，重新评估其与灵活性和功能性有关的健身目标。基于本节提供的拉伸锻炼指导原则，你可能希望在此时鼓励参与者有进一步的进展。尽管参与者可以在统一授课中获得显著的关节活动度和灵活性进步，但通过一对一的锻炼可以更容易地实现个体化的拉伸锻炼，包括维持或进行某种特定的拉伸锻炼和帮助参与者进步的其他种类的拉伸锻炼。

其他拉伸技巧

遵循下列补充的要点，可以帮助你更加安全、有效、有乐趣地指导拉伸锻炼。

- **合适的着装**。告诉参与者不要穿限制运动的衣服，也不要让参与者追求新潮的运动服。
- **避免动手协助拉伸**。通过词语指导锻炼，不要动手帮助其拉伸，这样可以避免法律上的问题。当参与者正在拉伸锻炼时，不要动手协助他们锻炼。
- **关注感觉**。为了安全有效地拉伸，指导参与者关注被拉伸的肌群的感觉。
- **关注呼吸**。为了安全有效地拉伸，指导参与者拉伸时缓慢地深呼吸，不要屏气。
- **稳定肩关节**。如果参与者在拉伸时耸肩，让他们上、下活动肩关节，帮助他们维持肩关节的稳定。提醒他们在课堂上（和日常生活中）放松自己的肩关节。
- **避免过度拉伸**。指导参与者在拉伸过程中不要过度拉伸（过伸或锁定）膝关节和肘关节（可能导致关节损伤）。他们应该在拉伸关节时保持舒适的姿势（例如，"放松膝关节"），而不是一个扭曲、费力的姿势。
- **轻柔地晃动肢体**。拉伸锻炼之后，参与者可能喜欢轻柔地晃动刚才拉伸的部位来放松。"这在开始阶段很重要，因为这个动作让我们了解机体自身是如何调节压力的。"
- **安全第一，同时享受锻炼**。请参阅"静态拉伸的 AEIOUs"，了解各种拉伸锻炼的方法。你是否亲自观察过或进行过拉伸锻炼，并且发现参与者的灵活性有没有进步？当你示教一个拉伸动作时，你的一个重要目标是引领参与者的精神和身体，帮助他们放松和拉伸目标肌肉。鼓励参与者仔细遵循你的提示，以获得关节灵活性的提高。你可以复印"静态拉伸的 AEIOUs"分发给参与者，也可以做成板报，以便在教学时参考。

静态拉伸的 AEIOUs

A（announce 声明）：声明拉伸动作的名称，以及拉伸的身体部位和肌肉。

E（elongate 拉伸）：在良好的坐位和站立位的基础上拉伸躯干。

I（inhale 吸气）：均匀地呼吸，从开始的姿势缓慢过渡到拉伸的姿势。每次呼气时应更加放松，保证脊柱正直。

O（Om 冥想）：集中精力在呼吸上，感受被拉伸的身体和肌肉。

U（unwind and relax 放松身心）：拉伸持续 10～30 秒（颈部拉伸不超过 5 秒）。

引自 E. Best-Martini and K.A. Jones-DiGenova, 2014, Exercise for frail elders, 2nd ed. (Champaign, IL: Human Kinetics).

冷身锻炼指南

当参与者们平静下来的时候，应该比运动前感觉更放松。运动是减轻压力的最佳工具之一。一个有效的拉伸锻炼方案也促进身心放松。在冷身锻炼中加入拉伸运动可以进一步促进情绪平复，缓解参与者的肌肉紧张和压力。以下是引导冷身锻炼的指南。在指南指导下，可以帮助你决定运动锻炼中进行冷身锻炼的时机、频率、持续时间、重复性、速度等，你将有无数的有创意的方法让你在课堂中帮助参与者放松。

运动锻炼中什么时候进行冷身锻炼

有目的地在整个课程中使用冷身锻炼。在热身期间，建议进行短暂的深呼吸运动以增强精神集中，这可以帮助参与者更好地集中注意力，避免受伤。此外，你可以在健身课上强调放松的重要。尤其是在只有拉伸锻炼的课程中，通过将深呼吸和简短的指导整合到运动当中，让参与者体会到放松的重要。例如，参与者不仅可以在抗阻锻炼期间进行深呼吸锻炼（基本的运动技巧），还可以在抗阻锻炼之间进行深呼吸和冷身锻炼。健身课结束的时候可能是进行本章介绍的冷身锻炼的最佳时间。

频率

冷身锻炼可以每周进行 1~7 天，每天可以进行一次以上。因为已经证明了冷身锻炼对健康有益，只要参与者有动力，并且不用冷身锻炼取代全面的功能性健身计划，那么冷身锻炼越多，收益越大。

持续时间

冷身锻炼的持续时间可以根据需要灵活变化。热身运动中"三步深呼吸"法在冷身锻炼中可以缩短至 30~60 秒，也可以安排在两次抗阻锻炼或拉伸锻炼之间，也可以作为一个短暂的休息，甚至可以仅为一次深呼吸的时间。如果你在课堂结束时只有一分钟或更短的时间，尝试一两次缓慢的深呼吸，并鼓励参与者在课堂上多练习。或者，你可以进行一整节课的放松和减压锻炼，你可以教授参与者一种以上的深呼吸的方法。又或者在适当的时候，你可以整合冷身锻炼到健身课程当中，将放松作为健身课的主题。

重复次数

和持续时间一样，冷身锻炼的重复次数取决于课程的重点和是否有时间剩余。在热身期间和课程结束时的短暂放松阶段，你可以做一次冷身锻炼。另外，可以利用琐碎的时间重复几次呼吸锻炼。通过专注于冷身锻炼的课程，你可以进行多次冷身锻炼。你也可以创造性地扩展冷身锻炼的形式。一个证实有效的方法是意象锻炼——让参与者想象他们在心中最喜欢的地方进行冷身锻炼。

速度

以平缓的语调主导冷身锻炼。不要急于进行冷身锻炼，这可能反倒会造成压力。例如，如果你上课迟到，不要急忙完成热身运动的"三步深呼吸"锻炼，你可以慢慢地、认真地做一组深呼吸锻炼。帮助参与者形成一个在上课前不慌不忙地进行深呼吸锻炼的好习惯。针对教学内容，你可以做一个表率，更有效地进行冷身锻炼。

其他教学注意事项

为了给冷身锻炼营造一个安全、放松的环境，以下是一些额外的教学注意事项。

- 一般来说，让参与者在坐下时进行冷身锻炼，而不要站着。因为坐着可以让人更容易放松。如果参与者在家中进行冷身锻炼，请让他们知道躺下时也可以进行锻炼。练习深呼吸和冷身锻炼的一个优点是学员可以随时随地放松身心。

- 努力创造一个安静、不被打扰的环境。参与者在安静的环境中学会冷身锻炼后，可以练习在正常环境下进行冷身锻炼，例如电话铃响的时候或电视机在播放的时候。
- 冷身锻炼时把灯光调暗。当参与者站起来时，把灯光亮度调回来，避免摔倒。
- 舒缓的音乐有助于冷身锻炼。
- 你可以录下引导冷身锻炼和意象锻炼的话语，以后需要的时候再播放出来。

！安全小贴士　如果你把灯光调暗以便进行冷身锻炼，在参与者完成锻炼准备起身离开的时候，记得把亮度调回来。

基本坐位冷身锻炼

基本坐位冷身锻炼的重点是全面的 12 个拉伸锻炼。在开始冷身锻炼之前，我们建议你仔细阅读整个章节，从而加深对冷身锻炼的理解。此外，如果你是初级健身教练或希望改善你的教学技能，请参阅第 3 章中的三步教学法。当你了解参与者的长处和当前的局限性后，首先教授基本坐位冷身锻炼，这样可以消除站立位时跌倒的风险。然后教基础站立位冷身锻炼。能够安全站立的参与者，可以慢慢地从基本坐位冷身锻炼过渡到站立位冷身锻炼。

基本坐位拉伸锻炼

12 个基本坐位拉伸锻炼（参见表 7.3），是一套综合性的 7 个上半身和 5 个下半身功能性拉伸锻炼，以主要肌肉为目标。向参与者传授每个拉伸动作锻炼的身体部位、目标肌肉和从中获得的益处，如表 7.3 所示。身体虚弱的老年人和有特殊需求的成年人可以通过了解这些运动如何增强他们的日常生活能力，来激励他们锻炼。此外，学习每一个拉伸锻炼所针对的身体部位和目标肌肉都可以成为一次良好的记忆锻炼（见附录 B2，"人体肌肉"）。这种知识还可以帮助参与者集中精力感受他们正在拉伸的身体部位或肌肉，这是重要的安全有效的拉伸锻炼的辅助方法。为便于参考，你可以复印表 7.3 和附录 B2，这也可以用作参与者的有用的讲义。

你在锻炼中教授的拉伸锻炼的次数以及你教授的顺序可以有所变化。为了帮助你安排好冷身锻炼的时间，请参阅表 7.1。如果你只有少于 10 分钟的冷身锻炼时间，那么从一个较短的拉伸锻炼开始。表 4.3 和表 4.4 列出了两套简化的坐位拉伸锻炼方法。在表 7.3 中，以 m 标记的 5 种锻炼方法是每次都要进行的拉伸锻炼组合。以 s 标记的 8 种锻炼方法是被推荐的简短的拉伸锻炼组合。引导拉伸锻炼的一个简单的方法是按照给定的锻炼顺序，从图示 7.1 到图示 7.12，从上半身到下半身。针对体弱老年人和身体差的参与者，你可以先引导进行下肢运动，然后进行上身运动，或者交替进行下肢运动和上肢运动（按照你自己制定的顺序），这样对于他们来说可能更容易开始锻炼。你可以复印表 7.3 以便参考。

基本坐位冷身锻炼

下列冷身锻炼，尽管缺乏针对性，也在教学的推荐列表中。
1. 使用"三步深呼吸"（第 4 章）来引导进行基础的深呼吸，教参与者怎样更好地利用他

表 7.3 基本拉伸锻炼：坐位和站立位 [a]

锻炼的身体部位和肌肉	拉伸锻炼	躯体功能获益
上半身拉伸锻炼		
颈部（颈部拉伸）	图示 7.1 下巴贴胸练习	向下看（如穿衣服、系鞋带、梳头）
颈部（颈部的旋转和拉伸）	图示 7.2 坐位下巴贴肩练习	转头（如开车、过马路）
胸部（胸大肌） 肩关节（三角肌） 上臂前部（肱二头肌）	[ms] 图示 7.3 坐位天鹅样拉伸练习	维持姿势，增加肺活量，摸后背（如个人卫生、擦洗）
背部（背阔肌） 肩关节（三角肌）	图示 7.4 坐位自我拥抱练习	触及对侧（如传递盐、纸等物品，洗澡，穿衣，打扫卫生，正常使用洗碗机和烘干机）
上臂后侧（肱三头肌） 背部（背阔肌）	[ms] 图示 7.5 坐位屈肘上推练习	向上伸，向背后伸（如抓住后背，洗澡，洗头，穿衣，穿胸罩，打扫卫生）
两侧躯干（腹部）	图示 7.6 坐位躯干侧弯练习	侧身（如打扫卫生，捡起物品，上、下车）
躯干（腹部、竖脊肌）	[ms] 图示 7.7 坐位转身练习	转身（如开车，上、下车，传递物品，打扫卫生，使用洗碗机和烘干机）
下半身拉伸锻炼		
大腿后部（腘绳肌） 后背（竖脊肌）	[ms] 图示 7.8 坐位摸小腿练习	维持姿势，行走，梳理（如剪脚趾甲、穿衣、系鞋带），打理花园，做家务（如铺床，使用洗碗机和烘干机）；提高静态和动态站立位稳定性
大腿前部（股四头肌） 小腿前部（胫骨前肌）	[s] 图示 7.9 坐位股四头肌拉伸练习	维持姿势，行走，提高静态和动态站立位稳定性
大腿内侧（髋部内收肌）	[s] 图示 7.10 坐位大腿外展练习	洗澡，上、下车
髋部及大腿外侧（髋部外展肌）	[s] 图示 7.11 坐位大腿外侧拉伸	跷二郎腿，需要交错迈步的舞蹈
小腿肚（腓肠肌、比目鱼肌）	[ms] 图示 7.12 坐位小腿后侧拉伸练习	行走（如防止拖着脚步走）

[a] 所有坐位基本拉伸锻炼都适用于站立位拉伸锻炼。请参阅本章末所图示的变体和进阶的站立位拉伸锻炼。
通过站立位锻炼，参与者将获得更好的平衡性，特别是锻炼涉及单腿站立位（用平衡图标表示）。
有 [ms] 标记的 5 种锻炼是被推荐的至少要进行的拉伸锻炼组合。
有 [s] 标记的 8 种锻炼是被推荐的简短拉伸锻炼组合。

　　们的肺活量。学会了基础的深呼吸，进阶的深呼吸锻炼会更容易和有效地进行。
　2. 进行意象锻炼的理想时机是放松后进行深呼吸的时候。
　　　a.把本章后面要介绍的"控制紧张情绪"（这是一种意象训练）作为开头。首先，引导适应性的深呼吸运动，然后引导一个简短的一阶段意象锻炼或三阶段意象锻炼。所有的锻炼都可以包含在一个便携的讲义中。

　　b.“压力释放”（另一种意象训练）也是一个备选的方法，将在后面的章节详述。

　　在与体弱的老年人一起上课时，坐着是最好的冷身锻炼姿势。适时的坐位或卧位冷身锻炼比站立位锻炼更易于学习。对于站立位平衡良好的参与者而言，睁着眼睛站立位进行冷身锻炼，有助于教会他们随时随地进行冷身锻炼。开始坐位的冷身锻炼时让参与者坐好，让他们坐直，将后背靠在直背椅背上，以促进放松。如果你使用的椅背向后倾斜（这容易引起跌倒），可以在背后垫一个枕头。

深呼吸

　　呼吸锻炼可以让参与者在短时间内达到冷身锻炼的效果。鼓励参与者每天练习深呼吸。以下是两个深呼吸锻炼方法：

1. **三步深呼吸锻炼**（Scheller, 1993）：本呼吸锻炼指导方法参见第 4 章，在进行下一种呼吸锻炼的时候先掌握这种基础的呼吸锻炼。

2. **改良型深呼吸锻炼**（Copeland & McKay, 2002）：此呼吸锻炼的一般规则说明位于下文 “控制紧张情绪” 的顶部。复习 “三步深呼吸锻炼”，以掌握基本的呼吸技巧。然后开始吸气，缓慢数到 3，然后呼气，缓慢数到 3。有些参与者，例如 COPD 患者，可能需要数到小于 3 的计数。观察参与者的反应。当他们能无压力地数到 4 时，逐渐增加吸气计数和呼气计数至 8。当参与者准备好数更多数时，不要急于求成，仅仅逐渐增加呼气计数至 12 次左右。较长的呼气可以促进放松和减少紧张的感觉。鼓励参与者，尤其是那些患有 COPD 的人，以自己的速度呼吸，不要着急。

意象锻炼

　　在参与者对呼吸锻炼感到自如之后，可以选择进行意象锻炼。意象锻炼是自我暗示或自我催眠的一种形式，它使用视觉图像来引起放松反应。观察参与者如何对引导出的想象做出反应，特别是那些可能无法表达兴趣或无法完全理解这种方法的中度至重度痴呆症患者。

　　以下是几种意象锻炼的方法：

1. **“控制紧张情绪”** 是一种多感官冷身锻炼。先熟读这些锻炼的剧本，然后用舒缓的声音大声朗读，之后再读给你的学员。首先，引导参与者进行改良的深呼吸运动，然后引导一阶段意象锻炼或三阶段意象锻炼。如果你选择三阶段意象锻炼，请从第 1 步和第 3 步开始。然后观察班级的反应。当他们准备好了接受更多的时候，添加第 2 步。想办法为第 2 步营造一个安静的环境。

2. **“压力释放”**（Rossman, 2010）是一个 12 分钟的放松意象锻炼。先练习用冷静的声音朗读剧本，然后再读给你的学员。

控制紧张情绪

意象锻炼和深呼吸锻炼

改良型深呼吸锻炼

首先，引导参与者选择一个舒适、端正的体位。接下来，简要回顾"三步深呼吸"的说明（见第4章），提醒参与者在吸气时充分舒展腹部、肋骨和胸部等。然后在接下来的意象锻炼之前一直进行这个锻炼。用一种缓慢而平静的声音，背诵下列内容：

1. 深呼吸，然后数到3（教练慢慢地数到3，然后逐渐数到8）
2. 屏气，数1
3. 呼气，然后数到3（教练慢慢地数到3，然后逐渐数到8）

重复步骤1~3至少3次，允许参与者自己缓缓地计数。此外，你也可以用"放松，舒展"等话代替数数。当你的学员准备好时，逐渐进入"一阶段意象锻炼"或"三阶段意象锻炼"。

一阶段意象锻炼

继续深呼吸锻炼。提醒参与者注意到他们的身体变得更加放松，并且他们的头脑在每次深呼吸时变得更加敏锐。用一个平静的声音，大声说出以下内容：

当你吸气的时候，想象你的身体变得更加放松，头脑变得更加敏锐。当你呼气的时候，释放掉所有的压力。

缓慢地重复，重复次数视具体情况而定。可以让参与者允许他们用自己的话代替你的话进行放松。如果适合参与者，让他们自己适当延长这个锻炼。

三阶段意象锻炼

有三种选择：第1步和第3步；第2步和第3步；第1、2、3步。

第1步　全身放松冥想

在头脑中想象一幅画面，或者只是感受到温暖、放松的波浪（也许来自太阳、月亮的光线……）从天上流到你的头顶。你沉浸在波浪的画面或感觉当中。这波浪可能是明亮的、柔和的或粼粼的波光。这种放松的波浪缓缓流过你的头，直到你的下巴。睁开你的眼睛，放松你的下巴。所有的压力都像浮云一样飘走，留下柔和而轻盈的感觉。想象一下，放松的波浪流过你的脖子、肩关节和手臂，通过你的肘部、手腕、手和手指。当你摆动手指时，所有的紧张都会从你的指尖流走，留下放松和温暖。感受这种舒缓的放松浪潮继续沿着你的躯干流动，一个椎骨一个椎骨地向下流动。你的身体开始感到放松。现在，感受平静的波浪流过你的臀部、大腿、膝盖、小腿、脚踝、脚和脚趾。当你摆动脚趾时，任何剩余的紧张都会从你的趾尖流走，留下放松和温暖。接下来的15秒的静默中，享受这种放松的感觉。（教练：依具体情况选择适当的时长，可酌情延长。）

第2步　沙滩度假冥想

想象一下，你正沿着美丽宁静的海滩漫步。这是一个温暖的夏日。太阳在你身后闪闪发光，从头到脚融化掉任何紧张感。当你完全呼气时，一股温和的海风抚摸着你的脸，并将海水的味道留在你的嘴唇上。每一次轻松的呼吸，你都会感到内心的平静。每次呼吸你都会更加放松。有节奏的声音带走了所有杂念。你的头脑清醒、平静，继续随着大海的轻柔声音深呼吸。

第 3 步　尾声

准备好后，慢慢摆动你的脚趾和手指。如果你闭上了眼睛，慢慢睁眼。深呼吸一口气。在接下来的日子，请记住这个种放松的感觉。

引自 E. Best-Martini and K.A. Jones-DiGenova, 2014, Exercise for frail elders, 2nd ed. (Champaign, IL: Human Kinetics).

压力释放

一个 12 分钟的放松意象锻炼

深呼吸一或两口气，让"呼气"成为一种放松的呼吸体验。让你的身体感到放松，就好像它是由温暖的海风制成的。当你准备好时，回想一个你曾经生活过的地方，在那里你曾感到安全、放松、祥和。如果你没有去过这样的地方，也许你在电影或杂志上看过，或者你也可以想象一个这样的地方

让自己开始做白日梦，想象自己身处安全、美丽、安宁的地方……环视四周，你在这个安全、美丽的地方看到了什么……想象你在那里看到了什么样的颜色和形状，看到什么事物。不要担心你在脑海中看到的景象不够生动形象；只要关注你想象中的事物，并接受它们。以同样的方式，想象你在那美丽宁静的地方听到了什么声音。还是很安静？留心一下，空气中是否有香气？你可能会也可能不会想象到声音和香气，这并不重要……只要把注意力集中到你在这个宁静的地方所发现的事物。你能说出这幅想象画面中的时间是白天或黑夜吗？你能分辨一年的季节吗？你能感觉到画面中的温度吗？

用心感受这个安全、美丽、祥和的地方。注意你的身体感觉，以及你的脸部感觉。留意你可能在那里感受到的任何舒适或安宁或放松的感觉。花点时间去探索，找到你感觉最放松的地方，让自己在这里舒适地待着。花几分钟时间去享受那里的生活，除此之外，你无须做任何事情。如果你感觉良好，想象你正像一块海绵一样沉浸在宁静、祥和的感觉之中。当你享受这个宁静的地方时，你感觉越来越轻松和自在。

只要你愿意，你可以在想象中多待一会儿，当你准备好时，让想象逐渐消失，让你的注意力慢慢地回到现实的世界。当你的注意力完全恢复时，轻轻拉伸。如果你闭着眼睛，轻轻地睁开眼睛并环顾四周，保留冥想中任何看起来有趣或重要的东西，包括你可能感觉到的冷静感。

在"压力释放"意象锻炼之后，你可能想问参与者："当你准备好时，再次检视你的身体，然后给你的紧张程度从 0 到 10 打分。"大多数人发现，他们觉得在做完这种训练之后更加平静，更加轻松，更加祥和——而这只需用特定的方法集中他们的想象力。

引自 E. Best-Martini and K.A. Jones-DiGenova, 2014, Exercise for frail elders, 2nd ed. (Champaign, IL: Human Kinetics). Adapted, by permission, M. Rossman, 2010, The worry solution: Using breakthrough brain science to turn anxiety and stress into confidence and happiness (New York: Crown Archetype), 10-13.

基本站立位冷身锻炼

基本站立位冷身锻炼，类似于基本坐位冷身锻炼，侧重于拉伸锻炼并包括冷身锻炼。参考第 8 章了解更多关于何时实施站立位锻炼，站立位运动的益处，何时坐位锻炼优于站立位锻炼，以及同时教授坐位和站立位锻炼的优点。

站立位冷身锻炼

一般来说，我们建议在坐位时进行冷身锻炼。相比于站立位进行深呼吸锻炼，这是一个更加安全的体位，因为站立位时参与者可能会出现乏力或头晕。此外，坐位或卧位（适当时）更有助于学习如何放松。但是如果参与者没有平衡方面的问题，并且你相信当他们需要时可以安全地坐下来，那么站立位睁眼进行深呼吸和冷身锻炼会更有益处，这可以让他们学会随时随地放松身心。与功能性健身计划的所有组成部分一样，当站立位是一种安全和适合的选择时，让参与者自由选择坐下或站立位，并鼓励他们有需要时随时可以在课堂上坐下。每次站立位冷身锻炼之前，再次强调一般的安全预防措施："如果你感到乏力或头晕，请停止深呼吸并坐下。"

站立位拉伸和平衡锻炼

表 7.3 列出了针对身体主要肌肉的 12 项基本拉伸锻炼。这个全面的 7 个上半身和 5 个下半身功能锻炼可以在坐位或站立位进行。观察参与者学习坐位的锻炼之后，在了解他们的长处和当前的不足的情况下，向他们介绍站立位锻炼的进阶（在图示部分的拉伸锻炼的变体和进阶动作中）。坐位的锻炼消除了站立位时跌倒的风险。如果参与者在坐位的拉伸锻炼中获得了良好的技巧，并且确定其可以安全地进行站立位锻炼，那么鼓励其这样做，这样可以获得站立位锻炼带来的额外好处。我们建议任何不能安全站立的人继续坐位的拉伸锻炼。对于任何有轻微平衡问题的参与者，当他们进行站立位锻炼时，只能做那些可以让一只手扶住支撑物的运动。只有那些能站稳的参与者做需要双手的站立位拉伸锻炼，如图示 7.3 天鹅样拉伸练习；图示 7.4 自我拥抱练习；图示 7.5 屈肘上推练习。

变体和进阶动作

12 种基本坐位拉伸锻炼中的每一种的变体和进阶锻炼，通过功能性锻炼都可以让你更具创造性并且逐渐进阶，它们满足了从体弱到健康的所有参与者的需求。有关这些方法，请参阅本章结尾处的拉伸锻炼图示说明部分。在参与者学习了基本坐位拉伸锻炼之后，除一开始几个简单的动作，引入一个或多个变体和进阶动作。有些课程可能在拉伸效果方面的作用不大（例如，没有助理的大班教学），但基本坐位拉伸锻炼的变化可以使任何参与者受益并增加其乐趣。然后，进展到站立位锻炼可以让另一些参与者收益更大。每个基本坐位拉伸锻炼都有一个站立位的变体，当参与者可以安全站立时，这是一种有益的进展手段。注意这个符号 ，它出现在那些站立位锻炼收益更大的运动之前，包括单腿站立位的运动。

你对拉伸锻炼的了解越多，对参与者当前的能力和挑战了解得越多，你就会越熟练地掌握并改进他们的锻炼计划。例如，由于胸大肌（胸部）容易发生松弛，特别是随着年龄的增长，老年人姿势逐渐变差，做坐位天鹅样拉伸练习（图示 7.3）可能是有益的。这个动作拉伸胸大肌，它还有一种变体，如坐位天鹅样拉伸练习结合拉伸手腕运动。有关变体和进阶课程的内容，请参阅第 8 章，其中包括"冷身锻炼的持续时间"。

总　结

本章为引领冷身锻炼提供指南、安全预防措施和详细的教学指导。始终以最少 10 分钟的冷身锻炼结束锻炼课程，以便从运动过渡到休息，并提高参与者的灵活性和放松能力。

为了获得良好的效果，应用正确的技巧，每周 2～7 天，慢慢地拉伸身体的所有主要肌肉群（锻炼的次数越多效果越好）。每个拉伸动作最多重复 4 次（如果参与者能做到并且时间允许），每次 10～30 秒。静态（或持续）拉伸是一种安全、有效和方便的拉伸方法。老年人，尤其是那些不太运动的老年人，往往会有灵活性下降，从而降低了他们独立进行日常生活活动的能力。规律做拉伸练习的参与者将有更大的活动能力和更强的日常生活活动能力。

图示说明

运动图示 7.1～7.7 是上半身拉伸练习，图示 7.8～7.12 是下半身拉伸练习。除非另有说明，锻炼方法、安全提示、变体以及进阶动作适用于所有坐位和站立位锻炼。需要进一步解释的站立位练习和其他变体及进阶运动有配图说明。请记住，你可以复印"静态拉伸的 AEIOUs"便于在介绍拉伸时参考。

好的坐姿和站姿

参见第 4 章的内容保证良好的坐姿和站姿，并在参与者运动时提醒他们。

下巴贴胸练习
目标肌肉——颈部（颈部拉伸）

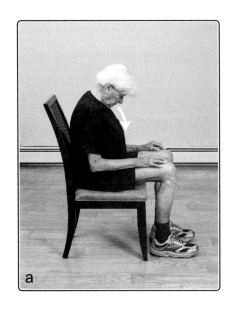
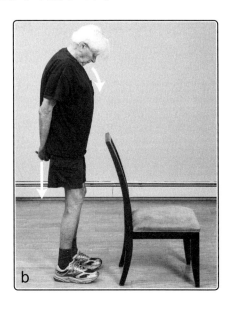

拉伸姿势

1. 坐好。
2. 低头，让下巴靠近胸口。
3. 脖子背后感到紧绷。
4. 因为是颈部拉伸，拉伸持续不超过5秒。

站立位低头运动，双手扣在身后

1. 站好。
2. 手伸到背后。
3. 十指扣住。
4. 双手向下沉。
5. 低头，让下巴靠近胸口。
6. 脖子背后感到紧绷。
7. 持续最多5秒。

 安全小贴士

- 低头和抬头要慢。
- 不需要扶椅子就能站稳的参与者可以逐渐过渡到背着手站立位进行低头锻炼（如图b）。

变体和进阶动作

- 变难：背着手进行低头运动，双手在背后用力下沉。安全起见，这个动作也可以在坐着的时候进行，不过最好还是站着做。

上半身拉伸锻炼图示

7.2

坐位下巴贴肩练习
目标肌肉——颈部（颈部的旋转和拉伸）

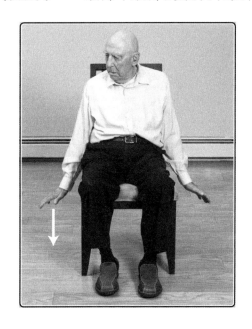

拉伸姿势

1. 坐好。
2. 双手贴在体侧。
3. 掌心向下。
4. 头转向一侧肩关节，同时微微低头。
5. 一侧颈部有紧绷感。
6. 因为是颈部拉伸，所以持续时间不超过 5 秒。
7. 重复动作，头转向另一侧。

 安全小贴士

- 如果椅子有扶手，不便于掌心向下，把手放在扶手上。
- 没有平衡性问题的参与者可以逐渐过渡到背着手站立位进行转头锻炼。

变体和进阶动作

- 颈部姿势：保证颈部伸直，拉伸一侧颈部，然后是另一侧。
- 变难：双手扣在背后向下沉，同时进行转头运动。安全起见，这个动作可以坐在椅子上完成，最好还是站着做。
- 站立位转头运动。

坐位天鹅样拉伸练习
目标肌肉——胸部（胸大肌）、肩关节（三角肌）、上臂前部（肱二头肌）

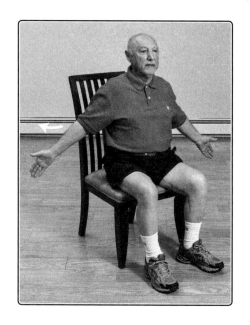

拉伸姿势

1. 坐好。
2. 掌心向前。
3. 不要耸肩。

4. 手臂向后展。
5. 胸部和手臂有紧绷感。
6. 坚持 10~30 秒。

安全小贴士

• 不要过伸（锁住）肘关节。

变体和进阶动作

• 手的姿势：掌心向上或掌心向下。
• 变难：做天鹅样拉伸锻炼同时背伸手腕（手指朝后），这样可以拉伸上臂的前侧（上臂的屈肌）。
• 变难：做天鹅样拉伸锻炼同时屈腕（手指向前），这样可以拉伸上臂的后侧（上臂的伸肌）。
• 站立位天鹅样拉伸锻炼。
• 道具：两手之间拿着领带、软绳、毛巾，加强拉伸的效果。

坐位自我拥抱练习
目标肌肉——背部（背阔肌）、肩关节（三角肌）

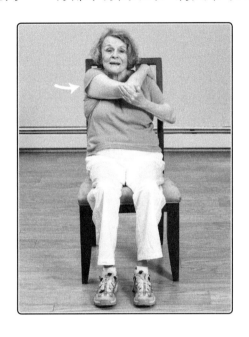

拉伸姿势

1. 坐好。
2. 把一只手的指尖搭在另一侧的肩关节上。
3. 把另一只手搭在这只手臂的肘关节上。

4. 推上臂过胸口。
5. 后背和肩关节有紧绷感。
6. 坚持 10~30 秒。
7. 换一只胳膊重复上述动作。

 安全小贴士

• 不要耸肩。

变体和进阶动作

• 关节活动度锻炼：拉伸完了之后做耸肩动作（第 4 章，图示 4.11）和肩关节旋转动作（第 4 章，图示 4.9）。
• 站立位拉伸锻炼。

坐位屈肘上推练习

目标肌肉——上臂后侧（肱三头肌）、背部（背阔肌）

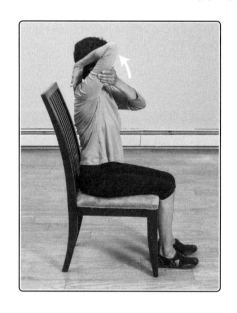 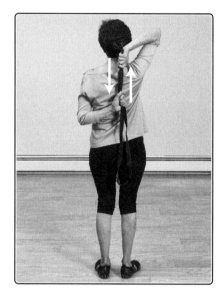

拉伸姿势

1. 坐好。
2. 把指尖搭在同侧肩关节上，肘关节上抬，朝向前方。
3. 另一只手扶着这一只手的上臂后方。
4. 逐渐把上臂往上抬。
5. 上臂后侧有紧绷感。
6. 坚持 10~30 秒。
7. 换另一侧胳膊，重复上述动作。

进阶的站立位屈肘上推

1. 站好。
2. 把道具（毛巾、腰带、领带等）从肩上垂在背后。
3. 另一只手拉住道具的下端。
4. 两只手逐渐沿着道具向中间靠拢。
5. 背部、手臂和肩关节有紧绷感。
6. 坚持 10~30 秒。
7. 换另一侧胳膊，重复上述动作。

 安全小贴士

• 不要拉伤背部。

• 拉伸过程中保证脊柱挺直。

变体和进阶动作

• 变难：把屈肘上推动作（坐位或站位）和轻柔的侧弯动作（图示 7.6）结合起来。

• 站立位屈肘上推。
• 道具：尝试用毛巾、腰带、领带进行屈肘上推。

坐位躯干侧弯练习
目标肌肉——两侧躯干（腹部）

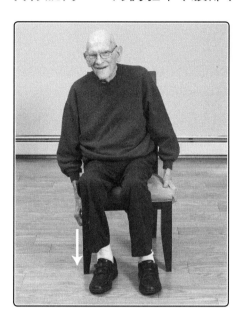

拉伸姿势

1. 坐好。
2. 一只手抓住椅子。
3. 另一只手尽力触摸地面。
4. 一侧身体有紧绷感。
5. 坚持 10~30 秒。
6. 换另一侧，重复上述动作。

 安全小贴士

- 进行坐位躯干侧弯运动的时候，抓住椅子作为支撑。
- 不要弯脖子，保证颈部正直。
- 骨质疏松症患者应该避免脊柱弯曲和扭转，除非参与者有能进行此类活动的医疗证明。

变体和进阶动作

- 变难：一只手向下伸，另一只手伸直举过头顶，然后换一侧重复动作。
- 变难：两只手十指相扣，伸直举过头顶，向一侧侧身，然后换一侧重复动作。
- 站立位侧身锻炼。

坐位转身练习
目标肌肉——躯干（腹部、竖脊肌）

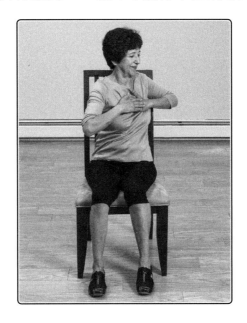

拉伸姿势

1. 坐好。
2. 一只手的掌心贴在胸口上。
3. 另一只手叠在这一只手上。
4. 肘部平举。
5. 转体。
6. 躯干的前后都有紧绷感。
7. 坚持 10~30 秒。
8. 向另一侧转体，重复上述动作。

 安全小贴士

- 不要转头。头、颈、肩作为一个整体一起运动。
- 不要耸肩。
- 骨质疏松症患者应该避免脊柱弯曲和扭转，除非参与者有能进行此类活动的医疗证明。

变体和进阶动作

- 变易：如果肩关节累了，可以放低肘部。
- 变易（站立位）：可以用一只手扶着支撑物保持平衡。
- 手的姿势：双手做祷告姿势，放在胸前。
- 变难（站立位）：不扶支撑物进行转体运动。
- 转体运动同时每次呼气时都把肘部抬高。

坐位摸小腿练习

目标肌肉——大腿后部（腘绳肌）、后背（竖脊肌）

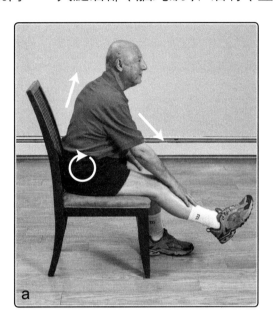

a

拉伸姿势

1. 坐好。
2. 掌心放在同侧大腿上。
3. 把这条腿伸直。
4. 手掌沿着大腿向下移动。
5. 屈髋。
6. 大腿后侧有紧绷感。
7. 坚持 10~30 秒。
8. 换另一侧，重复上述动作。

 安全小贴士

- 可能会从椅子上摔下来的参与者应尽量往后坐。
- 髋部骨折或髋关节置换术后患者应避免在坐位和站立位时屈髋超过 90°。
- 骨质疏松症患者应避免弯曲脊柱，尤其是弯腰的时候。
- 锻炼一侧的时候，另一侧手掌可以放在大腿上休息。
- 不要扭转躯干。锻炼的目的是拉伸腘绳肌，不要摸到脚趾。
- 头、颈、肩作为一个整体一起运动，不要伸脖子。
- 拉伸过程中保证脊柱处于正常状态。

221

变体和进阶动作

- 变易：如果参与者能安全完成的话，可以让他们坐在椅子上向前溜，指导他们腿伸直时脚跟能碰到地面。
- 变易（站立位）：稍稍屈膝，把脚跟搭在椅子上（如下图所示），逐渐把腿伸直。
- 变难：把坐位或站立位的摸小腿运动和图示 7.12a 中的小腿后侧拉伸练习结合起来。

- 站立位进行摸小腿运动（包括单腿站立位）。
- 道具：坐位时用毛巾、硬拉伸带、腰带、领带套在前足上，可以拉伸小腿肚。
- 道具：坐位时可以用一个矮脚凳垫脚。

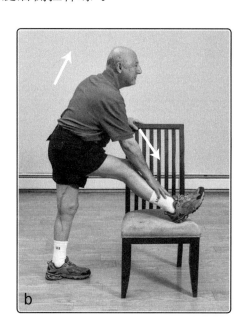

站立位摸小腿运动

1. 站好。
2. 一手扶住椅背。
3. 另一侧脚后跟搭在椅子上，把腿伸直。
4. 另一侧手放在大腿上向小腿滑动。
5. 屈髋。
6. 大腿后侧有紧绷感。
7. 坚持 10~30 秒。
8. 换另一侧，重复上述动作。

坐位股四头肌拉伸练习

目标肌肉——大腿前部（股四头肌）、小腿前部（胫骨前肌）

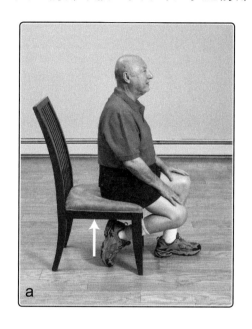

拉伸姿势

1. 坐好。
2. 手放在大腿上。
3. 一只脚在椅子下踮起脚尖。
4. 脚跟朝上抬起。

5. 大腿及小腿前侧有紧绷感。
6. 坚持 10~30 秒。
7. 换另一侧，重复上述动作。

 安全小贴士

• 调整：如果椅子的两条前腿之间有一个横梁，在保证安全的前提下，指导参与者在椅子上往前坐 10~15 厘米。坐在椅子上往前挪时双手扶住椅子。

• 参与者可以有好几种方法在站立位股四头肌拉伸时抓住小腿肚。他们可以

用手指抓住鞋跟，或者鞋跟的小圆环，对于柔韧性较差的参与者，他们可以抓住裤腿。

• 股四头肌拉伸时避免身体前倾。

• 避免站立位的那条腿的膝关节发生交锁。

变体和进阶动作

• 变易（站立位）：站立位股四头肌拉伸练习中，放松小腿时把小腿靠在椅面上，而不是用手抓住脚。集中注意力把骨盆向后旋转，脚尖向后，这样有

助于拉伸大腿和小腿的前部。

• 站立位股四头肌拉伸锻炼（挑战性练习）（包含单腿站立位）。

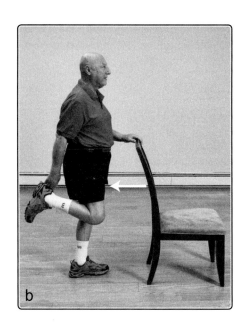

站立位股四头肌拉伸锻炼（挑战性练习）

1. 站好。
2. 一只手扶着椅背。
3. 另一侧屈膝（脚后跟往上抬）。
4. 空出来的手抓住小腿肚（"安全小贴士"中描述了具体做法）。
5. 缓缓地把大腿和脚向后拉。
6. 大腿和小腿前部有紧绷感。
7. 坚持 10~30 秒。
8. 换另一侧，重复上述动作。

坐位大腿外展练习
目标肌肉——大腿内侧（髋部内收肌）

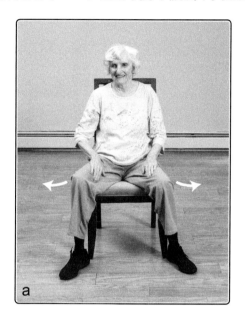

拉伸姿势

1. 坐好。
2. 双手掌心放在大腿内侧。
3. 双腿外展。
4. 大腿内侧有紧绷感。
5. 坚持 10~30 秒。

！ 安全小贴士

- 保证脚一直处于膝盖的正下方。
- 轻柔地把双腿向两侧撑，加强内收肌的拉伸。
- 如果使用的椅子有扶手，方便的话，让参与者在椅子上往前坐。当他们在椅子上往前挪的时候，嘱咐他们抓稳椅子。

变体和进阶动作

- 变难（多部位同时拉伸）：坐位大腿外展运动同时拉伸肩关节。坐位大腿外展运动时，双手抓住大腿下部，然后屈肘，拉伸肩关节（过程中保证脊柱挺直）。
- 简化（站立位）：参与者面前放一把椅子，他们可以双手抓住椅背保持平衡。
- 站立位一侧大腿外展运动。

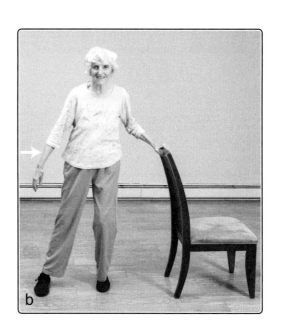

站立位一侧大腿外展运动

1. 站好。
2. 一只手扶住椅背。
3. 另一侧脚向外滑约 50 厘米。
4. 支撑腿同时缓缓弯曲。
5. 向支撑腿倾斜。
6. 支撑腿大腿内侧有拉伸感。
7. 坚持 10~30 秒。
8. 换另一侧，重复上述动作。

坐位大腿外侧拉伸

目标肌肉——髋部及大腿外侧（髋外展肌）

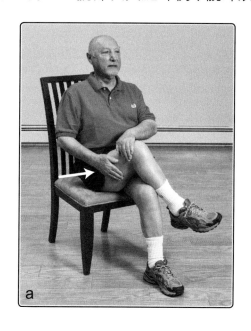

拉伸姿势

1. 坐好。
2. 跷二郎腿。
3. 双手放在上面那条腿的外侧。

4. 髋部和大腿外侧有紧绷感。
5. 坚持 10~30 秒。
6. 换另一侧，重复上述动作。

 安全小贴士

- 坐位时，轻柔地从大腿外侧把腿扳向对侧。
- 站立位时，避免锁住膝关节。
- 髋部骨折或髋关节置换术后或有外周血管疾病患者不能跷二郎腿。对没有骨质疏松症的参与者，教授他们坐位转躯干和双腿（双腿不交错）的动作。

轻柔地转身（颈部不要转），双手从大腿外侧往对侧扳。在保证安全的前提下，让参与者进行站立位大腿外侧拉伸。

- 骨质疏松症患者应该避免扭转躯干，除非他们有能进行此类活动的医疗证明。

变体和进阶动作

- 变易：双手扶住腿，但双腿不交叉。
- 变难（坐位转体）：轻柔地转动躯干（而不是颈部），同时把交叉的腿往

内扳。

- 站立位大腿外侧拉伸。

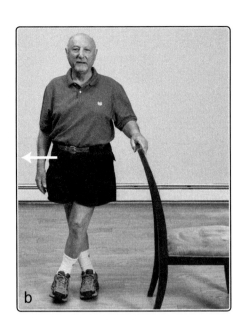

站立位大腿外侧拉伸

1. 站好。

2. 一手扶住椅背。

3. 一条腿在另一条腿前方交叉。

4. 向位于后侧的大腿的那一方倾斜身体。

5. 髋部和大腿外侧有紧绷感。

6. 坚持 10~30 秒。

7. 换另一侧，重复上述动作。

坐位小腿后侧拉伸练习
目标肌肉——小腿肚（腓肠肌、比目鱼肌）

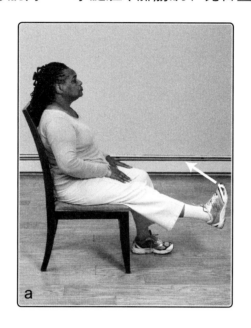

a

拉伸姿势

1. 坐好。
2. 双手掌心贴在大腿上。
3. 伸直一条腿。
4. 伸直的腿背屈脚踝（勾脚背）。
5. 小腿肚有紧绷感。
6. 坚持 10~30 秒。
7. 换另一侧，重复上述动作。

 安全小贴士

- 保证拉伸的那条腿伸直，膝关节放松，不要发生交锁。
- 进行站立位小腿后侧拉伸时保证脚与拉伸的小腿肚在同一垂直于地面的平面上。
- 保证站立位的那条腿的膝盖位于脚踝的正上方。

变体和进阶动作

- 简化：在保证安全的前提下，在椅子上往前坐，直到被拉伸的那条腿的脚后跟能放在地面上休息。
- 站立位小腿后侧拉伸。
- 道具：坐位小腿后侧拉伸可以用毛巾、硬拉力带、腰带或领带套住前足帮助小腿后侧拉伸。用一个矮脚凳垫脚会让锻炼稍容易一些。

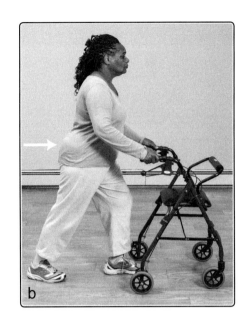

站立位小腿后侧拉伸

1. 站好。
2. 双手扶住椅背。
3. 一条腿向后移动约 50 厘米。
4. 脚趾朝前。
5. 前腿稍屈膝。
6. 身体朝前腿倾斜。
7. 后腿的小腿肚有紧绷感。
8. 坚持 10~30 秒。
9. 换另一侧，重复上述动作。

（张万达 译　刘　强 审校）

第 8 章

整合运动课程

人的一生有多长并不重要，重要的是这些岁月是否生活得有价值。

——Adlai Stevenson

学习目标

通过对本章的学习，将掌握以下技能：

- 根据参与者不同的身体条件以及特殊需要来对课程进行设计、安排、调整、升级以及维持。
- 在整个课程中合理分布热身、抗阻训练、有氧运动和动态平衡训练或者拉伸以及放松的时间。
- 能够安全地完成运动课程，包括热身、抗阻训练、有氧运动以及冷身运动。
- 为新来的和再次参加课程的参与者设计有趣、多样、逐步渐进的长期运动课程。

在本章中，读者将学习如何把从第4章到第7章所学到的知识整合在一起形成一个安全有效的运动课程，这样的课程包括一个或多个组成成分——热身、抗阻训练、有氧训练和动态平衡训练以及冷身（拉伸和放松）。读者也将了解到如何为体弱的老年人或者有特别需要的成年人去设计、调整、修改、升级课程（将课程逐渐变得更具挑战性）。

设计运动课程

一个成功的运动课程设计应该基于以下两点：（1）有能够保证参与者安全的锻炼预防措施，（2）有循证指南推荐。理想情况下，老年人的运动处方应该包括有氧锻炼、抗阻运动、活动度练习，有跌倒风险和活动受限的人还应包括平衡训练。对于有特殊需求或体弱的成年人来说，设计的主要目标是尽可能促进功能代偿和恢复。在设计运动课程的时候可以从多个项目中选择，这是一个持续的动态的过程，项目如下：

1. 在一项课程中包含以下一项或多项运动——热身、抗阻训练、有氧训练和动态平衡训练，以及拉伸和放松。

2. 设计一项综合性健身课程。

3. 设计一项主题课程，以加强平衡并预防摔倒。

4. 设计仅有坐位的运动，仅有站立位的运动（在需要的时候也可以坐位），或者同时包括坐位和站立位运动的课程。

5. 设计仅有上肢运动、仅有下肢运动或者同时包括上肢运动和下肢运动的课程。

6. 使用多媒体，如视频。

在设计运动课程时应注意参与者的特殊需求。参与者可以通过多种途径实现当前的运动建议，因此需要在运动处方中考虑个人喜好（ACSM, 2011; Williams, 2008）。另外，为每位参与者设计课程是一项长期的需要坚持的任务（AACVPR, 2006, 50）。

运动的组成

读者可以以多种方式进行运动项目的组合，表 8.1 列出了 7 种不同的方式。1 级是最简单的（最不费力）。7 级是一项综合性的健身课程，对指导教学以及参与者的完成都最具挑战性。对于体弱的个体，抗阻训练和平衡活动可能需要优先于有氧训练（ACSM, 2009b）。所有等级的课程都可以在一个相对容易的水平开始带教，然后逐渐变得更具挑战性。如果刚刚开始一个运动课程，建议从比较容易的等级开始。2 级，偏向于热身活动的性质，是一个理想的起点，除非参与者对更放松的课程（1 级）感兴趣。我们认为放松和减压是很有价值的。课程要选择最适合班级参与者等级的课程。表 8.1 中的所有课程包括以下项目：

- 热身课程——关注关节活动度运动，包括保持良好的坐姿及站姿，深呼吸，轻微的拉伸运动（比冷身时拉伸的幅度小、时间短）。
- 放松——短暂的深呼吸运动。
- 教育——应用可靠的资源。
- 饮水以防止脱水——老年人由于年龄及敏感性的减低更容易受到脱水的危害（Bryant

表 8.1　运动课程项目

课程项目	课程等级（以及课程重点）[a]						
	1	2	3	4	5	6	7
运动项目							
热身（关节活动度运动练习）	×	X	×	×	×	×	×
抗阻训练				X			×
有氧训练						X	×
平衡训练		×	×	×	X	×	×
冷身拉伸运动		×	X	×	×	×	×
冷身放松运动	X						
激励及其他							
教育	×	×	×	×	×	×	×
健康的零食	×	×					
饮水休息	×	×	×	×	×	×	×

[a] 大写的"×"表示被强调的项目，课程的重点。小写的"×"表示运动课程包括的项目

and Green, 2009, 544; ACSM, 2007, 383)。

大写的 " × " 表示每节课程的重点：

- 1 级注重放松运动。
- 2 级注重热身的关节活动度运动（1 级和 2 级都有激励人们继续进行运动的目的，还可以为此进行关于健康相关主题的讨论）。
- 3 级注重拉伸运动。
- 4 级注重抗阻训练。
- 5 级注重平衡（包括动态和静态）训练。
- 6 级注重有氧训练（和动态平衡训练）。
- 7 级是一项综合性的健身课程，包括热身、抗阻训练、有氧训练、平衡训练以及冷身的拉伸和放松运动。

需记住，虽然 1 级是最容易的，7 级是最具挑战性的，2 级到 6 级并不代表难易程度，它们可以同样具有挑战性，区别在于侧重点不同。

在逐渐构建一个课程的过程中，应该每次只介绍一个新的运动项目。例如，第一周你可以从 4 项抗阻训练开始，在之后的 8 周里每周增加一项运动。这种方法有助于让参与者养成良好的运动技巧，防止过度训练以及防止受伤。

对于有特殊需求的成年人，关节活动度运动（见表 8.1，2 级）是我们比较推荐的。

> **！安全小贴士**　每次只介绍一种新的运动项目，以加强良好的运动技巧，防止过度训练。

平衡运动

平衡训练旨在减少老年人跌倒风险及恐惧情绪，保持生活独立和日常工作能力，并最终提高老年人的生活质量。同样，像表 8.1 中 5 级课程所示的那样，一个有益的运动课程要包含平衡训练，包括静态和动态平衡。注意，虽然在 2～4 级和 6～7 级的课程中平衡训练标注的是小写的 " x "，但确实是这些课程中的重点项目（2- 关节活动度运动，3- 拉伸运动，4- 抗阻训练，6- 有氧训练，7- 综合健身课程），如果定期且规范完成，也是有助于提高参与者的平衡能力的。美国运动医学协会在 "老年人的运动建议"（ACSM, 2009b, 1520 ）一文中也提到包括平衡训练、抗阻训练、关节活动度训练和步行在内的身体活动可以降低高跌倒风险人群（如患骨质疏松症的女性、体弱的老年人或有跌倒病史的人群）的跌倒风险。加强姿势及核心肌肉训练的运动，甚至是一些间接的运动比如用脚后跟或脚尖站立（Heyward, 2010, 307 ），也有利于体弱者的平衡能力（Rose, 2010; Scott, 2008 ）。本书第二部分提出的许多运动也可以对平衡训练有所帮助，比如关节活动度运动及拉伸运动可以通过增加关节活动度来改善平衡（第 4 章），抗阻训练通过增加肌肉力量来改善平衡（第 5 章），拉伸运动通过增加灵活性来改善平衡（第 7 章）。第 6 章中的有氧运动在站立位进行时，也有助于提高动态平衡。

在课程的设计上，除了增强肌肉力量和耐力、有氧运动以及灵活性以外，为了在平衡和跌倒预防方面取得最佳收益，平衡训练非常重要（Bovre, 2010; Heyward, 2010, 307;Rose, 2010; Bryant and Green, 2009, 532; Orr et al., 2008; Scott, 2008; Shigematsu et al., 2008; Takeshima et al., 2007 ）。我们建议老年人每周进行平衡训练至少 2～3 次（ACSM, 2011; Heyward, 2010; Bryant and Green, 2009 ），此外，还应该教你的运动课程参与者把基本的平衡原则应用到他们的日常

生活中。

本书提供的以下信息将帮助你设计一个包括或侧重平衡的运动课程。

- 在第 2 章中，可参阅"核心肌肉、平衡和敏捷训练"以及表 2.2、表 2.3 和表 2.4，包含核心肌肉和敏捷运动训练的内容。核心肌肉和敏捷训练是平衡训练的关键。

- 在第 4 章中，可参阅"正确坐姿指导"章节中提供坐姿平衡训练的介绍（Bryant and Green, 2009, 534）。这种运动是进展到更加困难的坐姿平衡训练，如无背部支撑坐直或者在不稳定表面上（充气盘或稳定球）进行坐姿训练的基础和前提。

- 在第 4、第 5 和第 7 章中，以下站立位练习涉及单腿站立的静态平衡，包括：图示 4.3 坐位髋关节旋转练习；图示 4.5 坐位脚趾点地和屈曲练习；图示 4.6 坐位踝关节旋转练习（图示 4.1、图示 4.2 和图示 4.4 仅涉及单腿）；图示 5.6 坐位屈髋；图示 5.7 坐位髋内收和外展；图示 5.8 坐位屈膝；图示 5.9 坐位伸膝；图示 5.11 坐位足跟抬起；图示 7.8 坐位摸小腿以及图示 7.9 坐位股四头肌拉伸练习。美国运动医学协会（2009b, 1511）推荐逐步增加平衡训练的难度，逐渐减少两条腿的支撑，转为一条腿支撑，在进行站立位训练时，单腿站立时应尽量放松，这种训练比双腿站立要求更高。

- 在第 5 章中，可参阅"站立位的下肢抗阻及平衡训练"，经过 6 步从双手支撑保持稳定到放手即可保持稳定。为了促进平衡和预防摔倒的目的，2008 年美国体育活动指南（USDHHS, 2008b, 32）建议通过从有稳定支撑（如家具）到无支撑的运动来逐渐增加运动的难度。

- 坐位的拉伸及抗阻训练为进展到站立位的锻炼提供了坚实的基础，并且可以帮助参与者站立更加稳定。因为站立位的锻炼比坐位可以提供更显著的平衡能力改善，所以我们建议让任何可以安全站立的参与者进行站立位的锻炼。可参阅本章后面的"坐位和站立运动"学习何时进行站立位的锻炼，站立时锻炼的好处，何时坐位比站立锻炼更好，以及站立和坐位锻炼同时进行的优势。一些运动可能对我们的目标人群有好处，但不能改善平衡，比如手部和腕部的关节活动度锻炼。

- 在第 6 章中，可学到丰富且有趣的有氧运动和动态平衡运动课程（表 8.1 中的 6 级课程），这些课程可以提高参与者在日常生活中的平衡能力，降低跌倒风险。

安排运动课程

一个综合的健身课程包括热身、抗阻训练、有氧运动和动态平衡训练。逐步进行 50 分钟（初学者或较容易的课程）到 70 分钟（循证的最小持续时间）的运动，这是一次综合健身课程所需的时间。综合健身课程的时间可以参见表 8.6。"如果老年人由于慢性病每周不能进行 150 分钟的中等强度有氧运动，建议他们在运动能力和条件允许的情况下尽量运动"（ASCM, 2009b, 1511）。

表 8.2 展示了一个综合健身计划的每周时间表的范例，每周的课程中包括抗阻训练、有氧训练、动态平衡训练以及拉伸运动，根据循证推荐的最低训练频率（ACSM, 2011, 2009b），同一组人每周参加训练 4~5 天。注意，综合健身课程每周 2 次，一次周一进行，一次周四进行。周一是锻炼最辛苦的一天，随后进行强度较轻的锻炼。为了防止过度训练，要避免连续两天剧烈运动。如果同一组人每周参加课程 5 次，则可以进行比较容易的锻炼（在这个例子中为周二），例如热身和冷身锻炼，直到参与者准备好下一步，即本周另一天的有氧训练。

表 8.2　每周的综合健身课程 [a]

健身课程项目	周一	周二（可调）	周三	周四	周五或周六
热身	X	X	X	X	X
抗阻训练	X[b]			X	
有氧和动态平衡训练	X	+	X	+	X
冷身和拉伸运动	X	X	X	X	X

[a] 课程安排每周 4~5 天；× 表示每天可能会涉及的内容。如果参与者有余力，+ 代表每周增加 2 天的有氧运动（ACSM 2011，2009b）。

[b] 如果参与者无法承受综合健身课程，你可以将抗阻训练移动到周二（可选日）。

坐位和站立位的锻炼

为了预防跌倒和了解新的参与者，我们建议先进行坐位热身、抗阻、有氧、动态平衡训练及拉伸运动的教学，然后在参与者做好下一步的准备的时候进行站立位的锻炼。鼓励参与者告诉你他们的感受，这样你就可以为他们提供个性化的站立位和坐位的锻炼建议。如果你对参与者站立锻炼时的安全性有任何疑问，可在适当的情况下咨询他们的医生。

在本节中，您将学习到：

- 参与者什么时候准备好进行站立位锻炼。
- 站立位锻炼的好处。
- 什么时候坐位锻炼比站立位锻炼更好。
- 同时教授站立位和坐位锻炼的优势。

从坐位进展到站立位

如果参与者做到以下几点，便可以尝试进行站立位训练：

- 对坐位锻炼基本精通，例如，可以很好地进行坐位上肢及下肢的有氧及动态平衡训练组合。
- 没有平衡问题。
- 或虽有轻微的平衡问题，但在有一对一专人协助或者在扶住椅子或其他坚固的支撑物锻炼时至少有一只手可以放开。
- 或虽有较大的平衡问题，但可以一直有一对一的专人协助（尽管我们建议参与者坐位完成双手举重的上肢抗阻训练）。
- 没有衰弱及骨折风险，否则需要在专人一对一监护下协助训练。
- 没有疲劳、昏睡、晕眩、头晕等可能影响平衡能力的不适。

诸如脱水、高血压或药物副作用等可能导致一个人出现一种或多种影响平衡的症状，但这些常见的症状（疲劳、昏睡、头晕）可能是暂时的。注意安全，同时鼓励参与者进步。有关更多的可能产生平衡问题的原因，可参阅第 2 章。

站立位锻炼的好处

只要安全不受到威胁，站立位锻炼可以带来显著的好处。当站立是一个安全并且合适的选择时，让参与者选择站立位练习，并允许他们在课程中的任何时候都可以坐下。有些运动站立位完成比坐位更有效或者更容易，特别是椅子妨碍锻炼的时候。站立位锻炼的其他好处包括：

- 平衡能力得到改善，特别是静态平衡能力以及站立进行有氧训练和动态平衡训练时的动态平衡能力。
- 改善了运动功能和需要站立的日常活动的能力。
- 保持甚至提高自理能力。
- 提高骨密度，降低跌倒和骨折的风险。
- 增加了运动课程的多样性。

当参与者可以站立时，将站立位和坐位的锻炼整合在一起，并定期提醒参与者注意他们的身体，在需要的时候坐下。鼓励他们不要坐过久，在坐位的时间里间断进行短时间的身体活动和站立（ACSM, 2011, 1348）。对于规律上课并符合当前身体活动要求的人来说，久坐也是有害的（ACSM, 2011）。

什么时候坐位锻炼比站立位锻炼更好？

以下是一些指导，以确定参加者何时进行坐位锻炼更好：

- 当参与者未能达到以上讨论的标准时。
- 使用双臂进行上肢运动时，特别是进行需要双手举重的抗阻运动时，如果参与者失去平衡，就无法有稳定的支撑。
- 当站立位锻炼时需要一只手扶住支撑物，但是你希望同时进行双侧的上肢锻炼而不是一侧来节省时间。
- 当参与者站立时感到不稳定和不平衡。
- 对于帕金森病患者来说，一个坐位的锻炼课程往往是唯一安全的选择。

同时进行坐位和站立位锻炼的优点

通过同时教授坐位和站立位锻炼，你可以在课堂环境中满足不同的个人需求，例如在这些情况下：

- 有些参与者适合坐位锻炼，而其他人则可以进行站立位锻炼。
- 参与者可以从一项站立位锻炼开始，逐步地按照自己的步调进行更多的锻炼。
- 如果参与者在站立位锻炼时感到疲倦，可以坐下来继续进行相应的坐位锻炼。
- 有重大平衡问题的参与者可以一直坐位锻炼。如果他们有一个专业的助手来帮助他们做每一项锻炼，他们也可以在站立位锻炼中获益。
- 有轻微平衡问题的参与者在锻炼时可用一只手抓住一个稳定的扶手。
- 参与者如果能够站稳，可以选择所有站立位的锻炼项目，在累的时候变换锻炼项目坐位锻炼。
- 根据人们每天的感受提供坐位和站立位锻炼的不同选择。

上肢和下肢锻炼

可以一起或分开进行第 4、第 5、第 7 章教授的上肢和下肢锻炼。例如，如果从上肢锻炼开始，在参与者的课程完成得很好之后，可以增加下肢锻炼。以合适的进度增加。为体弱老人和有特殊需要的成年人设计的基础健身课程可以涵盖较长时间的热身运动，第一节课仅包括上肢锻炼，在接下来的几节课中加入下肢锻炼。通过有氧运动，上肢和下肢运动一起进行。但如果先学习下肢运动，后面再增加上肢运动，学习动作就容易得多了。下肢运动是有氧运动的基础，要用到大肌群，这是提高心血管耐力的必要条件。鼓励参与者根据自身情况进行有氧运动。

媒体

运动课程还可以选择使用 DVD，不过要使用没有过时的质量较好的资源。表 8.3 描述了使用诸如 DVD 的运动媒体的优点和缺点。要注意的是，有些缺点可以转化为优点。

考虑在你的课程中录像。在你不在的时候，另一名合格的领导者（受过运动监督培训，知道参与者的情况和特殊需求，并了解所有的安全指南）可以按录像进行并对课程进行监督。

表 8.3　运动媒体

优点	缺点
你不在的时候可以在课程中看录像	对于老年人和有特殊需求的人来说，高质量的视频比较少
接触各种教学风格可以提供新的见解	视频和其他媒体可能不如现场指导灵活
可以在参与者跟着录像运动时更轻松地监督他们	跟着视频锻炼时还需要对班级进行仔细的监督
在课程需要时，指导者将有更多的时间为参与者调整动作	那些有视觉或听觉障碍的人可能得不到所需的指导
视频和其他媒体可以每周提供更多多样化的课程	参与者可能不太愿意来上课

安排运动课程

以下部分提供了上课频率和持续时间的指导原则。注意安全；每次只增加频率（每周课程次数）或持续时间（每次课程的运动时间）中的一个，以防止过度训练。在增加课程的频率或持续时间时，考虑参与者的反馈，包括口头和非口头的（你观察到的）。与参与者保持课程灵活性，2008 年出版的"美国体育活动指南"指出，所有成年人都应该避免不活动，有一定的活动要比没有活动好，参加任何体力活动的成年人都可以获得一些健康益处。并且，指南强调，强度、频率或持续时间的增加，带来更多的健康益处。指南还强调，如果老年人由于慢性病每周不能进行 150 分钟的中等强度有氧运动，建议他们在运动能力和条件允许的情况下尽量运动（ACSM, 2009b, 1510; USDHHS, 2008b）。

课程频率

你安排每周课程的次数取决于是否包括抗阻训练或有氧运动（见表 8.4）。开始的时候可以每周少于推荐的次数，甚至每周只有一次也可以，如果可能的话，让你的班级参加课程的次数至少达到最低推荐次数。如果这是不可能的，可以将参与者转到其他班级或进行家庭课程（适当时，例如步行以锻炼心血管）以符合推荐。理想的情况下，整周的时间里，让参与者在课程之间恢复更长的时间，这有助于防止受伤。例如，课程安排在周一、周三、周五比周一、周二、周三要更好。

表 8.4 推荐的训练频率

训练	频率
抗阻训练	每周 7 天内，非连续的 2~3 天
有氧训练	每周 5 天，中等水平（简单强度开始，如果参与者轻松的话可以进入中等强度）
拉伸运动	每周至少 2 次，最好每天进行

ACSM, 2011.

参加者提高锻炼水平后，可考虑提供综合健身课程。表 8.2 是以美国运动医学协会（2011,2009b）抗阻和有氧训练的最低推荐频率为基础设计的。每次在热身结束时（见第 4 章）进行拉伸运动，每周要超过最小推荐次数 2 次，综合健身课程的时间范例参见表 8.6。

课程持续时间

一个 1 小时的运动课是这类人群的目标。对于高度失能、功能受限或有慢性病影响的老年人而言，身体活动的强度和持续时间一开始应该较低（ACSM 2009b, 1511）。表 8.5 列举了课程时间为 45～60 分钟的 4 个例子。注意，这 4 个例子中的每一个都有 5 分钟的开始和结束时间，这样是为了让参与者更投入地进行这 45 分钟里 35 分钟的运动课程。每个课程都侧重于不同的锻炼部分：热身、抗阻训练、有氧训练或放松（冷身）。表 8.6 将所有运动项目放在一起，形成一个 60～80 分钟的综合健身课程。综合健身课程也需要各 5 分钟的开始和结束时间。第 3 章提供了关于开始和结束课程时有用的提示。记得要让参加者在课程中喝水。每次课程结束后，可以安排 5 分钟以上的交流和饮水时间。

为你的运动课程安排一定的时间，例如 45～60 分钟。最初可以做较少的运动，并进行一些其他的活动，如教育或鼓励参与者的讲座和讨论，并提供一些健康的零食。告诉人们运动的益处可以增加运动的依从性。零食可以作为不喜欢运动的人的外在激励因素。在课程结束时一些的健康的零食也是有益的，并且可以使你的课程在缺乏动力的参与者中更受欢迎。另外，有些人可能愿意在锻炼结束时离开，所以要灵活，让每个人自己选择。表 8.7 为你提供了一个开始时的时间表。这个范例，每周运动 2～3 天，每次需要 45～60 分钟，包括热身运动（姿势训练、深呼吸、关节活动度训练和拉伸运动）、教育和健康的零食。初学者在运动中需要更多的休息时间来增加耐力。开始的时候休息并饮水几次是很好的习惯，在逐渐增加运动时间和减少其他活动的同时，要根据参与者的兴趣和能力安排运动。

每项运动项目的持续时间

第 4 章到第 7 章给出了全面的热身、抗阻训练、有氧训练和拉伸运动的提示。以下部分提供了一些具体建议，这些建议可以调整各个运动项目的时间，使其更具挑战性或使课程丰富多彩。可参阅表 8.5 中课程各个部分（开始、结束等）的时间安排，包括热身、抗阻训练、有氧训练及冷身（拉伸和放松）。

表 8.5　45～60 分钟运动课程的 4 个例子

仅热身的课程		抗阻训练课程	
开始	5 分钟	开始	5 分钟
姿势训练	2 分钟	热身	10 分钟
呼吸训练	3 分钟	抗阻训练	15～30 分钟
关节活动度训练	20～25 分钟	冷身	10 分钟
冷身	10～20 分钟	结束	5 分钟
结束（例如收拾）	5 分钟		
总计	45～60 分钟		45～60 分钟
有氧及动态平衡训练课程		拉伸和放松课程	
开始	5 分钟	开始	5 分钟
热身	10 分钟	热身	10 分钟
有氧及动态平衡训练	15～30 分钟 [a]	拉伸运动	15～30 分钟
冷身	10 分钟	放松运动	10 分钟
结束	5 分钟	结束	5 分钟
总计	45～60 分钟		45～60 分钟

时间大致相同。

[a] 如果有氧训练分成多个短时间的部分（如每部分 2～3 分钟）并且穿插着低水平运动（如关节活动度训练），参与者可以更好地耐受。

记住，在带教的最初阶段，往往需要更长的时间。在正式开始上课前反复练习，以确定你能够掌控好时间，特别是在你是一个新的健身指导者的情况下。第 3 章中的三步教学法可以帮助你学习如何教授这些运动。如果你是一个有经验的教练，这也可以改进你的教学。其中包括关节活动度运动 24 种、抗阻运动 12 种、有氧及动态平衡运动 12 种以及拉伸运动 12 种，你可以灵活设置，通过做更少种类的运动或进行更少的重复，从而针对学员情况进行相关调整。

以下是将热身运动、抗阻运动、有氧运动或拉伸运动推广到课程中的一些常规方法。一开始教授基本的坐位锻炼的所有项目就可以使整个课程变得很丰富（包括开始、热身、冷身及结束，见表 8.5）。当你的班级准备好迎接更大的挑战时，逐渐教授以下项目：

- 重复参与者最喜欢的一些运动。
- 重复一些或所有基础的坐位运动。
- 添加一些站立位运动。
- 增加运动的重复次数。

许多因素影响各运动项目的持续时间，例如：

- 班级规模。
- 指导者和助手人数。

表 8.6 综合健身课程例子

运动	时间（分钟）[a]	
	初始简单水平	增加有氧训练（ACSM2011，2009b）
开始	5	5
热身	10	10
抗阻训练	15	15
有氧及动态平衡训练	15	25 ~ 35
冷身	10	10
结束	5	5
课程总时间	60	70 ~ 80

[a] 时间大致相同。

如果时间允许并且参与者准备好更进一步的运动，则逐渐增加有氧运动的时间，达到循证推荐的最少时间。对于中等强度的有氧运动，每次至少10分钟，每天累计达到最少30分钟、最多60分钟（ACSM 2011，1339），每周达到150 ~ 300分钟（ACSM 2009b，1511）。

表 8.7 初始进行 45 ~ 60 分钟运动课程的每周时间安排

课程各部分	周一	周三（可调整）	周五
热身：姿势训练，深呼吸，关节活动度训练，拉伸运动	30 ~ 35 分钟[a]	30 ~ 35 分钟	30 ~ 35 分钟
教育	5 ~ 10 分钟	5 ~ 10 分钟	5 ~ 10 分钟
健康的零食	10 ~ 15 分钟	10 ~ 15 分钟	10 ~ 15 分钟

[a] 时间可以调整，以满足参与者的特殊需要。

- 参与者对辅助器械的需要。
- 指导者和参与者的运动经验。
- 参与者的身体水平和运动能力。

由于这些影响因素，我们建议从只教授热身运动开始（见表8.5）。在熟悉参与者的需求、当前的限制以及热身运动所需的时间后，再扩展运动课程。

热身运动的持续时间

可以调整热身的时间（以关节活动度训练为重点，包括姿势维持、深呼吸和轻度的拉伸运动，已在第4章中讨论），以适应课程的特殊需要，但在做任何其他运动之前至少要热身10分钟，可参阅表4.1。如果在运动中教授一个以上的运动项目，仅在课程开始时进行热身运动即可，除非抗阻训练在有氧训练之前进行。当你在有氧训练之前进行抗阻训练时，应在抗阻训练之后立即进行短时间的拉伸运动（使用表4.3简化的5种拉伸练习），随后进行几分钟的活跃的有节奏的运动（如慢走或低强度有氧运动），然后再进行有氧训练。

为了缩短热身时间，可以采用以下建议：

- 在规定的时间内尽可能多地进行24种关节活动度训练。可以每个目标关节只做前几项运动来热身。

- 集中精力进行使用较大肌肉的主要关节的关节活动度训练，如髋关节、膝关节、踝关节、脊柱和肩关节（对于热身来说比颈部、手腕和手指等小关节更有效）。
- 同时进行双侧的上肢运动。对于一些运动来说，一次只学习一侧是比较容易的，但在参与者学会双侧运动之后对热身更有效。
- 每项运动的重复次数少一些，例如 3 次或 4 次，而不是 8 次。

可以采用以下一个或多个建议（见表 8.5）将热身运动扩展到整个课程：
- 每次只做一侧的上肢关节活动度训练（当参与者还在学习时推荐）。
- 对于某特定关节重复进行关节活动度训练，例如 5 次肩关节的运动。
- 对于每个关节重复一种运动模式，如进行髋关节、踝关节、脊柱（作为一个整体）的环转运动，肩关节、腕关节及指关节的环转运动。
- 增加关节活动度训练的次数至 3~8 次。
- 在整个热身期间进行更多的关节活动度训练，坐位原地踏步就是简单而有趣的运动。
- 参与者学会了基本的坐位运动并增加了耐力之后，可以将上肢运动和下肢关节活动度训练结合起来。

抗阻训练的持续时间

可以调整抗阻训练的持续时间（第 5 章）以适应班级的特殊需要。记住在抗阻训练之前至少进行 10 分钟的热身运动，并在抗阻训练之后进行 10 分钟的冷身锻炼。

对于较短时间的抗阻训练，只做表 8.8 中列出的 8 项训练，以及推荐的抗阻训练的最小量。这 8 项抗阻训练可增强老年人的肌肉力量。

可以通过以下方法来扩展抗阻训练的持续时间来丰富整个课程：
- 逐渐将重复次数增加到 15 次（记得一次课只增加一次）；
- 逐渐增加训练组数到最多 2~3 组。

有氧训练的持续时间

可以调整有氧训练（第 6 章）的时间，以适应课程的特殊需求。记得在有氧训练前至少进行 10 分钟的热身，在有氧训练后进行 10 分钟的冷身。有关改善心血管耐力的有氧训练持续时间的具体推荐可参见第 6 章的"持续时间"。

对于时间较短的有氧训练，可以在规定时间内尽可能多地进行 12 种有氧和动态平衡训练。

冷身锻炼的持续时间

冷身的重点在于拉伸，包括放松练习，如第 7 章所述。可以调整冷身锻炼的时间，以适应课程的特殊需求，但记住，在有氧训练或抗阻训练后，至少要有 10 分钟的冷身时间。我们推荐的有氧训练或抗阻训练后的拉伸运动时间可参见表 7.1。

如果课程剩余时间较少，则可以通过表 4.3 和表 4.4 中列出的方法减少拉伸运动的时间。这些时间较短的拉伸运动包括对于大多数老年人而言重要的身体部位的关键部分拉伸。一般

表 8.8 8 项抗阻训练：坐位和站立位 [a]

目标部位或肌肉	抗阻训练图示	功能获益
胸部（胸大肌）；上臂背侧（肱三头肌）；肩部（三角肌）	5.1 坐位胸前推举	推门
背部（背阔肌、斜方肌）；上臂前部（肱二头肌）；肩部（三角肌）	5.2 坐位双臂划船	拉门，姿势维持
肩部（三角肌）；上臂背侧（肱三头肌）	5.3 坐位肩上推举	举重物（尤其举过头顶）
髋关节和大腿前侧（屈髋肌）	5.6 坐位屈髋	爬楼梯，姿势维持；改善站立位的静态和动态平衡
髋关节和大腿外侧（髋外展肌）；大腿内侧（髋内收肌）	5.7 坐位髋内收和外展	髋关节旋转（向外侧或内侧），骨盆稳定，姿势维持，行走；改善站立位的静态和动态平衡
小腿外侧（胫骨前肌）	5.10 坐位足趾抬起	步行
小腿后侧（腓肠肌、比目鱼肌）	5.11 坐位足跟抬起	步行；改善站立位的静态和动态平衡
大腿（股四头肌、腘绳肌）；臀部（臀大肌）	5.12 站立训练	坐起，爬楼梯，步行（前进和站住）

[a] 所有坐位的基本的抗阻和平衡训练都有相应的站立位训练，可参阅第 5 章末尾所示的运动的变体和进阶。
参与者在站立位训练中将获得更多的平衡益处，特别是涉及单腿站立的训练。

来说，不要将上肢和下肢的拉伸运动结合起来以节省时间。通过帮助参与者关注被拉伸的肌肉，每次做一项拉伸运动可以更安全、更有效。

可以通过以下方式将冷身锻炼扩展到整个课程中：

- 增加拉伸运动的持续时间约 1 分钟。
- 重复拉伸运动 4 次。
- 重复深呼吸训练 2 次或更多次。
- 进行更多的放松运动。

！安全小贴士 逐渐增加运动的频率或持续时间，以防止过度训练。

调整运动课程

并不是所有的基本坐位和站立训练都适合所有的参与者。参考参与者的体检表格，看看医生是否做出了特别的运动推荐。如果已经尝试了以下建议，但仍然无法调整训练以便参与者可以成功进行运动，可向参与者的医生咨询有关替代运动的建议。如果班级人数多，而且没有助手，可以要求一个或多个参与者（如果可以）提前来，或者课后留下继续进行个别指导。

什么时候进行运动的调整

当参与者有以下一条或一条以上的情况时，可能需要进行运动调整：

- 做不好运动；
- 跟不上课程；
- 特殊需要；
- 有损伤或疼痛（见图 2.3 和图 2.4）。

如何进行运动调整

可以通过多种方式对参与者的运动来进行调整。下面几点可以在你教课的时候帮助你记住如何进行运动的调整：

1. 调节运动速度　如果参与者的运动速度比规范动作快，那么需要降低参与者的运动速度。更快的运动速度增加受伤的风险。支持参与者的运动速度慢于课程教授的速度，如果这样对他们更舒适的话。

2. 调整身体姿势　参与者可能以不舒服或不正确的姿势来进行运动。那么这是个提醒整个班级关于良好姿势重要性的好时机。

3. 咨询医生或物理治疗师　在参与者感到明显疼痛时，一定要让他或她停止运动。如果参与者在尝试你建议的调整后仍然感到疼痛，应咨询医生、物理治疗师或其他专业医疗保健人员。

4. 减少运动负荷　减少运动重复的次数，减少组数。

5. 改变运动技巧　如果参与者没有使用恰当的运动技巧，那么进一步口头传授或演示可能会有所帮助。有时候，通过手把手教授恰当的运动技巧，会起到一定作用。可参阅第 4 章至第 7 章中说明部分的运动和安全提示以及运动变体和升级，了解每项运动的其他替代方法。例如许多运动都会有更容易的选择。

如果参与者比较懒散，那么就调整他或她的身体姿势。如果调整不成功，可尝试另一项调整。

！安全小贴士　当参与者在运动时遇到困难，难以跟上班级，在运动中感到劳累、疼痛或有其他特殊需要时，进行运动课程的改良以解决其首要需求。如果改良不成功，请尝试其他措施。

运动升级

成功的运动课程升级需要基于参与者的耐受程度和偏好。对于大多数已经失能和活动受限的老年人来说，保守的做法是必要的（ACSM 2009b, 1511）。升级不一定是线性的；参与者的运动能力可能每天都有所不同，如果他们错过了课程，他们可能需要回到更简单的水平进行运动。另外，运动升级可以通过运动强度、频率和持续时间的逐渐增加来促进（AACVPR 2006, 84）。对于一些参与者，我们需要鼓励他们运动升级，而对于另一些则需要提醒他们不要过于努力运动。在本节中，将进一步了解何时以及如何使课程逐渐变得更具挑战性，包括每个运动项目的升级等，从而使你的课程简单、安全、逐步升级。

- **简单** 只从一项运动开始。这种方法可以使参与者在学习另一项运动之前有机会获得成就感。需要意识到，这可能是一些参与者第一次参与健身课程，过早接受太多信息可能会让他们对课程产生恐惧。
- **安全** 每次只介绍一项运动，使参与者有时间对每项运动安全地学习及适应，并让你有时间观察和了解参与者的情况，可以恰如其分地调整课程进度。
- **逐步升级** 逐步介绍新的运动，让你的课程更具挑战性。因为人们可能在不同的时间开始上课，身体状况不同，进步速度不同，因此要不断鼓励他们关注自己的身体，按照自己的步调（但不要太快）运动，随时休息。例如，如果对于参与者来说有氧训练的速度太快，可以每两个动作只做一个。阻止参与者之间的竞争。鼓励参与者安全地进行运动，最重要的是定期上课。规律运动是成功升级的关键。

参与者准备好进行运动升级的标志包括：
- 他们的运动技巧很好。
- 他们没有疲劳的迹象。一般而言，参与者在课程结束时应该感到精力充沛，或者只有轻微的疲惫。
- 当你问他们："你准备好了吗？"，他们说："是的！"

如果一些人准备好升级，而另一些人不行时，还不能进行运动升级的人可以在其他人进行新运动时喝水休息，鼓励他们在准备好时加入进来。

你的课程升级的速度和参与者能够达到的运动水平取决于几个因素，如：
- 医生的建议。
- 参与者的健康水平和运动的目标和动机。
- 参与者的特殊需求和肌肉骨骼情况。
- 指导者的热情和技巧。
- 班级的规模。
- 课程的持续时间和频率（以及运动的强度）。
- 参与者其他课程的频率、强度和持续时间。
- 除正式锻炼外参与者的日常身体活动水平（AACVPR, 2006, 84）。
- 可用的辅助设备。

首先，让我们看一下两种基本的课程调整模式。出于简单和安全的考虑，一次只使用一种模式。

1. 在课程中添加健身成分——热身、抗阻训练、有氧运动和动态平衡或冷身运动（伸展运动和放松运动）。
2. 如以下示例所示，在课程中添加健身成分。
   - 在参与者学会了上身锻炼之后，添加下身锻炼，反之亦然。
   - 根据可用时间和参与者学习新练习的速度，每课或每周添加一个或多个新练习，依此类推。建立课程后，重点将变为调整课程而不是增加更多练习。当班级学员变得更有经验时，策略性地对有兴趣的学员教授新的练习
   - 你可以为能够行走的参与者教授坐姿练习后，逐渐开始进行站立位练习。 如果你正在与长期坐轮椅的参与者进行一对一的教学，并且该客户已获得医师批准可以进行

站立运动，则应从一项站立运动开始，逐步增加站立运动的数量。请参阅本章前面的"坐位和站立位的锻炼"部分，以查看何时实施站立练习，站立练习的好处，何时首选坐姿练习以及同时教坐姿和站立练习的优点。

> **! 安全小贴士**　开始时，在课程中为体弱的老年人和有特殊需要的老年人只教授一项练习，并且增加姿势、呼吸、轻柔的关节活动度练习及热身练习所占的比重。

如何升级每项运动的频率、强度和持续时间

逐渐增加每项运动的频率、强度和持续时间。通常一次只增加一个参数（频率、强度或持续时间）。例如，如果你每周增加一次频率，则推迟增加持续时间或强度，直到参与者适应。为了帮助你在抗阻训练（第 5 章）、有氧训练（第 6 章）和拉伸运动（第 7 章）方面升级，可阅读这些章节中的指导，其中包括升级和维持部分。

"挑战性"运动

标有"挑战性"的运动是中级到高级的运动。在适应基础运动后，通过教授这些更具挑战性的运动，让参与者有机会在运动课程中获得成就感。定期参加课程的参与者将会提高自己的体能。当他们准备好迎接挑战时，第 4 章至第 7 章中的变体和进阶部分提供了更多的挑战性运动。

变体和进阶

变体和进阶部分使你能够设计一个富有创造性和挑战性的运动课程，并能使其满足个人或课程的需要。第 4 章到第 7 章提供了基础的坐位的 24 种关节活动度训练、12 种抗阻训练、12 种有氧和动态平衡训练、12 种拉伸运动的变体和进阶，每种坐位的基础训练都有一种站立位的训练可以替代，这是运动课程变化和升级的关键。站立运动为参与者的功能和独立性带来了最大的益处。

当参与者们已经学会了你教授的基本坐位训练（以及更容易的部分），准备好面对更大的挑战时，开始教授一个或多个基础训练的变体和进阶部分。虽然变体和进阶部分有多种选择，但你可以根据参与者的兴趣和能力、适应水平以及课程的可用时间和重点，为每个班级，于每周或每个月引入一项新课程。例如，如果你正在教授热身运动，变化和升级关节活动度训练对于你来说会比较容易，对参与者来说也会比较容易接受。

虽然参与者可能有更高水平的巨大潜能，但是你会发现参与者之间和班级与班级之间课程升级的途径可能会有很大的差异。例如，长期没有助手的大班，与有助手的小班相比，在进步潜能方面会更有限。有些人会喜欢改变，而其他人，如阿尔茨海默病和相关疾病患者，可能更适合更小的改变和缓慢且稳定的进展。

维持健身效果

一个有效的运动课程是动态的，随时改变以满足参与者的需求。即使是旨在保持当前运动水平的课程也不是一成不变的。例如，如果参与者生病，应该先恢复到较容易的运动水平，再慢慢升级到所维持的水平。无论升级还是维持运动，参与者每天的活动能力变化都可能使他们做得比平时多一点，或者可能需要他们将休息加入到运动中或减少运动量。然而，一般而言，在维持阶段，在升级结束时使用的运动频率、强度和持续时间保持不变。

参与者是否准备停止升级并开始维持运动课程取决于几个因素，包括其短期和长期目标、动机、身心能力、医生的建议和可用的辅助设备。在进入维持阶段之前可重新评估短期和长期目标。

运动课程的一些参与者可能会保持运动水平，但也有一些参与者能够升级。另外，一些人可能维持一些运动项目（例如抗阻训练）而升级另一些（例如有氧训练）。有些参与者不能升级太多，因而比其他人更早达到维持阶段。

总　　结

对于有特殊需要的成人和体弱的老人，用同一种运动课程是不合适的。本章提供了有关设计、安排、升级、调整和维持个性化的功能健身课程的方法。在学习了第 1 章到第 8 章之后，作为运动的指导者，你将拥有强大的工具来指导参与者。我们鼓励你成为一名充满活力的指导者和终身学习者。我们希望你能尽可能地引导班上的人们更好地实现健康，提高生活质量。

（杨子逸 译　高嘉翔 审校）

附录 A

健康和健身评估

A1　运动医疗声明

A2　致医生的信

A3　病史和风险因素问卷

A4　运动计划知情同意书

A5　治疗师日志

运动医疗声明

参与者姓名：_____

地址：_____

出生日期：_____

诊断：_____

医生姓名：_____

地址：_____

电话号码：_____

□是的。我的病人 _____ 目前没有不稳定的医疗问题从而阻止他参加运动或抗阻训练计划。我赞同并支持他参与这个渐进的力量、平衡和灵活性训练计划。

评论：_____ __

_____

_____

□不。我的患者 _____ 由于目前的医疗状况，无法参加锻炼。

评论：_____

_____

_____

请说明任何特别建议或具体评论：_____

_____

_____

_____

_____

_____ _____

医师签名   日期

致医生的信

（用于医疗声明，附录 A1。）_____ [日期]

亲爱的 _____ 医生，

您的患者 _____ 先生 / 女生，有兴趣参加体能训练课，其中可能包括抗阻
训练 _____ [训练地点]。旨在改善老年人的肌肉力量、
平衡和躯体功能。

我们随函附上一份健康体检表，并期望您说明该患者是否可以参加该计划。

如果您有关于此锻炼计划或该患者的任何问题，请与我联系 _____ [电话号码]。

非常感谢。

此致敬礼。

_____ [姓名]

_____ [称谓]

引自 E. Best-Martini and K.A. Jones-DiGenova, 2014, Exercise for frail elders, 2nd ed. (Champaign, IL: Human Kinetics).

病史和危险因素问卷

日期：_____

姓名：_____ 年龄：_____

紧急联系人及电话号：_____

病史：您是否有以下情况

- ☐ 异常心电图
- ☐ 贫血
- ☐ 关节炎
- ☐ 哮喘
- ☐ 恶性肿瘤
- ☐ 心脏问题
- ☐ 胸痛
- ☐ 糖尿病
- ☐ 气肿
- ☐ 头晕
- ☐ 高血压
- ☐ 高脂血症
- ☐ 低血糖
- ☐ 心律失常
- ☐ 记忆丧失
- ☐ 骨质疏松
- ☐ 帕金森病
- ☐ 静脉炎
- ☐ 肺病
- ☐ 呼吸困难
- ☐ 脑卒中
- ☐ 下列部位受伤
  - ☐ 肩
  - ☐ 腕
  - ☐ 背
  - ☐ 髋
  - ☐ 膝
  - ☐ 其他 _____

您有服用什么药物吗？如果是，请列出 _____

_____

_____

_____

_____

您有没有经历过任何疼痛？ □否　□是　如果是，疼痛位于哪个部位？

_____

_____

您有任何活动限制吗？ □否　□是　如果是，请描述。

_____

_____

您目前是否接受身体、职业或言语治疗？ □否　□是　如果是，是什么类型和原因？

_____

您认为自己处于活跃、中度活跃、轻微活跃或久坐（不活跃）状态？
描述你的活动情况：频率、强度（轻微，中等，高强度）、时长及类型？

_____

_____

列出您希望实现的一个健身目标：

_____

您有无任何希望能够更轻松完成不同的身体动作（例如：背部挠痒，从地面上拾取某些东西）？如果是，请列出。

_____

_____

感谢您的参与！

引自 E. Best-Martini and K.A. Jones-DiGenova, 2014, Exercise for frail elders, 2nd ed. (Champaign, IL: Human Kinetics).

运动计划知情同意书

我已了解这个运动计划的风险和益处。我理解并确认我将保持谨慎，选择不会伤害到我的活动，并对自己负责。

姓名：_____ 日期 _____ 电话号码：_____

签名：_____

治疗师日志

姓名：_____

哪位医生，做何诊断：_____

用药情况：_____

医师或物理治疗师的特别建议：_____

已完成的运动治疗相关表格：

□知情同意书　□问卷调查表　□体检清单　□ PAR-Q

联系人和电话号码：_____

日期	健身目标	备注

引自 E. Best-Martini and K.A. Jones-DiGenova, 2014, Exercise for frail elders, 2nd ed. (Champaign, IL: Human Kinetics).

附录 B

教学帮助及讲义

老年人躯体活动的益处

生理益处

即刻益处

- **血糖水平**：躯体活动有助于调节血糖水平。
- **儿茶酚胺活性**：肾上腺素和去甲肾上腺素水平都受到躯体活动的刺激。
- **改善睡眠**：体力活动已被证明可以提高所有年龄段人群的睡眠质量和时长。

长期益处

- **有氧和心血管耐力**：在适当的体能训练后，可观察到心血管功能几乎所有方面的实质性改善。
- **抗阻训练和肌肉力量训练**：所有年龄段的人都可以从肌肉力量训练中受益。抗阻训练可以对老年人维持其独立性产生重大影响。
- **灵活性**：在关节活动度内运动有助于保持和恢复关节灵活性。
- **平衡和协调**：定期活动有助于防止或推迟与年龄相关的平衡和协调能力下降，这是跌倒的主要风险因素。
- **运动速度**：行动速度减慢是年龄增长的特征。经常活跃的人通常可以推迟这些与年龄有关的速度下降。

心理益处

即刻益处

- **放松**：适当的躯体活动有助于躯体放松。
- **减轻压力和焦虑**：有证据表明，经常性的躯体活动可以减轻压力和焦虑。
- **强化情绪状态**：许多人在适当的躯体活动后报告情绪状态有所改善。

长期益处

- **幸福感**：据观察延长躯体活动时间可改善幸福感。
- **改善心理健康**：经常锻炼可以在治疗多种精神疾病方面发挥重要作用，包括抑郁症和焦虑症。
- **认知改善**：定期的躯体活动可能有助于延缓与年龄相关的中枢神经系统处理速度下降并缩短反应时间。
- **运动控制和表现**：定期活动有助于防止或延缓年龄相关的精细和粗大运动控制能力下降。
- **获得技能**：不论年龄大小，运动锻炼有助于参与者学习新技能。

人体肌肉

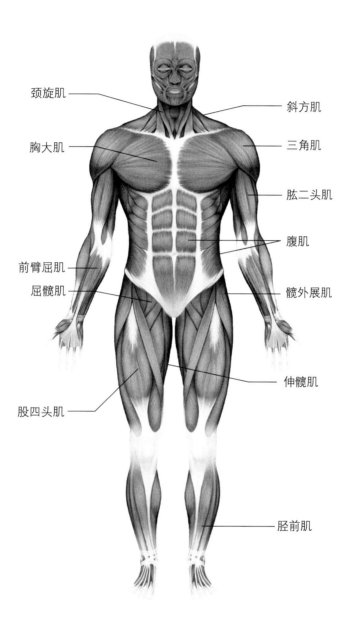

颈旋肌

斜方肌

胸大肌

三角肌

肱二头肌

腹肌

前臂屈肌

屈髋肌

髋外展肌

伸髋肌

股四头肌

胫前肌

人体肌肉

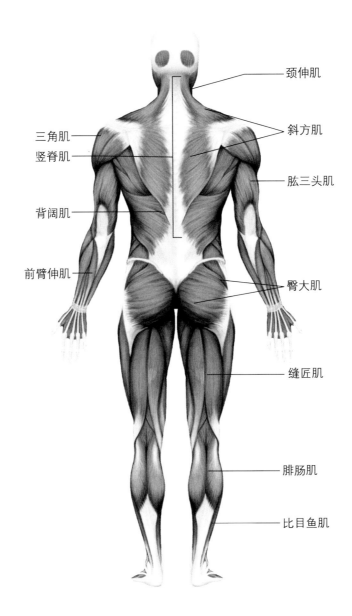

颈伸肌

斜方肌

三角肌

竖脊肌

肱三头肌

背阔肌

前臂伸肌

臀大肌

缝匠肌

腓肠肌

比目鱼肌

与锻炼及日常活动相关的生物力学

关节	安全性建议
足	将两脚放在使你舒服的距离。身体的重量应该均匀地分布在脚上。
膝	保持膝关节放松。在蹲坐或改良的坐位站起练习时，不要让膝关节向前超过脚趾。
髋和骨盆	缓慢地向前倾斜骨盆，然后向后倾斜（保持在舒适的活动范围中，不要弯曲躯干）。（关于骨盆倾斜的说明，请参阅图示 4.21。）
脊柱 [a]	保持脊柱中立位位置（脊柱的自然曲线），除了当运动需要脊柱运动时，例如骨盆倾斜和后拱，一般来说，应更多地伸直腰背，而非弯曲。
颈	保持下巴平行于地面，除非某项锻炼需要颈部活动时，例如下巴贴胸练习（图示 4.19）和颈部拉伸练习（图示 7.1）。
肩	稳定肩关节。除了当需要抬高肩部的运动，例如耸肩和肩部旋转时，保持肩关节尽量向下（远离耳朵）。
肘	在锻炼的直臂位置期间，保持肘关节放松（非弯曲）而不锁定在某一位置。
腕	除了需要腕关节活动的前臂运动之外，每项抗阻运动时应保持腕关节中立位。计算机打字是一种典型的日常生活活动，而手腕中立位是有益的。
手	在日常生活中请勿用抗阻装置。保持双手尽可能放松。

[a] 见图示 4.2 以及第 4 章中坐位和站立位练习的说明。姿势练习的主要目标是找到脊柱的自然曲线，即脊柱中立位。

运动器材

器材种类	运动类型	特殊要求及调整	获取及使用方法
踝腕沙袋	抗阻锻炼	对于初学者及体弱长者、手部患有关节炎的成年人以及偏瘫患者，腕部沙袋优于掌部沙袋	沙袋戴在手腕上，不需要握在手中
小直径橡胶球（直径13～25厘米）	热身，抗阻锻炼	橡胶球促进协调能力和增加手的力量。它们在使用哑铃之前是有帮助的。较小的球可以由手部挛缩的人应用	每个参与者用一个球开始热身练习，以用于手部练习。参与者也可以围绕圆圈传球
平衡球（大球可坐）（小球可拿）	平衡	球可以与支架一起使用，为坐着的参与者提供安全支撑	让参与者坐在大球上并将重量从一侧移到另一侧。他们可以握住一个小球并在维持球平衡的同时将球从一侧移到另一侧
平衡盘	平衡	有些参与者可能需要用扶手椅	在部分或全部坐位运动课中使用
沙带（大）	热身、抗阻训练、拉伸	沙袋可以改善所有参与者的本体感觉、姿势和平衡，特别是那些脑卒中或神经系统紊乱导致失去感觉的人。沙袋有利于本体感觉恢复（锻炼期间的姿势意识和平衡变化）	大型沙袋，放在地板上，只有在医生或物理治疗师的批准下才可以使用
踏板	热身、抗阻训练、拉伸	踏板对于坐位时腿部不能接触地板的人有帮助	放置在椅子前面，让参与者可以在脚稳定的情况下运动
不同大小的罐头	抗阻训练	可以使用罐头代替哑铃	如果参与者手部有关节炎或不能抓牢，请谨慎使用
椅子	所有	垂直直立的椅子可以帮助参与者达到适当的姿势	
木制平板（60～120厘米长）	关节活动度锻炼，抗阻训练	长度取决于参与者的关节活动度	使用木质平板，用于关节活动度锻炼

哑铃	抗阻训练	对于那些手持哑铃有问题的人来说，有把手的重物可以更容易握住（见脚踝和手腕的重量）	铸铁哑铃是最便宜的重物类型。它们在美国通常有 1、2、3、5、8、10、12 和 15 磅的重量（0.45、0.9、1.4、2.3、3.6、4.5、5.4、6.8 kg）（和更重的重量）。氯丁橡胶和乙烯基覆盖物的哑铃为 1~12 磅不等，每个重量为一种不同的颜色——这是一种有趣的外在激励因素
纸巾，围巾	热身、有氧运动、平衡	手帕和围巾很适合视觉刺激。为了在有氧运动中激发活力和乐趣，参与者可以单手握住手帕或围巾，并挥舞它（偶尔可以换手）	良好的视觉促进完整的关节移动。 坐位：坐直不后靠椅背。将围巾扔到空中并抓住它，保持良好的坐位。 站立位：在保持良好站立位的同时，将围巾向上扔并抓住。（每只手都有围巾更具挑战性）
耳机	热身、有氧运动、抗阻训练、拉伸	麦克风允许有听力障碍的人听到教员的声音	无线麦克风是理想的选择，因为健身领导者可以四处走动，并且全班都能清楚地听到
镜子	热身、有氧运动、抗阻训练、拉伸	既往有脑卒中的参与者往往对患侧无知觉。一面镜子可以帮助他们看到身体的两侧。请注意，有些痴呆患者对照镜子反射不舒服	墙上或门上的镜子让参与者看到他们的完成情况
纸盘	抗阻锻炼，平衡	纸盘适用于患有关节炎的人	练习时手持纸盘可产生轻微的空气阻力。让参与者将纸盘放在头上，并保持姿势。将纸盘颠倒放置以获得更好的稳定性和舒适性
降落伞	关节活动度	有些降落伞有把手，有些则没有。注意那些关节活动度受限的参与者或者无法长时间握持降落伞的参与者	用于小组和团队游戏
纸风车	呼吸练习、放松	这些多感官工具有助于慢性阻塞性肺疾病患者或痴呆或视力丧失患者	用于呼吸练习和视觉刺激
塑料水瓶［20 盎司（600 毫升）或更少］，装满水或沙子	抗阻训练	身体虚弱的参与者应该以 0.5 磅（0.2 公斤）的重量开始	如果水瓶是密封的，在抗阻训练后可以喝水

手部胶带	抗阻训练	该项目适用于手部有关节炎或偏瘫的参与者	适合手部挛缩患者的手部练习
阻力带	抗阻训练、拉伸	阻力带对于有握持困难的参与者是理想的。带柄的阻力带可以更容易地握持于手关节炎或偏瘫患者。避免在腿和脚周围放置，尤其是对于糖尿病及神经疾病患者	存放在干燥、阴凉的地方。在使用之前认真检查是否有裂纹；丢弃已坏的阻力带。尖锐的物体（例如长指甲和戒指）会损坏阻力带。使用更坚固的阻力带或管作为拉伸支柱。 在较长的带和管中，你可以用一个结来制作手柄
鹅卵石	平衡	五颜六色的道具适合坐着和站立的运动	坐位：将一个鹅卵石放在椅子前面。将脚放在鹅卵石上，踩下，然后将重量从一只脚移到另一只脚
绳索（软）	拉伸	绳索对于关节活动度和灵活性有限的人是有帮助的	软绳可用于上肢和下肢运动。对于关节活动度有限的参与者来说，更长的绳索效果更好
装满豆子或大米的长袜	抗阻锻炼	对体弱的参与者或手关节炎或痴呆患者有用	有可能不能握持重物的参与者可以通过从抵抗自重开始直到通过装满豆子或大米的长袜锻炼使手部获得力量
海绵（大和小）	热身、抗阻训练	海绵可以让一个虚弱的参与者感受到自己的力量	如果对于参与者来说这是安全的，则可以在等距运动中将大海绵挤压在膝关节之间。较小的海绵可以用于手部和手臂下的运动
点状标志物	热身、有氧锻炼、平衡	这些标志物对于坐着和站立的运动是很好的	这些塑料圆盘放在地板上，用作视觉道具
毛巾	热身、有氧运动、抗阻训练	毛巾有助于改善受限的关节活动度和灵活性。折叠的毛巾可以放在那些坐着时腿不能接触地板的人的脚下	毛巾可以用于上肢和下肢运动。对于关节活动度有限的参与者来说，更长的毛巾效果更好。较短的毛巾更适合手部运动

推荐使用带轮子的推车存放和运输运动用品。

引自 E. Best-Martini and K.A. Jones-DiGenova, 2014, Exercise for frail elders, 2nd ed. (Champaign, IL: Human Kinetics).

锻炼日记

姓名：_____

- 标有星号的 8 个练习适用于较短的课程。
- 使用空白空间纪录进行的其他练习。
- 坐位时坐直不后靠椅背从而使腹肌轻度收缩以增强腹肌力量。
- 在进行有氧运动和动态平衡或抗阻训练之前，请务必先热身。

快乐运动！

抗阻，有氧，动态平衡		日期		日期		日期		日期		日期		日期		日期	
部位	抗阻练习	重量	次数	重量	次数	重量	次数	重量	次数	重量	次数	重量	次数	重量	次数
胸	*5.1 坐位胸前推举														
背	5.2 坐位双臂划船														
肩	5.3 坐位肩上推举														
上臂	5.4 坐位屈肘														
	5.5 坐位头上伸肘														
大腿	5.6 坐位屈髋														
	5.7 坐位髋内收和外展														
	5.8 坐位屈膝														
	5.9 坐位伸膝														
	5.12 站立训练														
小腿	5.10 坐位足趾抬起														
	5.11 坐位足跟抬起														
有氧及动态平衡															

纪　录：_____

附录 C

专业培养

C1 团体健身教练的职业道德

团体健身教练的职业道德

职业准则

我将以客户的最大利益为指导，并将在我的教育和知识范围内实践。我将学习课程所需的知识并积累经验，以积极的方式行事，并以公平和正直的原则指导我所有的职业决策。

团体健身教练的道德操守指南

1. **始终以团队的最大利益为导向，同时承认个人的需求。**
   a. 牢记团体健身指导者的主要义务是整个团体，将班级水平考虑在内。
   b. 努力考虑个体差异和现实目标。
   c. 为所有级别的学员提供运动锻炼方式的改良和变化（即展示简单以及更具挑战性的变化）。
   d. 只有在有利于客户的健康和福利时推荐产品或服务，而不是因为推荐会使您或您的雇主从财务上或职业上受益。

2. **提供一个安全的运动环境。**
   a. 通过①安全性、②有效性和③创造性来衡量所有动作选择。不要让创意危及安全。
   b. 课程选择要求做出判断时评估风险与回报，确保奖励和收益总是超过风险。
   c. 以安全性为前提选择课程中播放音乐的速度。
   d. 遵循最大音乐音量的指导原则。建议在团体运动课程中音乐强度不超过 90 分贝 (dB)。由于教练的声音需要比音乐大 10 dB 才能被听到，教练的声音应该不超过 100 dB。
   e. 考虑如何在团体环境中进行良好的运动监控。

3. **获得领导小组练习所需的教育和培训。**
   a. 不断努力学习，以最新研究和锻炼技术提供有效和安全的课程。
   b. 保持认证和继续教育。
   c. 获得指导特殊人群的特定培训。只有在掌握了技巧和理解课堂的重要方面之后，才能教授诸如拳击或瑜伽这样的课程。只有在研究了某群体的具体需求之后，才能指导一个特殊群体，如老年人或围产期女性。
   d. 在个人知识和技能范围内工作。如有必要，请将参与者转交给超出您知识领域的专业人员。

4. **使用真实数据来指导所有职业决策和关系。**
   a. 以积极的态度谈论其他教员、其他工作人员、参与者、竞争组织，或者什么也不说。
   b. 当出现分歧或冲突时，应关注行为，事实证据，而不是判断性陈述、传言、责备或其他破坏性行为。
   c. 准确地表达您的培训和教育情况。
   d. 不以肤色、性别、年龄、身体残疾或国籍歧视对待。

5. 保持适当的职业界限。

a. 不要在性方面、经济方面或其他方面利用或破坏与监督员、员工、同事或客户的专业关系。

b. 在训练期间适当地使用身体接触，作为纠正或使参与者的注意力集中的手段。在参与者的要求下立即停止使用触摸，或者任何引起参与者不适的动作。

c. 避免以性为导向的对话和不恰当的身体接触。

6. 通过行为和外观维护专业形象。

a. 穿着上注重活动能力而不是外观。

b. 展示对身体（包括你自己）的健康行为和态度。避免吸烟、滥用药物、不健康的运动和饮食习惯。

c. 鼓励自己和他人的健康饮食。

d. 穿着、礼仪和言语应趋于保守。

e. 在班级建立一种鼓励和支持个人努力和专业性的氛围。

参考文献

Aaberg, E. 2005. *Muscle mechanics*. Champaign, IL: Human Kinetics.

American Association of Cardiovascular and Pulmonary Rehabilitation (AACVPR). 2004. *Guidelines for cardiac rehabilitation and secondary prevention programs*, 4th ed. Champaign, IL: Human Kinetics.

———. 2006. *Cardiac rehabilitation resource manual*. Champaign, IL: Human Kinetics.

———. 2011. *Guidelines for pulmonary rehabilitation programs*, 4th ed. Champaign, IL: Human Kinetics.

American Association of Retired Persons (AARP), American College of Sports Medicine, American Geriatrics Society, Centers for Disease Control and Prevention, National Institute on Aging, and the Robert Wood Johnson Foundation. 2001. *National blueprint: Increasing physical activity among adults age 50 and older*. www.health.gov/healthy-people/document/pdf/uih/2020uih.pdf.

American College of Sports Medicine (ACSM). 2004a. Exercise and hypertension: Position stand. *Medicine and Science in Sport and Exercise* 36 (3): 533–553.

———. 2004b. Physical activity and bone health. Position stand. *Medicine and Science in Sports and Exercise* 36 (4): 1985–1996.

———. 2007. Exercise and fluid replacement: Position stand. *Medicine and Science in Sports and Exercise* 39 (2): 377–390.

———. 2009a. *Exercise management for persons with chronic diseases and disabilities*, 3rd ed. Champaign, IL: Human Kinetics.

———. 2009b. Exercise and physical activity for older adults: Position stand. *Medicine and Science in Sports and Exercise* 41 (7): 1510–1530.

———. 2010. *ACSM's guidelines for exercise testing and prescription*, 8th ed. Philadelphia: Wolters Kluwer Health/Lippincott Williams & Wilkins.

———. 2011. Quantity and quality of exercise for developing and maintaining cardiorespiratory, musculoskeletal, and neuromotor fitness in apparently healthy adults: Guidance for prescribing exercise: Position stand. *Medicine and Science in Sports and Exercise* 43 (7): 1334–1359.

American College of Sports Medicine (ACSM) and American Diabetes Association (ADA). 2010. Exercise and type 2 diabetes: Joint position stand. *Medicine and Science in Sports and Exercise* 42 (12): 2282–2303.

American College of Sports Medicine (ACSM) and American Heart Association (AHA). 2007. Exercise and acute cardiovascular events: Placing the risks into perspective: Joint position stand. *Medicine and Science in Sports and Exercise* 39 (5): 886–897.

American College of Sports Medicine (ACSM) and American Medical Association (AMA). 2009. *Exercise is medicine*. www.exerciseismedicine.org.

American Council on Exercise. 2011. *Monitoring exercise intensity using ratings of perceived exertion*. www.acefitness.org/acefit/healthy_living_fit_facts_content.aspx?itemid=48.

American Diabetes Association (ADA). 2008. Standards of medical care in diabetes. *Diabetes Care* 31 (S1): S12–S54.

———. 2011. *Diabetes statistics*. www.diabetes.org.

American Psychiatric Association. 2013. *Diagnostic and statistical manual of mental disorders* (DSM-5), 5th ed. Washington, DC: American Psychiatric Association.

American Red Cross. 2011. *First-aid manual*. Boston: Staywell.

American Senior Fitness Association (SFA). 2012a. *Long term care fitness leader training manual*, 4th ed. New Smyrna Beach, FL: American Senior Fitness Association.

———. 2012b. *Senior fitness instructor training manual*, 8th ed. New Smyrna Beach, FL: American Senior Fitness Association.

———. 2012c. *Special population imperatives for custom older adult training*, 5th ed. New Smyrna Beach, FL: American Senior Fitness Association.

American Stroke Association. 2003. Fine tuning: Tips for improving fine motor skills. *Stroke Connection Magazine*, Sept/Oct. www.strokeassociation.org/lifeafterstroke.

Anderson, B. 2010. *Stretching*. Bolinas, CA: Shelter.

Arthritis Foundation. 2009. *Arthritis Foundation exercise program instructor's manual*. Atlanta, GA: Arthritis Foundation.

Baechle, T.R., and R.W. Earle, eds. 2008. *Essen-*

tials of strength training and conditioning, 3rd ed. Champaign, IL: Human Kinetics.

Barry, B.K., and R.G. Carson. 2004. Transfer of resistance training to enhance rapid coordinated force production by older adults. *Experimental Brain Research* 159 (2): 225–238. www.ncbi.nlm.nih.gov/pubmed/15241574.

Best-Martini, E. 2011, February. Posture, balance and fall prevention. *Creative Forecasting* 3 (2).

Best-Martini, E., M.A. Weeks, and P. Wirth. 2011. *Long term care for activity professionals, recreational therapists and social service professionals*, 6th ed. Enumclaw WA: Idyll Arbor.

Bird M., K.D. Hill, S. Hetherington, and A.D. Williams. 2011. The long-term benefits of a multi-component exercise intervention to balance and mobility in healthy older adults. *Archives of Gerontology and Geriatrics* 52 (2): 211–216. www.ncbi.nlm.nih.gov/pubmed/20416959.

Biskobing, D.M. 2002. COPD and osteoporosis. *Chest* 12: 609–620.

Blieszner, R., and R.G. Adams. 1992. *Adult friendship*. Thousand Oaks, CA: Sage.

Boelen, M.P. 2009. *Health professionals' guide to physical management of Parkinson's disease*. Champaign, IL: Human Kinetics.

Bovre, S. 2010. *Balance training: A program for improving balance in older adults*, 3rd ed. Tucson, AZ: Desert Southwest Fitness.

Bryant, C.X., and D.J. Green, eds. 2009. *ACE advanced health and fitness specialist manual*. San Diego, CA: ACE. www.acefitness.org.

Bryant, C.X., and D.J. Green, eds. 2010. *Exercise for older adults*, 2nd ed. San Diego, CA: American Council on Exercise.

California Department of Health Services: Institute for Health and Aging. California Osteoporosis Prevention and Education Program (COPE Program). 2004. Sacramento: California Department of Health Services.

Centers for Disease Control and Prevention (CDC). 2010. *State Indicators Report on Physical Activity*. www.cdc.gov/physicalactivity/.

Centers for Disease Control and Prevention (CDC). 2011. *Falls among older adults: an overview*. www.cdc.gov/homeandrecreationalsafety/Falls/adultfalls.html.

Centers for Medicare & Medicaid Services (CMMS). 2010. *Long-term care facility resident assessment instrument user's manual, version 3.0*. Baltimore, MD: Department of Health and Human Services.

Chang, J.T., S.C. Morton, L.Z. Rubenstein, W.A. Mojica, M. Maglione, M.J. Suttorp, E.A. Roth, and P.G. Shekelle. 2004. Interventions for the prevention of falls in older adults: Systematic review and meta-analysis of randomized clinical trials. *British Medical Journal* 320: 680–686. www.bmj.com/content/328/7441/680.full.

Chin A Paw, M.J., M.N. de Jong, M. Stevens, P. Bult, and E.G. Schouten. 2001. Development of an exercise program for the frail elderly. *Journal of Aging and Physical Activity* 9 (4): 452–465.

Clark, J. 2005. Older adult exercise techniques. In *Exercise for older adults*, 2nd ed., eds. C.X. Bryant and D.J. Green. San Diego, CA: American Council on Exercise.

_____. 2012a. *Quality-of-life fitness*, 3rd ed. New Smyrna Beach, FL: American Senior Fitness Association.

_____. 2012b. *Seniorcise: A simple guide to fitness for the elderly and disabled*, 3rd ed. New Smyrna Beach, FL: American Senior Fitness Association.

Cleveland Clinic. 2011. *Rated perceived exertion (RPE) scale*. http://my.clevelandclinic.org/heart/prevention/exercise/rpe.aspx.

Coleman, K.J., H.R. Raynor, D.M. Mueller, F.J. Cerny, J.M. Dorn, and L.H. Epstein. 1999. Providing sedentary adults with choices for meeting their walking goals. *Preventive Medicine* 28 (May): 510–519.

Copeland, M.E., and M. McKay. 2002. *The depression workbook*, 2nd ed. Oakland, CA: New Harbinger.

Costa, P.B., B.S. Braves, M. Whitehurst, P.L. Jacobs. 2009. The acute effects of different durations of static stretching on dynamic balance performance. *Journal of Strength and Conditioning Research* 23 (1): 141–147.

Cravern, S. 1998. A medical jigsaw puzzle: Depression and dementia in older adults. *Dimensions* 5 (4): 1.

Cross, K.M., and T.W. Worrell. 1999. Effects of a static stretching program on the incidence of lower extremity musculotendinous strains. *Journal of Athletic Training* 34: 11–14.

Day, L., B. Fildes, I. Gordon, M. Fitzharris, H. Flamer, and S. Lord. 2002. Randomized factorial trial of falls prevention among older people living in their own homes. *BMJ* 325 (7356): 128. www.bmj.com/content/325/7356/128.full.

Decoster L.C., J. Cleland, C. Altieri, and P. Russell. 2005. The effects of hamstring stretching on range of motion: a systematic literature review. *Journal of Orthopaedic and Sports Physical Therapy* 35 (6): 377–387.

Delavier, F. 2003. *Women's strength training anatomy.* Champaign, IL: Human Kinetics.

Delavier, F. 2006. *Strength training anatomy,* 2nd ed. Champaign, IL: Human Kinetics.

Delavier, F. 2012. *Core training anatomy.* Champaign, IL: Human Kinetics.

de Vos, N.J., N.A. Singh, D.A. Ross, T.M. Stavrinos, R. Orr, and M.A. Fiatarone-Singh. 2005. Optimal load for increasing muscle power during explosive resistance training in older adults. *Journals of Gerontology Series A: Biological Sciences and Medical Sciences* 60 (5): 638–647.

Diamond, J. 1996. *Exercises for airplanes (and other confined spaces).* New York: Excalibur.

Dunn, A.L., M.H. Trivedi, and H.A. O'Neal. 2001. Physical activity dose-response effects on outcomes of depression and anxiety. *Medicine and Science in Sports and Exercise* 33 (6): S587–S597.

Ecclestone, N.A., and C.J. Jones. 2004. The international curriculum guidelines for preparing physical activity instructors of older adults. *Journal of Aging and Physical Activity* 12, 5.

Ehsani, A.A. 1987. Cardiovascular adaptations to endurance exercise training in ischemic heart disease. *Exercise and Sport Sciences Review* 15: 53–66.

Evans, W.J. 1999. Exercise training guidelines for the elderly. *Medicine and Science in Sports and Exercise* 31 (1): 12–17.

Feigenbaum, M.S., and M.L. Pollock. 1999. Prescription of resistance training for health and disease. *Medicine and Science in Sports and Exercise* 31 (1): 38–45.

Feland, J.B., J.W. Myrer, S.S. Schulthies, G.W. Fellingham, and G.W. Measom. 2001. The effect of duration of stretching of the hamstring muscle group for increasing range of motion in people aged 65 years or older. *Physical Therapy* 81 (5): 1110–1117. http://ptjournal.apta.org/content/81/5/1110.full.pdf+html.

Fiatarone, M. et al. 1994. Exercise training and nutritional supplementation for physical frailty in very elderly people. *New England Journal of Medicine* 330: 1769–75.

Frontera, W.R., D. Slovik, and D. Dawson. 2006. *Exercise in rehabilitation medicine,* 2nd ed. Champaign, IL: Human Kinetics.

Garber, C.E., B. Blissmer, M.R. Deschenes, B.A. Franklin, M.J. Lamonte, I. Lee, D.C. Nieman, and D.P. Swain. 2011. Quantity and quality of exercise for developing and maintaining cardiorespiratory, musculoskeletal, and neuromotor fitness in apparently healthy adults: Guidance for prescribing exercise. *Medicine and Science in Sports and Exercise* 43: 7 (July): 1334–1359.

Gardner, M.M., M.C. Robertson, and A.J. Campbell. 2000. Exercise in preventing falls and fall related injuries in older people: A review of randomized controlled trials. *British Journal of Sports Medicine* 34: 7–17.

Gregg, E.W., M.A. Pereira, and C.J. Caspersen. 2000. Physical activity, falls and fractures among older adults: A review of the epidemiologic evidence. *Journal of the American Geriatrics Society* 48: 883–893.

Gordon, N., M. Gulanick, F. Costa, et al. 2004. Physical activity and exercise recommendations for stroke survivors: An American Heart Association scientific statement from the Council on Clinical Cardiology, Subcommittee on Exercise, Cardiac Rehabilitation, and Prevention; the Council on Cardiovascular Nursing; the Council on Nutrition, Physical Activity, and Metabolism; and the stroke council. *Circulation* 109 (16): 2031–2041. http://circ.ahajournals.org/content/109/16/2031.full.

Hall, C.M., and L.T. Brody. 2010. *Therapeutic exercise: Moving toward function,* 3rd ed. Philadelphia: Lippincott Williams and Wilkins.

Haskell, W.L. 2001. What to look for in assessing responsiveness to exercise in a health context. *Medicine and Science in Sports and Exercise* 33 (6): S454–S458.

Hawley, J.A., and J.R. Zierath. 2008. *Physical activity and type 2 diabetes.* Champaign, IL: Human Kinetics.

Health Care Financing Administration. 1999. *HCFA's quality indicators and new survey procedures.* State Operations Manual Provider Certification (Transmittal No. 10, July 1999). Washington, DC: Health Care Financing Administration.

Healy, G.N., D.W. Dunstan, J. Salmon E. Cerin, et al. 2008. Breaks in sedentary time: beneficial association with metabolic risk. *Diabetes Care* 31 (4): 661–666.

Healy, G.N., D.W. Dunstan, J. Salmon, P.Z. Zimmet, and N. Owen. 2008. Television time and continuous metabolic risk in physically active adults. *Medicine and Science in Sports and Exercise* 40 (4): 639–645.

Hess, J.A., and M. Woollacott. 2005. Effect of high-intensity strength-training on functional measures of balance ability in balance-impaired older adults. *Journal of Manipulative and Physiological Therapeutics* 28: 582–590.

Heyward, V.H. 2010. *Advanced fitness assessment and exercise prescription*, 6th ed. Champaign, IL: Human Kinetics.

Houglum, P.A. 2010. *Therapeutic exercise for musculoskeletal injuries*, 3rd ed. Champaign, IL: Human Kinetics.

Hyatt, G. 2010. *Exercise and diabetes*, 4th ed. Tucson, AZ: Desert Southwest Fitness.

Hyatt, G., and K.P. Nelson. 2012. *Exercise and arthritis*, 5th ed. Tucson, AZ: Desert Southwest Fitness.

International Council on Active Aging (ICAA). 2008. Blueprint for wellness. *Journal on Active Aging* 7 (2): 66–75.

International Council on Active Aging (ICAA). 2010a. Environmental wellness. *Journal on Active Aging* 9 (1): 8, 24–33.

International Council on Active Aging (ICAA). 2010b. The value of wellness. *Journal on Active Aging* 9 (4): 40–46.

International Council on Active Aging (ICAA). 2011. Industry news: HHS announces new health "roadmap and compass." *Journal on Active Aging* 9 (1): 18.

Jones, C.J., and D.J. Rose, eds. 2005. *Physical activity instruction of older adults*. Champaign, IL: Human Kinetics.

Kaiser Permanente. 2010. *Healthwise handbook*. Boise, ID: Healthwise.

Kalkstein, S. 2009. *Fortify your frame comprehensive exercise program*. Davie, FL: Keep the Beat.

Kaplanek, B.A. 2011. *Pilates for hip and knee syndromes and arthroplasties*. Champaign, IL: Human Kinetics.

Karinkanta, S., A. Heinonen, H. Sievanen, R. Uusi-Rasi, M. Pasanen, K Ojala, M. Fogelholm, and P. Kannus. 2007. A multi-component exercise regimen to prevent functional decline and bone fragility in home-dwelling elderly women: Randomized, controlled trail. *Osteoporosis International* 18 (4): 453–62.

Kelley, D.E., and B.H. Goodpaster. 2001. Effects of exercise on glucose homeostasis in type 2 diabetes mellitus. *Medicine and Science in Sports and Exercise* 33 (6): S495–S501.

Kesaniemi, Y.A., E. Danforth, Jr., M.D. Jensen, P.G. Kopelman, P. Lefebvre, and B.A. Reeder. 2001. Dose-response issues concerning physical activity and health: An evidence-based symposium. *Medicine and Science in Sports and Exercise* 33 (6): S351–S358.

Kouzes, J., and B. Posner. 2008. *The leadership challenge*, 4th ed. San Francisco: Jossey Bass.

Levine, P.G. 2009. *Stronger after stroke*. New York: Demos Medical.

Lorig, K., H. Holman, D. Sobel, D. Laurent, V. Gonzalez, and M. Minor. 2000. *Living a healthy life with chronic conditions: Self-management of heart disease, arthritis, diabetes, asthma, bronchitis, emphysema and others*, 2nd ed. Palo Alto, CA: Bull.

Marks, R., J.P. Allegrante, C.R. MacKenzie, and J.M. Lane. 2003. Hip fractures among the elderly: Causes, consequences and control. *Ageing Research Reviews* 2 (1): 57–93.

Mazzeo, R.S. 2001. Exercise prescription for the elderly: Current recommendations. *Sports Medicine* 31 (11): 809–818.

McArdle, W.D., F.I. Katch, and V.L. Katch. 2011. *Essentials of exercise physiology*, 4th ed. Baltimore: Lippincott Williams and Wilkins.

McCartney, N. 1999. Acute responses to resistance training and safety. *Medicine and Science in Sports and Exercise* 31 (1): 31–37.

MedicineNet. 2011. *Fitness: Exercise for a healthy heart*. www.medicinenet.com/fitness_exercise_for_a_healthy_heart/page2.htm.

Minne, H.W., and M. Pfeifer. 2005. *Invest in your bones. Move it or lose it*. Nyon, Switzerland: International Osteoporosis Foundation. www.iofbonehealth.org/sites/default/files/PDFs/WOD%20Reports/move_it_or_lose_it_en.pdf.

Miszko, T.A., M.E. Cress, J.M. Slade, C.J. Covey, S.K. Agrawal, and C.E. Doerr. 2003. Effect of strength and power training on physical function in community-dwelling older adults. *Journals of Gerontology Series A: Biological Sciences and Medical Sciences* 58 (2): 171–175.

Montague, J. *Whole person wellness for vital living*. 2011. American Senior Fitness Association. ASFA Archives, www.seniorfitness.net.

National Center on Physical Activity and Disability (NCPAD). 2009a. *Disability/condition: Multiple sclerosis and exercise*. www.ncpad.org/disability/fact_sheet.php?sheet=186&view=all.

———. 2009b. *Disability/condition: Parkinson's disease and exercise.* www.ncpad.org/disability/fact_sheet.php?sheet=59&view=all#4.

National Institute on Aging. 2000. *Older Americans.* Washington, DC: United States Department of Health and Human Services.

National Institutes of Health, Arthritis and Musculoskeletal and Skin Disease. 2011. Washington, DC: National Institutes of Health.

National Institutes of Health. 2002. Physical activity and cardiovascular health. *NIH Consensus Statement Online 101/101* 13 (3): 1–33. http://consensus.nih.gov/.

National Institute of Neurological Disorders and Stroke (NINDS). 2011. www.ninds.nih.gov/disorders/stroke/knowstroke.htm.

Nelson, M.E., W.J. Rejeski, S.N. Blair, P.W. Duncan, J.O. Judge, A.C. King, C.A. Macera, and C. Castaneda-Sceppa. 2007. Physical activity and public health in older adults: Recommendation from the American College of Sports and the American Heart Association. *Circulation* 116 (9): 1094–1105.

Nelson, M.E., and S. Wernick. 2000. *Strong women stay young,* rev. ed. New York: Bantam Books.

O'Connor, G.T., J.E. Buring, S. Yusuf, S.Z. Goldhaber, E.M. Olmstead, R.S. Paffenbarger, and C.H. Hennekens. 1989. An overview of randomized trials of rehabilitation with exercise after myocardial infarction. *Circulation* 80: 234–244.

Orr, R., N.J. de Vos, N.A. Singh, D.A. Ross, T.M. Stavrinos, and M.A. Fiatarone-Singh. 2006. Power training improves balance in healthy older adults. *The Journals of Gerontology Series A: Biological Sciences and Medical Sciences* 61 (1): 78–85.

Orr, R., J Raymond, and M. Fiatarone-Singh. 2008. Efficacy of progressive resistance training on balance performance in older adults. A systematic review of randomized controlled trials. *Sports Medicine* 38 (4): 317–342.

Owen, N., G.N. Healy, C.E. Matthews, and D.W. Dunstan. 2010. Too much sitting: The population health science of sedentary behavior. *Exercise and Sport Science Reviews* 38 (3): 105–113.

Peterson, T.J. 2004. *SrFit: The personal trainer's resource for senior fitness.* Tonganoxie, KS: American Academy of Health and Fitness.

Picone, R.E. 2000. Improving functional flexibility. In *Maximize your training: Insights from leading strength and fitness professionals,* ed. M. Brzycki. Lincolnwood, IL: Masters Press.

Province, M.A., E.C. Hadley, M.C. Hornbrook, L.A. Lipsitz, J.P. Miller, C.D. Mulrow, M.G. Ory, R.W. Sattin, M.E. Tinetti, and S.L. Wolf. 1995. The effects of exercise on falls in elderly patients. A preplanned meta-analysis of the FICSIT trails. Frailty and injuries: Cooperative studies of intervention techniques. *JAMA* 273 (17): 1341–1347.

Pryse-Phillips, W. 1989. Infarction of the medulla and cervical cord after fitness exercises. *Stroke* 20: 292–294.

Rahl, R.L. 2010. *Physical activity and health guidelines.* Champaign, IL: Human Kinetics.

Reid, K.F., and R.A. Fielding. 2012. Skeletal muscle power: A critical determinant of physical functioning in older adults. *Exercise and Sport Sciences Reviews* 40 (1) 4–12.

Rickli, R.E., and J. Jones. 2013. *Senior fitness test manual.* Champaign, IL: Human Kinetics.

Rose, D.J. 2002. Promoting functional independence among "at risk" and physically frail older adults through community-based fall-risk-reduction programs. *Journal of Aging Physical Activity* 10 (2): 207–225. http://hhd.fullerton.edu/csa/Research/documents/Rose2002PromotingFunctionalIndependence_000.pdf.

Rose, D.J. 2010. *FallProof!: A comprehensive balance and mobility training program,* 2nd ed. Champaign, IL: Human Kinetics.

Rossman, M. 2010. *The worry solution: Using breakthrough brain science to turn anxiety and stress into confidence and happiness.* New York: Crown Archetype.

Rowe, R.L., and J.W. Kahn. 1998. *Successful aging.* New York: Dell.

Said, C.M., P.A. Goldie, A.E. Patla, E. Culham, W.A. Sparrow, and M.E. Morris. 2008. Balance during obstacle crossing following stroke. *Gait & Posture* 27 (1): 23–30.

Sayers, S.P. 2005. Resistance training in older adults: The importance of muscle power and speed of movement. *American Journal of Recreation Therapy* 4 (1): 21–26.

Scheller, M.D. 1993. *Growing older feeling better in body, mind and spirit.* Palo Alto, CA: Bull.

Schift, D. 2011. *Safe simple and effective exercises for seniors and the elderly.* www.eldergym.com.

Scott, S. 2008. *Able bodies balance training.* Champaign, IL: Human Kinetics.

Shigematsu, R., T. Okura, M. Nakagaichi, K. Tanaka, T. Sakai, S. Kitazumi, and T. Rantanen. 2008. Square-stepping exercise and fall risk factors in older adults: A single-blind, randomized controlled trial. *Journals of Gerontology Series A: Biological Sciences and Medical Sciences* 63 (1): 76–82.

Signorile, J.F. 2011. *Bending the aging curve.* Champaign, IL: Human Kinetics.

Singh, N., K. Clements, and M. Fiatarone. 1997. A randomized controlled trial of progressive resistance training in depressed elders. *Journals of Gerontology Series A: Biological Sciences and Medical Sciences* 52A (1): M27–M35.

Singh, N.A., K.M. Clements, and M.A. Singh. 2001. The efficacy of exercise as a long-term antidepressant in elderly subjects: a randomized controlled trial. *Journals of Gerontology Series A: Biological Sciences and Medical Sciences* 56 (8): M497–M504.

Spirduso, W., K. Francis, and P. Macrae. 2005. *Physical dimensions of aging,* 2nd ed. Champaign, IL: Human Kinetics.

St. Louis Psychologists and Counseling Information and Referral. 2011. *Depression and the elderly: United States and abroad.* www.psychtreatment.com.

Stroke Association. 2011. *Spot a stroke.* http://strokeassociation.org/STROKEORG/WarningSigns/Stroke-Warning-Signs-and-Symptoms_UCM_308528_SubHomePage.jsp.

Sullivan, D.H., P.T. Wall, J.R. Bariola, M.M. Bopp, and Y.M. Frost. 2001. Progressive resistance muscle strength training of hospitalized frail elderly. *American Journal of Physical Medicine and Rehabilitation* 80 (7): 503–509.

Swart, D.L., M.L. Pollock, and W.F. Brechue. 1996. Aerobic exercise for older participants. In *Exercise programming for older adults,* ed. J. Clark. New York: Haworth.

Takeshima, N., N.L. Rogers, M.E. Rogers, M.M. Islam, D. Koizumi, and S. Lee. 2007. Functional fitness gain varies in older adults depending on exercise mode. *Medicine and Science in Sports and Exercise* 39 (11): 2036–2043.

Taylor, A.W., and M.J. Johnson. 2008. *Physiology of exercise and healthy aging.* Champaign, IL: Human Kinetics.

Tennant, K.F. 2011. *Assessment of fatigue in older adults: The facit fatigue scale (version 4). Try this: Best practices in nursing care to older adults.* Hartford Institute for Geriatric Nursing, New York University, College of Nursing. Issue # 30.

Thompson, P.D., B.A. Franklin, G.J. Balady, S.N. Blair, D. Corrado, M. Estes III, J.E. Fulton, N.F. Gordon, W.L. Haskell, M.S. Link, B.J. Maron, M.A. Mittleman, A. Pelliccia, N.K. Wenger, S.N. Willich, and F. Costa. 2007. Exercise and acute cardiovascular events placing the risks into perspective: A scientific statement from the American Heart Association Council on Nutrition, Physical Activity, and Metabolism and the Council on Clinical Cardiology. *Circulation* 115 (17): 2358–2368.

University of Michigan: U.M. University Health Service. 2011. *Exercise.* www.uhs.umich.edu/exercise.

U.S. Department of Health and Human Services (USDHHS). 2002. *Physical activity and older adults: Benefits and strategies.* Agency for Healthcare Research and Quality and the Centers for Disease Control. www.ahrq.gov/legacy/ppip/activity.htm.

U.S. Department of Health and Human Services (USDHHS). 2008a. *Healthy people 2010,* 2nd ed. With *Understanding and improving health and objectives for improving health.* 2 vols. Washington, DC: U.S. Government Printing Office.

U.S. Department of Health and Human Services (USDHHS). 2008b. *2008 Physical activity guidelines for Americans.* Washington, DC: U.S. Department of Health and Human Services. www.health.gov/paguidelines.

U.S. Department of Health and Human Services (USDHSS). 2010a. *Healthy people 2020.* Washington, DC: U.S. Government Printing Office. www.cdc.gov/nchs/healthy_people/hp2020.htm.

U.S. Department of Health and Human Services (USDHHS). 2010b. *The Surgeon General's vision for a healthy and fit nation.* Rockville (MD): HHS, Public Health Service, Office of the Surgeon General. Also available from: URL: www.surgeongeneral.gov/library/obesityvision/obesityvision2010.pdf.

U.S. Surgeon General. 1996. *Physical activity and health: A report of the surgeon general.* Atlanta, GA: U.S. Department of Health and Human Services, Centers for Disease Control and Prevention, National Center for Chronic Disease Prevention and Health Promotion.

Venes, D. 2009. *Taber's cyclopedic medical dictionary,* 21st ed. Philadelphia: Davis.

Vincent, K.R., and R.W. Braith. 2002. Resistance exercise and bone turnover in elderly men and women. *Medicine and Science in Sports and Exercise* 34 (1): 17–23.

Vitti, K.A., C.M. Bayles, W.J. Carender, J.M. Prendergast, and F.J. D'Amico. 1993. A low-level strength training exercise program for frail elderly adults living in an extended attention facility. *Aging, Clinical and Experimental Research* 5 (5): 363–369.

Wagenaar, D., Colenda, C.C., Kreft, M., Sawade, J., Gardiner, J., and Poverejan, E. 2003. Treating depression in nursing homes: Practice guidelines in the real world. *Journal of the American Osteopathic Association* 103(10): 465-469.

Wescott, W.L., and T.R. Baechle. 2007. *Strength training past 50*, 2nd ed. Champaign, IL: Human Kinetics.

Williams, D.M. 2008. Exercise, affect, and adherence: An integrated model and a case for self-paced exercise. *Journal of Sport and Exercise Psychology* 30 (5): 471–496.

Williamson, P. 2011. *Exercise for special populations*. Philadelphia: Wolters Kluwer Health/Lippincott Williams and Wilkins.

Williford, H.N., J.B. East, F.H. Smith, and L.A. Burry. 1986. Evaluation of warm-up for improvement in flexibility. *American Journal of Sports Medicine* 14: 316–319.

World Health Organization. 1997. The Heidelberg guidelines for promoting physical activity among older persons. *Journal of Aging and Physical Activity* 5 (1): 2–8.

World Health Organization. 2013. *Definitions: emergencies*. www.who.int/hac/about/definitions.

原著者

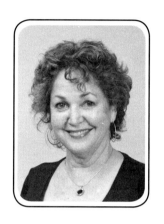

Elizebeth (Betsy) Best-Martini 是一位经过认证的康复治疗师，专长于健身、衰老、主动健康和护理领域的医疗实践。她有 30 多年的康复治疗师经验。除为患者提供咨询外，她还在美国和加拿大进行讲座并提供培训。她还为老年人撰写健身和健康计划的专栏。

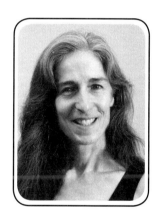

Kim A. Jones-DiGenova，运动生理学硕士。作为体育教师，她向老年人教授力量和健身训练课程。她还担任健康和健身顾问和私人教练。自 1971 年以来一直在健身领域工作，她是 ACSM 认证的健康健身专家、高级私人教练、高级健身教练和长期护理健身的领导者，关节炎基金会锻炼计划指导员和 YMCA 力量训练教练培训师。

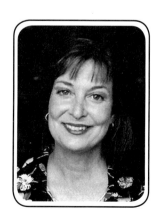

MA Janie Clark 是美国老年健身协会（SFA）主席，运动生理学和健康管理学硕士，致力于老年人的健康和健身。她曾撰写书籍《老年人体育锻炼指导和老年人锻炼：健身专业指南》《老年人脑健康：如何将认知适应纳入体育活动规划》《老年人锻炼计划》等。她还为期刊撰写了数百篇文章，其中包括《衰老和体育运动杂志》《运动、适应和衰老杂志》等。